房颤

中西医结合防治

主编·陈守宏

东南大学出版社
SOUTHEAST UNIVERSITY PRESS
·南京·

图书在版编目(CIP)数据

房颤中西医结合防治 / 陈守宏主编. — 南京：东南大学出版社，2023.2

ISBN 978-7-5766-0387-3

Ⅰ. ①房… Ⅱ. ①陈… Ⅲ. ①心房纤颤—中西医结合—诊闻 Ⅳ. ①R541.7

中国版本图书馆 CIP 数据核字(2022)第 226941 号

房颤中西医结合防治

主　　编	陈守宏
责任编辑	褚　蔚
责任校对	子雪莲　　**封面设计**　毕　真　　**责任印制**　周荣虎
出版发行	东南大学出版社
社　　址	南京市四牌楼 2 号(邮编：210096　电话：025 - 83793330)
网　　址	http://www.seupress.com
电子邮箱	press@seupress.com
经　　销	全国各地新华书店
印　　刷	广东虎彩云印刷有限公司
开　　本	700mm×1000mm　1/16
印　　张	16.5
字　　数	305 千字
版　　次	2023 年 2 月第 1 版
印　　次	2023 年 2 月第 1 次印刷
书　　号	ISBN 978-7-5766-0387-3
定　　价	68.00 元

本社图书若有印装质量问题，请直接与营销部联系，电话：025-83791830。

本书编委会

主　编　陈守宏

副主编　宋耀鸿　朱　波　刘振琪　刘华东　黄　霞

编　委　（按姓氏笔画为序）

王　静　田　颖　朱　波　朱益敏　刘华东

刘振琪　刘楚浩　李　燕　宋耀鸿　张　卿

张　敏　陈守宏　陈绍月　陈　晶　徐文慧

高巧丽　黄晶晶　黄　霞　龚　军　梁　田

梁　芬　程嵩奕　谢　今　谢安劼　路清越

序

PREFACE

心房颤动(简称房颤)是最常见的快速性心律失常,严重危害我国人民的健康和生命安全。房颤现已成为日益严重的公众健康问题,其致残率、致死率及医疗负担越来越引起广泛关注。目前国内外对房颤全程管理的临床实践在不断优化,基础研究也在不断深化,其管理理念的升华驱动着新技术、新策略、新认知不断问世。

《中共中央国务院关于促进中医药传承创新发展的意见》中提出"坚持中西医并重、打造中医药和西医药相互补充协调发展的中国特色卫生健康发展模式"。习近平总书记指出:"中医药学是我国各族人民在长期生产生活和同疾病做斗争中逐步形成并不断丰富发展的医学科学,是我国具有独特理论和技术方法的体系","凝聚着深邃的哲学智慧和中华民族几千年的健康养生理念及其实践经验",强调"中医药学是中国古代科学的瑰宝,也是打开中华文明宝库的钥匙"。习近平总书记关于中医药的一系列重要论述,是新时代推动中医药与西医药相互补充、协调发展的行动指南和根本遵循。中医辨证而西医辨病,各有短长。中西医结合的疗效优于单纯西医、优于单纯中医,两者不能互相代替,但可以优势互补。

南京中医药大学附属南京中医院暨南京市中医院的中西医结合心血管病专家陈守宏主任医师,临床工作近三十年,长期致力于心律失常性疾病尤其是心房颤动防治的研究工作,学验俱丰。由陈守宏教授主编、二十余位活跃在临床一线的心血管病专家共同参加编写的这本《房颤中西医结合防治》,以突出临床应用与解决实际问题、传播现代医学综合管理理念与治疗新进展、彰显中西医结合技术优势为目的,是一部能反映中西医结合诊治心房颤动特色的高质量专著,全书内容丰富,新颖实用,较为系统、全面、详细,既有房颤的现代医学生理病理、诊治进展、指南解读，又有传统医学病因病机、治则治法、方药分析，非常有利于临床医务工作者提高理论认识水平，拓宽诊疗思路，优化治疗方案，规范应用更好更新的有效手段，为众多房颤患者解除疾病痛苦。

本书可供从事中医、西医、中西医结合心血管专业医师临证参考，也是专科护理人员及基层社区医师的重要学习材料，对广大医学生、规培生临床实习将会有很好的指导作用。

祝贺《房颤中西医结合防治》出版发行！

江苏省名中医/南京市中医院博士生导师　顾宁

2022 年 10 月 1 日

目 录

CONTENTS

目录

CONTENTS

第 *1* 章

房颤中西医学概论

一、房颤西医学概论

（一）西医述要

1. 房颤定义与分类

房颤是一种以快速、不协调的心房电激动和无效的心房收缩为特征的室上性心律失常。体表心电图记录到房颤心电图或单导联记录装置记录到房颤心电图且持续 30 秒以上，可诊断为房颤。

基于临床诊疗的需要，按照房颤发作的频率和持续时间进行分类，通常将房颤分为阵发性房颤、持续性房颤和永久性房颤。阵发性房颤是指房颤发作 7 天内自行终止或经干预终止的房颤。持续性房颤是指持续时间 7 天以上的房颤，可通过药物治疗或电复律终止发作。永久性房颤是指房颤持续时间较长，医生和患者商议后放弃转复的一种类型。放弃转复只是反映了医生和患者对房颤治疗的一种临床决策，不完全反映房颤疾病本身的病理生理状态，如果患者后期有转复意愿，可以根据患者的病情变换治疗措施。若房颤持续时间超过 12 个月，决定采用节律控制策略时，这样的房颤定义为长程持续性房颤。这种分型有助于指导房颤的临床管理。据一项前瞻性观察性研究，我国 20 个急诊中心就诊的 2016 例房颤患者中，30.7％为阵发性房颤、22.4％为持续性房颤、46.9％为永久性房颤。

此外，某些特殊类型的房颤在临床中也经常被提及，如：（1）首诊房颤，这是指首次检测到的房颤，不论其是否首次发作、有无症状、是何种类型、持续多长时间、有无并发症等。（2）瓣膜性房颤，这是指中、重度二尖瓣狭窄（具有需要外科干预的可能性）以及机械瓣置换术后的房颤；而合并轻度二尖瓣狭窄、二尖瓣成形或生物瓣置换术后的房颤归属于非瓣膜性房颤。（3）孤立性房颤（或称特发性房颤），这是指通过充分的临床检查，未检测到可能导致房颤的病因，如甲状腺功能异常、患有心脏和肺部基础疾病等相关的病因，并且患者年龄往往较低，约占房颤患者的6％～15％。通常这种房颤患者血栓栓塞以及死亡率方面较其他类型房颤有所降低，临床预后也较其他类型良好。孤立性房颤患者可以表现出其他类型房颤的临床特征。（4）沉默性房颤，又称无症状性房颤，患者平时没有房颤相关的症状，往往在查体时发现房颤,部分患者则是出现了房颤的严重并发症,导致病情加重,就诊时才被医生诊断。沉默性房颤患者由于没有自觉症状,忽视抗凝治疗,易致血栓并发症,因此具有一定的危害性。此外还有器质性心脏病房颤、局灶性房颤、单基因房颤、多基因房颤、外科术后房颤、运动员房颤等不同名称的房颤。分辨这些特殊类型的房颤,对临床决策具有一定的指导价值。

2. 房颤流行病学

截至 2019 年,全球房颤患者约有 5970 万例。不同地区的患病率及发病率不同,亚洲人群房颤患病率较北美或欧洲地区略低,相对危险系数为 0.78。房颤的患病率及发病率均随年龄增长逐步增加,分层研究显示,60 岁以下人群患病率低于 1%,而 80 岁以上人群高于 6%。各年龄段男性均高于女性,年龄校正后患病率男性为 0.60%、女性为 0.37%。我国的统计数据显示:① 13 个省和直辖市自然人群中 29079 例 30~85 岁人群的流行病学调查提示,房颤在年龄校正后患病率为 0.65%,随年龄增长患病率增加,在≥80 岁人群中高达 7.5%。② 针对不同地区自然人群 19368 例成年人(≥35 岁)的横截面调查结果显示,房颤在年龄校正后患病率为 0.74%,60 岁以下男女患病率分别为 0.43% 和 0.44%,60 岁及 60 岁以上男女患病率分别增长至 1.83% 和 1.92%。③ 对 25 个省年龄≥18 岁 114039 例的人群展开调查,结果显示房颤在年龄校正后总患病率为 1.6%,男性和女性的患病率分别为 1.7% 和 1.4%,城市和农村居民年龄校正后患病率分别为 1.6% 和 1.7%。

过去的数十年,住院诊断房颤的发生率明显增加,房颤大约占所有心律失常患者的三分之一。房颤患者每年住院率是年龄和性别匹配的非房颤患者的 2 倍,约 30% 房颤患者每年至少住院 1 次。造成房颤患病率增加的重要因素之一是预期寿命增加,人口老年化;其次房颤患病率增长与冠心病、高血压和心力衰竭等疾病的增长密切相关。

房颤患者易伴发多种疾病。最常见的伴随疾病是高血压、冠心病和心力衰竭等。年龄 75 岁及 75 岁以上的房颤患者更多合并冠心病、高血压、脑卒中、认知功能障碍和慢性阻塞性肺疾病。有报道显示,年龄 60 岁以上、甲状腺功能亢进、心肌梗死病史、左心室肥厚、风湿性心脏病是房颤的独立危险因素;在女性房颤患者中,肥胖和吸烟与房颤发生相关;在男性房颤患者中,酗酒与房颤发生相关。

房颤导致的全因死亡率,在男性增加 1.5 倍,在女性增加 2 倍。房颤患者最常见的死亡原因为心力衰竭(14.5%)、恶性肿瘤(23.1%)、感染(17.3%)和脑卒中(6.5%)。

3. 房颤病因

房颤的病因有很多,总体上可分为心血管疾病和非心血管疾病两大类,但临床上常常难以具体明确。常见的病因有:风湿性心脏瓣膜病、心力衰竭、高血压、冠心病、心肌病、心肌肿瘤、缩窄性心包炎、甲状腺功能异常、肺心病、睡眠呼吸暂停综合征、肥胖、心脏外科手术等。

近些年房颤的病因以高血压、冠心病最多。研究提示:高血压人群较非高血压人群房颤患病率升高,为 0.7% vs 1.0%($P=0.001$);冠心病人群对比非冠心病人群,房颤患病率亦明显升高,为 2.6% vs 0.7%($P<0.01$),表明高血压、冠心病增加房颤患病率,为房颤的高危因素。

另外,老年人群增加了房颤的患病率。房颤发病率随着年龄增长呈增加趋势,说明年龄增长是房颤相关基础疾病的因素之一。老年人群的房颤又增加了心衰与栓塞的风险。随着房颤时间的延长,反复发作的心房快速搏动导致心房肌重构,左心房扩大,心脏功能显著降低。房颤使左心房失去主动排血功能,高龄人群多合并代谢异常、血黏度增高,易形成左心耳内血栓,栓子脱落引起栓塞并发症。

4. 房颤发生机制

高龄、遗传因素、性别差异等不可调控因素及高血压、糖尿病、吸烟、肥胖、久坐、阻塞性睡眠障碍等可调控因素,均可导致心房电重构、结构重构及神经重构。而心力衰竭和心肌缺血等原发心血管疾病则与房颤互为因果、相互促进,使疾病进展加速和预后恶化。形成房颤的电生理机制和病理生理学机制已有部分共识,但仍需深入研究。

1)电生理机制

已有多种假说解释房颤发生和维持的电生理机制,然而并没有一种假说能够完全解释房颤的机制。同一个患者,可能多种电生理机制并存。

(1)触发机制

部分房颤患者,特别是阵发性房颤,肺静脉等异位兴奋灶发放的快速冲动可以导致房颤的发生。通过大量的基础和临床研究,目前较完整地论证了肺静脉、心大静脉、腔静脉、冠状静脉、Marshal 韧带等在房颤触发机制中的作用,发现人的心大静脉肌袖内有异常自律性细胞,在某些特定情况下可自发产生快速电活动,导致房颤的发生。肺静脉异常电活动触发或驱动房颤,是近年来被公认的房颤发生机制,是该领域具有里程碑意义的重大突破,由此也奠定了肺静脉前庭电隔离治疗房颤的理论基础。

（2）维持机制

目前尚未完全阐明，已有多个理论假说：① 多发子波折返说：房颤时心房内存在多个折返形成的子波，这些子波并不固定，而是相互间不停碰撞、湮灭、融合，新的子波不断形成。② 局灶激动说：常见于肺静脉前庭，高频冲动向心房呈放射状传导，但因周围组织传导不均一性和各相异性，遇各种功能或解剖障碍碎裂为更多的子波，从而产生颤动样传导。③ 转子样激动说：体表标测系统和心内球囊电极标测提示，房颤发生和维持可能与转子样激动相关，可表现为局灶性或折返性激动；随病程迁延，转子可逐渐增多，而改良转子可能提高手术效果。

2）病理生理学机制

多种因素参与房颤的发生、发展。房颤的发作需要触发因素，其维持需要相应的基质。

（1）心房重构

房颤的自然病程是一种进行性疾病，常由阵发性房颤向持续性房颤或永久性房颤进展。房颤的发生可改变心房原有的电学和结构学特性而形成重构。心房重构早期表现为以电生理及离子通道特征发生变化的电重构，晚期则表现为心房肌和细胞外基质等的纤维化、淀粉样变、细胞凋亡等组织改变的结构重构。

电重构主要包括心房有效不应期和动作电位时限缩短、动作电位传导速度减慢、不应期离散度增加等电生理特征的改变，此有利于房颤的发生和持续。电重构的基础是心房肌细胞跨膜离子流的改变，主要表现为：L 型钙通道离子流密度减小，失活后恢复减慢；瞬时外向钾通道离子流密度减小，激活和失活均减慢，失活后恢复也减慢；快钠通道离子流密度无显著变化，但失活减慢；延迟整流性钾通道离子流密度减小，内向整流性钾通道离子流密度增大；ATP 敏感性钾通道离子流密度增大等。

结构重构主要表现为心房肌细胞超微结构的改变，包括心房肌细胞退行性变、内质网的局部聚集、线粒体堆积、闰盘非特化区增宽以及糖原颗粒替代肌原纤维等。除心肌细胞改变外，房颤患者的心房肌间质也有明显变化，可导致间质纤维增生，心房增大。

（2）自主神经系统

迷走神经刺激主要通过释放乙酰胆碱，激活乙酰胆碱敏感性钾电流，缩短心房肌动作电位和不应期，增大离散度，利于折返的形成；交感神经刺激主要通过增加细胞内钙浓度，增加自律性和触发活动。支配心脏的自主神经元聚集分布于心外膜的脂肪垫和 Marshal 韧带内形成神经节丛,包含了交感神经和迷走神经,组成内在心脏自主神经系统。高度激活的神经节丛可由近至远梯度性地释放神经递质,并引发房颤;而神经节丛发出的轴突激活又可逆性地激活远处的神经节丛,导致神经递质释放诱发房颤。临床研究中,神经节丛消融可增加肺静脉电隔离的临床效果。

（3）遗传学基础

房颤具有一定的遗传性。具有家族性房颤史者,若一级亲属确诊房颤,则其罹患房颤的风险增加约 40%。家系研究、人群研究和基因组学研究分别发现一些与离子通道、转录因子相关的基因突变或多态性位点,这可能与房颤的发生相关联。

（4）神经内分泌系统

房颤时心房肌组织肾素-血管紧张素-醛固酮系统(renin angiotensin aldosterone system,RAAS)活性增高。刺激 RAAS 可引起细胞内钙浓度升高,细胞肥大、凋亡、细胞因子释放、炎症、氧化应激,并对离子通道和缝隙连接蛋白产生调节作用,促进心房结构重构和电重构,有助于房颤的发生和维持。

（5）炎症因子与氧化应激

房颤患者血清炎性因子水平升高,心房肌组织存在炎性细胞浸润,提示炎症与房颤之间可能存在相关性。另外,房颤患者心房肌组织中存在明显的氧化应激损伤,其与相关的基因表达上调有关。

5. 房颤的危害

房颤的主要危害有:症状不耐受、生活质量下降、脑卒中及外周动脉栓塞、心力衰竭、增加死亡率。

1）症状不耐受

房颤引起的心室率异常是产生症状的重要原因,心悸、乏力、胸闷、运动耐量下降是房颤最常见的临床症状。女性房颤患者发作时心室率更快,症状更明显,日常生活受到的影响更多,且更容易复发。心脏结构和功能正常的初发和阵发性房颤,心室率异常所引起的心慌可能是主要表现;持续性房颤则多为运动耐量降低。合并严重的器质性心脏疾病,如心室肥厚和扩张、心脏瓣膜损害、陈旧性心肌梗死、肥厚型心肌病等,房颤对心功能的影响更为明显,常是诱发和加重心衰的主要原因。因此,改善症状是处理房颤的主要目标之一。

欧洲心律协会(EHRA)根据房颤患者表现的症状进行分级,以评估房颤患者症状的严重性。对房颤症状进行量化描述,可以对临床症状的危重性、风险性进行更好的评价,从而更方便指导临床治疗。

表 1-1　EHRA 房颤症状评分标准

级别	症状	描述
Ⅰ	无	不引起任何症状
Ⅱa	轻度	日常活动不受相关症状的影响
Ⅱb	中度	日常活动不受相关症状的影响,但受到症状困扰
Ⅲ	严重	日常活动受到相关症状的影响
Ⅳ	致残	正常活动受限或终止

2）生活质量下降

房颤明显影响患者的生活质量,如体力、社会、精神情感健康及功能状态。

房颤引起心室停搏可导致脑供血不足而发生黑矇、晕厥。阵发性房颤反复发作和终止引起窦性静止是心室停搏的重要原因,心室搏动间期达 3 秒或以上可引起黑矇或晕厥。持续房颤伴发心室停搏,多在夜间发生,与迷走神经张力改变或使用抑制房室传导的药物有关,如清醒状态出现多次 3 秒以上的心室停搏,可能与房室阻滞有关,可伴有明显的症状。如果持续房颤患者出现至少 5 秒的长间歇,则应起搏治疗。

房颤增加认知功能下降、痴呆、阿尔兹海默病、血管性痴呆的风险。即使是没有脑卒中的患者,房颤同样可以导致认知功能下降和海马部萎缩,其中对认知的影响主要表现在学习能力、记忆力、执行力和注意力等多个方面。

3）形成脑卒中及外周动脉栓塞

房颤时心房丧失收缩功能,血液容易在心房内淤滞而形成血栓,血栓脱落后可随着血液流动至全身各处,导致脑动脉、肢体动脉及其他重要脏器动脉栓塞,严重者需要截肢,甚至危及生命。房颤患者脑卒中的高危因素包括栓塞病史、高血压、糖尿病、冠心病、心衰、左心房扩大、年龄超过 65 岁等。

脑卒中是心房颤动最严重的并发症,每 6 个脑卒中的患者中就有 1 例为房颤。房颤增加缺血性脑卒中及体循环动脉栓塞的风险,其年发生率分别为 1.92% 和 0.24%。缺血性脑卒中的风险是非房颤患者的 4～5 倍,且将导致近 20% 的致死率及近 60% 的致残率。Framingham 研究预测新发心房颤动患者的卒中危险因素,包括:年龄、收缩期血压、糖尿病、卒中或一过性脑缺血发作病史,而且不同模型中的危险因素相似。非瓣膜病房颤患者缺血性卒中的年发病率为 5%,比非房颤患者高 2～7 倍。如果短暂性脑缺血发作和经放射影像诊断的临床无症状卒中包括在内，则年发生率超过 7％。与年龄匹配的风湿性瓣膜病合并房颤患者，卒中的危险增加 17 倍，比非瓣膜病房颤患者高 5 倍；随着年龄的增长，卒中的风险从 50～59 岁时的 1.5％增加到 80～89 岁时的 23.5％。在 Manitoba 随访研究中，房颤使脑卒中的危险增加一倍，独立于其他危险因素以外。

我国房颤患者脑卒中总体发生比例为 17.5％。房颤患者并发脑卒中的发生率与并存的心血管疾病有关，孤立性房颤血栓栓塞的发生率较低，15 年累计的发生率为 1.3％。北京地区 520 例非瓣膜病房颤患者随访调查发现，非抗凝状态下年缺血性脑卒中发生率为 5.3％，房颤患者脑卒中的发生与高血压、糖尿病、脑卒中史等危险因素呈正相关。我国的两项大规模回顾性研究中，住院房颤患者的脑卒中患病率分别高达 24.81％和 17.5％，80 岁以上人群的患病率高达 32.86％，与 Framingham 研究的结果相似。在自然人群中，房颤患者脑卒中发生率也明显高于非房颤人群脑卒中发生率。

左心耳是最常见的血栓附着部位，房颤并发左心耳血栓易引起动脉栓塞，其中脑栓塞最常见，是致残和致死的重要原因。左心耳形态被认为与缺血性脑卒中有关，非鸡翼形态的左心耳增加血栓栓塞事件的风险。多数房颤伴发的脑卒中是左心耳血栓发生栓塞的后果，但并非所有心房颤动的卒中均来源于血栓栓塞，部分缺血性卒中可能与大血管的动脉粥样硬化有关。房颤持续 48 h 以上即可发生左心房附壁血栓。房颤卒中预防研究中，阵发性房颤患者年脑卒中的发生率为 3.2％，因此，阵发性房颤患者同样需要抗凝治疗。持续性房颤恢复窦性心律后左心房的功能需 4 周以上才能恢复，在此期间仍有形成左心房附壁血栓和引起栓塞的危险。无论是否抗凝治疗，亚裔房颤患者均较非亚裔患者更易于发生缺血性脑卒中，同时出血性脑卒中发生风险亦较高。

体循环栓塞常见部位依次为：下肢、肠系膜及内脏、上肢，60％的患者需要介入或外科手术干预，事件发生 30 天内致残率为 20％，致死率为 25％。

4）引发和加重心力衰竭

心力衰竭和房颤常同时存在并形成恶性循环，二者有相同的危险因素，如高血压、糖尿病及心脏瓣膜病等，房颤使心衰的患病率增加 3 倍且加重心衰的症状。在阵发性房颤、持续性房颤和永久性房颤三种类型中，心衰的发生率分别为 33％、44％和 56％。我国的资料显示，住院的房颤患者有三分之一存在心衰。心衰进展过程中房颤的发生率高达 10％～35％，与心衰严重程度直接相关。无论心衰患者有无症状,都是未来发生房颤重要的独立危险因素。房颤严重影响左心室功能,心衰合并房颤患者,左心房内径明显扩大,同时左心室收缩功能障碍可导致脑血流量减低,进一步促进左心房血栓形成和非栓塞性卒中的发生。

房颤是心衰再次住院的独立危险因素。房颤引起心房功能下降,心排出量可下降15%或以上。已有心功能损害者,如心室肥厚和扩张、心脏瓣膜损害、陈旧性心肌梗死、肥厚型心肌病等,则对心功能的影响更为明显,常是诱发和加重心衰的主要原因。房颤的发生率直接与纽约心功能分级相关,NYHA Ⅰ级的心衰患者房颤发生率小于10%,而在NYHA Ⅳ级患者中为55%。不仅如此,严重的心衰也会增快房颤的心室率。器质性心脏病发生房颤的症状较重,当心室率超过150次/分,可诱发冠心病患者心绞痛、二尖瓣狭窄患者急性肺水肿、原有心功能障碍患者急性心衰的发作。

5)增加死亡率

房颤时心房收缩功能丧失和长期心率增快可导致心力衰竭,而心脏泵功能衰竭是导致房颤死亡的独立危险因素,发生房颤的心衰患者死亡率明显高于窦性心律患者。房颤不仅与脑卒中和总死亡率显著相关,也是将来心力衰竭以及相关事件发生的独立危险因素。心衰并存房颤,则房颤是引起心血管死亡、全因死亡和脑卒中死亡的重要危险因素。

针对房颤患者配对病例的对照研究显示,心房颤动与死亡率独立相关,心房颤动使存活率降低,而且经过长期随访后死亡的相对危险仍然较高。此外,在某些特定的临床情况下,房颤也增加患者的死亡率,如急性冠脉综合征、充血性心力衰竭、冠脉旁路移植术。即使没有基础心脏疾病,如孤立性房颤的患者在60岁后,导致心血管事件发生略明显增加,如卒中、一过性脑缺血和心肌梗死等。年龄在75岁及以上、合并多种心血管疾病的房颤患者,1年随访发生死亡和不良事件的危险增加2倍以上。巴黎社区研究观察孤立性房颤男性患者,20年后其总死亡率和心血管死亡率均明显增加,分别为2倍和4倍。另外,除了卒中导致房颤的死亡增加外,既往心肌梗死或心力衰竭病史、吸烟、心脏杂音、左心室肥厚也是死亡的预测因素。

6. 房颤的诊断

1)症状与体征

房颤时,心房激动频率达300～600次/分,心室率往往快而且不规则,有时达到100～200次/分。不仅比正常情况下心跳加快,而且心律绝对不整齐,心房失去有效的收缩功能,心室充盈舒张功能也受影响,产生多种临床症状,如:心悸、乏力、眩晕、胸部不适感、情绪紧张、心理不安等症状。有部分房颤患者没有任何症状。

听诊:心率快慢不一致,节律绝对不规整,第一心音强弱不等。触诊:脉搏节律不齐,脉率低于心率。因心率过快,心脏射血过少,无法引起脉搏波,称为短绌脉。视诊:部分患者颈静脉充盈搏动不规则,颈静脉搏动图提示 a 波消失。

2)心电图

心电图是诊断房颤最常用的方法。房颤时 P 波消失,f 波代之,频率 350～600次/分,QRS 波节律绝对不规则,表现为 RR 间期不匀齐,QRS 波形态多正常。如伴室内差异性传导或旁路前传时,则可致 QRS 波宽大畸形。房颤波的大小与房颤类型、持续时间、病因、左心房大小等有关,左心房扩大不明显的阵发性房颤、瓣膜性房颤其房颤波较为粗大,而持续时间较长、且左心房明显扩大的慢性房颤其房颤波较为细小。部分房颤可与房扑相互转换,称为不纯性房颤。

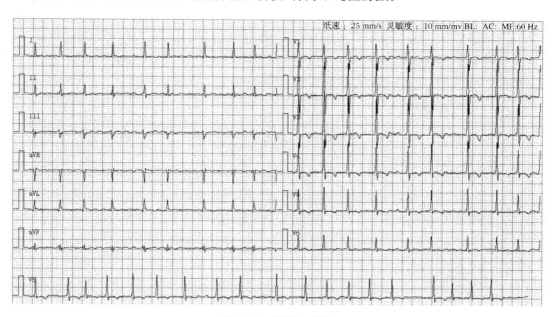

图 1-1　房颤心电图

注:P 波消失,代之以大小不等、形态不同的 f 波;QRS 宽度小于 0.12 s,RR 间期绝对不规则。

3)动态心电图

监测房颤可用非持续性或持续性的心电监测工具。非持续性心电监测方法包括按规定时间或症状出现时的标准心电图检查、24 小时至 7 天的动态心电图检查、电话传输心电记录仪或体外心电记录仪。

心悸等症状可以由房性早搏或室性早搏引起,而近1/5的房颤患者并无症状,加强随访和心律失常监测对于判断是否存在房颤及针对房颤的治疗效果十分必要。可靠的监测方法对于无症状房颤的诊断同样重要。动态心电图有助于发现短阵房颤及无症状性房颤。在卒中患者中行动态心电图检查,房颤的检出并不少见。对于短暂性脑缺血发作或缺血性脑卒中患者,应至少72 h连续的动态心电图检测。动态心电图对制定治疗方案和评价治疗效果具有重要意义。

4)经胸超声心动图

房颤患者均应行经胸超声心动图(transthoracic echocardiography,TTE)检查以指导治疗。TTE帮助评估心脏结构,测量左心房大小或体积,评估左室收缩功能,评估左心耳血栓风险以及挑选有进一步行经食道超声心动图检查指征的患者。

经胸超声心动图测量左房内径、评估左室收缩功能与舒张功能是指导房颤治疗的重要指标之一。Framingham心脏病研究进行了一项房颤患者左房内径与房颤的关系的研究,结果显示房颤发生率随左房内径增大而增加。左室舒张功能异常是房颤发生的高危因素之一。左室舒张功能异常,左房内前负荷压力增高,进而使得心房张力增大,导致左房内径增大,从而使房颤的发生率增加。

5)经食道超声心动图

当计划早期房颤复律时,行经食道超声心动图(trans-esophageal echocardiography,TEE)检查排除心脏内血栓。TEE是监测左心房血栓敏感性和特异性较高的检查,常用于指导房颤复律和导管消融治疗。房颤导管消融术前应行TEE检查。对于高卒中风险的房颤患者,如没有抗凝3周需要复律时,须行TEE检查;血栓栓塞高危的房颤患者即使不行复律或导管消融治疗,也应行TEE检查,以了解有无心房或心耳血栓。TEE还可发现血栓形成的高危因素,包括左心房血流速度降低、左心房自发显影等。

6)心腔内超声心动图

心腔内超声心动图(intracardiac echocardiography,ICE)用以指导房间隔穿刺、评估导管位置、探测心脏形态学改变以及识别某些并发症等。常用于房颤消融或左心耳封堵,指导手术操作。特殊人群,如食管癌术后或其他不适合TEE检查,而又必须排除左心耳血栓者,可直接行ICE检查。

7)计算机断层扫描(CT)

多排CT心房成像可观察整体心脏结构的相关性,明确左心房、心耳的形态大小、肺静脉的解剖关系等,对指导房颤的消融治疗与左心耳封堵术有重要意义。对于 TEE 有困难者,左心耳增强 CT 延迟显影也可用于心耳内血栓的检测。

8) 心脏磁共振成像(MRI)

心脏 MRI 可详细评估左心房的形态和功能,评估左心房壁消融损伤程度。延迟增强 MRI 可用于评估房颤患者心房组织纤维化程度。预测房颤消融成功率的一项多中心、前瞻性、观察性队列研究表明,于消融前行延迟增强 MRI 检查,可预测房颤复发几率。存在脑缺血或卒中征象的房颤患者,推荐进行脑部 CT 或 MRI 检查,及时检出卒中,指导急诊和长期抗凝治疗的决策。

9) 心脏电生理检查

当房颤是由房室结折返、旁道相关的房室折返或房性早搏诱发时,心脏电生理检查有助于明确上述诱因。有预激波的房颤患者应行电生理检查,并行旁道消融治疗。房颤合并宽 QRS 波快速心室率时易被误诊为室性心动过速,心脏电生理检查可鉴别诊断。

10) 实验室检查

房颤初始评估时应关注血清电解质、肝肾功能、血常规、甲状腺功能等。甲亢是房颤的重要病因之一。无器质性心脏病的年轻患者,尤其是房颤心室率快、药物不易控制者,应疑及甲状腺功能异常。房颤也可以是某一疾病的临床表现之一,如重症感染、急性冠脉综合征、急性心衰、急性心肌炎和心包炎等,临床上须进行与可疑病因相关的实验室检查。

11) 植入式心电事件记录仪、起搏器、除颤器等

持续性心电监测指长时间(1 年、2 年或多年)的持续监测,通常应用可植入性器械完成。皮下植入式心电事件记录仪,通过 R-R 间期分析,能够记录更长时间的心电信息,可用于长达 3 年的房颤监测,明显提高长期房颤负荷评估的特异性,同时用于评估房颤患者心室率控制的效果,判断心电异常的类型及其是否与症状相关,记录无症状性房颤事件或发现持续性房颤等。房颤射频消融术后行长程监测用以评估房颤是否复发。

对于卒中患者、年龄 75 岁以上或有高卒中风险的患者,植入心电事件记录仪可以发现无症状性房颤。在隐匿性脑卒中患者中植入心电事件记录仪,房颤的检出率更高。一项针对隐匿性脑卒中后房颤监测的回顾性分析显示:通过心电图或 24~48 小时动态心电图检测,房颤检出率为 7%;使用长达 3 年的植入式心电事件记录仪,房颤检出率可达 30%。随着监测精细度的提高和监测时间的延长,房颤

的检出率进一步增多。

具有心房起搏功能的起搏器或除颤器,通过模式转换的次数和时间,进行持续的心房节律监测,评估患者的心房高频事件、房颤负荷和无症状性房颤等。高频事件增加房颤缺血性卒中或系统性栓塞的风险,应定期了解心房高频事件并明确是否存在房颤。

12)佩戴式智能终端

带有心电监测功能的手机、手表、血压计等智能终端设备,可用来识别无症状性房颤。运用这些新型佩戴设备、体外循环记录仪、智能手机等进行无线网络连接,可对房颤进行长期监测,尤其对房颤导管消融术后长程心电监测以评估房颤是否复发,价值更大。

(二)西医治疗方法

心房颤动的治疗策略涉及上游治疗、节律控制、室率控制及抗凝治疗四个方面。其治疗原则包括:控制危险因素、治疗基础心脏疾病和触发因素;控制快速的心室率;转复并维持窦性心律;预防血栓栓塞。恢复窦性心律是房颤治疗的最佳结果,只有恢复窦性心律,才能达到治疗房颤的最佳目的,对于大部分房颤患者均应该尝试恢复窦性节律的治疗方法。对于不能恢复窦性心律的房颤患者,可以应用药物减慢较快的心室率,改善症状,减少对心功能的不良影响。如果房颤不能恢复窦性心律,存在卒中风险,采取抗凝措施,以防止血栓形成、预防卒中及外周动脉栓塞。

房颤的抗心律失常治疗主要有三种治疗策略:阵发性和持续性房颤患者转复心律失常;阵发性和持续性房颤患者维持窦性心律;阵发性、持续性和永久性房颤患者控制心室率。

1. 上游治疗

2010年,在房颤的治疗中首次提及上游治疗的概念,上游治疗的目的是针对房颤发生的病因和机制提前进行干预,阻止房颤的形成和进展。上游治疗主要包括两个层面:一级预防和二级预防。前者是指房颤发生之前通过控制高血压、糖尿病、心力衰竭等危险因素,预防房颤的发生;后者旨在减少房颤负荷,降低房颤复发或进展的几率。

控制危险因素和治疗基础心脏疾病是房颤的上游治疗。控制可以干预的临床危险因素及异常的实验室检查指标,如高血压、糖尿病、吸烟、饮酒、肥胖、耐力运动、左心室肥厚、左心房增大、左心室短轴缩短率降低、C 反应蛋白、血浆脑钠肽等，可以预防房颤的发生。有效管理可干预的危险因素，是房颤整体管理的重要组成部分。

提倡健康的生活方式，如合理运动、控制体重、戒烟、戒酒、保持乐观的心理状态；积极治疗基础疾病，如心绞痛、心肌梗死、心脏瓣膜病、心力衰竭、慢性阻塞性肺病、慢性肾病、睡眠呼吸暂停等；同时，祛除导致房颤的诱因，如低氧血症、电解质紊乱、心包炎、肺动脉栓塞、甲状腺毒症、感染和过度饮酒等因素，在祛除这些病因之后，部分房颤可以自行消失。研究显示，这些多重危险因素不仅与房颤发作、各种并发症有关，也与导管消融术后复发风险的增加相关。

心房重构是房颤发生发展的重要环节。在房颤发生前应用合理的药物，可在心房细胞层面抵抗或延缓这种重塑过程。理论上，任何可以延缓或逆转心房重构的治疗手段都可以作为房颤的上游治疗。重视血管紧张素转换酶抑制剂（ACEI）、血管紧张素受体阻滞剂（ARB）、β受体阻滞剂、醛固酮受体拮抗剂以及他汀类等药物的应用，治疗房颤合并的基础疾病，可以显著降低房颤的发生率，也是房颤上游治疗的重要组成部分。

1）控制高血压

高血压是房颤患者最重要的危险因素。如果不能较好地控制血压，高血压患者发生房颤的风险将会显著增加。其机制可能与左房压力增高，心房间质纤维化和炎性细胞浸润相关。高血压同样可预测导管消融术后的复发风险。高血压和脑卒中的关系密切，积极有效地控制血压具有重要的临床意义。在不同类型降压药物的选择方面，ACEI 和 ARB 在降低房颤发生率方面可能有益；对于左室射血分数（left ventricular ejection fraction，LVEF）下降或左室肥厚的患者，ACEI 和 ARB 降低房颤复发的风险。

2）治疗糖尿病

糖尿病是与房颤经常共存的疾病，使心房间质纤维化，传导缓慢，促使心房重构。同时，糖尿病也是患者脑卒中的危险因素。在药物选择方面，二甲双胍可降低糖尿病患者发生房颤及脑卒中的风险。依普利酮、噻唑烷二酮类、罗格列酮、胰高血糖素样肽-1 激动剂等降糖药物，在治疗糖尿病时亦有降低新发房颤发病风险或房颤负荷的获益。

3）控制体重

肥胖会导致显著的心房重构，是房颤发作以及导管消融术后复发的危险因素。

体重指数 BMI 每增加 1,房颤发生率增加 3%～7%,导管消融复发率增加 3.1%。控制体重可以降低房颤的负荷。对于肥胖的房颤患者,如体重能下降 10% 以上且体重保持稳定,无房性心律失常事件的生存率可提高 6 倍。

4)治疗睡眠呼吸暂停

房颤的发病和进展与睡眠呼吸暂停的严重程度呈正相关。房颤患者中合并睡眠呼吸暂停的比例高达 32%～39%。睡眠呼吸暂停患者易发生房颤的机制可能与低氧血症、自主神经功能紊乱、高碳酸血症等病理改变有关。与普通房颤患者相比,合并睡眠呼吸暂停的患者具有更多的肺静脉外触发灶,其导管消融术后复发率也更高。持续正压通气可以提高睡眠呼吸暂停房颤患者导管消融的成功率。对合并睡眠呼吸暂停的房颤患者,应进行相应筛查,对有治疗指证的患者提倡持续正压通气治疗。

5)限制酒精摄入

酒精摄入是发生房颤、血栓栓塞事件以及导管消融术后复发的危险因素。饮酒越频繁,相应的危险度越高。酒精毒性可导致心肌纤维化,进而形成左房瘢痕和肺静脉外触发灶。导管消融术后的患者,对包括限制酒精摄入量在内的危险因素进行有效的综合管理,可显著增加单次或多次消融成功率。限制饮酒是房颤患者管理的重要组成部分。

6)适量运动

运动量过少及过多均增加房颤发作的风险,其机制可能与炎症反应、心肌组织纤维化等相关。以静坐为主的生活方式使房颤发生率增加 5 倍,中等强度运动可降低其风险。而长时间的高强度耐力运动使房颤发生率增加 5 倍,此类患者通常以阵发性房颤为主,症状明显,同时会有心脏扩大、心室肥厚等结构性改变。因此,提倡适量运动对防治房颤有益。

2. 节律控制

转复窦性心律的目的是缓解症状、防止血栓栓塞、预防心动过速性心肌病。在决定患者是否需要转复并维持窦律时,要对潜在的心脏基础疾病进行系统的诊断评价和合理的治疗,再决定相应的治疗策略。复律前要充分评估复律的必要性、成功率、复发的可能性及某种治疗措施可能出现的风险。复律的主要方法有药物复律、电复律和导管消融等措施。

多数阵发性房颤可进展为持续性房颤或永久性房颤。随着阵发性房颤的进展,可导致心房不可逆的电重构与结构重构。早期积极的节律控制有益于阻止房颤的进展。节律控制适用于经充分室率控制后仍有症状的房颤患者,其他适应证还包括心室率不易控制的房颤患者、年轻患者、心动过速性心肌病、初发房颤、患者节律控制的意愿。

除非有可逆原因,转复窦性心律后房颤复发率相当高,心脏复律后通常应给予抗心律失常药物预防复发。未应用抗心律失常药物的情况下,1 年窦性心律的维持率仅有 25%,使用药物的维持率也仅有 50%,4 年窦性心律的维持率低于 10%。预测房颤复发有左房内径、左室功能及房颤持续的时间等预测因素,而心脏基础疾病和用药情况也对房颤的复发产生影响。

1) 药物复律

大约 60% 的阵发性房颤患者在 24 小时内可以自行转复为窦性心律。初发的房颤、房颤发作少于 7 天的患者,药物转复的疗效较好。药物可使 50% 的初发房颤患者转复为窦性心律。阵发性房颤药物转复疗效较好,而持续性房颤药物转复疗效较差。

【适应证】首次发作的房颤;频繁发作的阵发性房颤;持续性房颤时间小于 6 个月;6 个月至 1 年也可尝试;房颤发作不频繁,但每次发作时间较长而不能自行终止也可考虑药物复律。

【复律前的准备】复律前明确患者有无器质性心脏病、相关的心脏外疾病(如甲状腺功能亢进)和心功能,应进行超声心动图、电解质和甲状腺功能等项目的检测,同时评价窦房结和房室结功能。持续时间超过 48 小时的患者,应该在经食管超声心动图指导下或标准抗凝治疗后药物复律。择期复律的患者同时治疗基础疾病和纠正心功能不全。

【给药途径】多种抗心律失常药物能转复持续时间较短的房颤,静脉用药和口服药物均可,疗效可能有差异,与给药的剂量、途径以及速度等因素有关。常用于转复房颤的抗心律失常药物有 I_C 类普罗帕酮和 III 类胺碘酮、伊布利特,通过减慢传导速度或延长有效不应期以终止折返激动,达到复律的目的。普罗帕酮转复新发的房颤效果较好,对持续性房颤、房扑疗效较差。当合并缺血性心脏病、其他器质性心脏病或心衰时,首选胺碘酮复律。伊布利特转复房扑有效率高于房颤,转复近期发生的房颤有效率达 25%～50%,平均转复时间少于 30 min。

【其他药物评价】

奎尼丁和普鲁卡因胺转复房颤不被推荐。

丙吡胺和索他洛尔转复房颤疗效不确定。

静脉短效 β 受体阻滞剂对新发房颤的转复有一定疗效,但作用较弱。

非二氢吡啶类钙通道阻滞剂和洋地黄制剂无转复房颤作用。

维纳卡兰是选择性作用于心房肌的新型Ⅲ类抗心律失常药物,房颤转复率 48%~62%,优于胺碘酮,国内尚无此药。

多非利特对持续 1 周以上的房颤效果较好,转复时间多在用药 30 h 以内,对房扑转律作用好于房颤,国内迄今也无此药。

表 1-2　常用于复律的抗心律失常药物

药物	给药途径	起始剂量	维持剂量
普罗帕酮	口服	450~600 mg	150~200 mg,Tid
	静脉预处理	1.5~2 mg/kg,10 min 以上口服美托洛尔 25 mg	—
胺碘酮	口服	600~800 mg/d,分次服用,总负荷量 10 g	200 mg,Qd
	静脉	5~7 mg/kg,1~2 h 以上	50 mg/h;24 h 最大剂量不超过 1200 mg
伊布利特	静脉预处理	1 mg,10 min 以上体重<60 kg,0.01 mg/kg硫酸镁 2~4 mg,静脉推注	10 min 后重复 1 mg(首次给药 10~20 min 后)

【不良反应】抗心律失常药物有潜在的不良反应,偶可导致严重的心律失常或致命性的并发症。复律前,应评估抗心律失常药物的副作用,对于合并心脏增大、心衰、电解质紊乱的患者,应予警惕。Ⅰc 类药物有负性肌力作用,伴有心室功能障碍的患者应慎用。有窦房结、房室结功能障碍的房颤患者慎重药物复律,必要时备好心脏临时起搏。

2)药物维持窦性心律

对于早期诊断为房颤的患者,节律控制比室率控制可以更好地降低心血管不良事件。大多数阵发性或持续性房颤患者,恢复窦性心律后房颤复发风险仍然很大,抗心律失常药物可减少房颤复发频率、缩短房颤持续时间;而改善生活方式、控制心血管危险因素等上游治疗也可以促进窦性节律的维持。临床研究并未发现节律控制和室率控制两种措施在主要心血管事件和死亡率上存在差别。影响死亡率的多因素分析显示,维持窦性心律是降低死亡率的保护性因素,而抗心律失常药物的不良反应是增加死亡率的因素,节律控制的获益可能被抗心律失常药物的副作用所抵消。

选用抗心律失常药物进行节律控制时,首先应考虑药物的安全性,其次考虑药物的有效性。部分能够转复房颤的抗心律失常药物,可以长期口服以维持窦性节律,减少房颤复发。房颤复律后,常用于维持窦性节律的抗心律失常药物有Ⅰc类普罗帕酮和Ⅲ类胺碘酮、索他洛尔、决奈达隆等药物。普罗帕酮能预防房颤复发,用于无器质性心脏病患者,维持窦性节律的疗效与剂量呈正相关。胺碘酮维持窦性节律的疗效优于普罗帕酮、索他洛尔和决奈达隆,对伴有左心室肥厚、心衰、冠心病患者,可首选;长期使用胺碘酮的不利因素是增加肝、肺、甲状腺毒性的风险,应加强监测。索他洛尔预防房颤复发的作用与普罗帕酮相当,避免应用于哮喘、心衰、肾衰、QT间期延长的患者。决奈达隆维持窦性节律的疗效弱于胺碘酮,但心外不良反应较少,可降低阵发性房颤或持续性房颤复律后心血管住院率和死亡率,但不可应用于永久性房颤的治疗。中药制剂参松养心胶囊对于阵发性房颤维持窦性节律的疗效与普罗帕酮相当,且安全性更好。

表 1-3　房颤复律后用于维持窦性节律的抗心律失常药物

药物	给药途径	剂量
普罗帕酮	口服	150～300 mg,Tid
		225～450 mg,Bid(缓释片)
胺碘酮	口服	200 mg,Tid,4 周;然后 200 mg,Qd 维持
索他洛尔	口服	80～160 mg,Bid
决奈达隆	口服	400 mg,Bid

对于左室功能障碍或左室肥厚的患者,不支持应用Ⅰc类药物。抗心律失常药物有致心律失常风险,在启动抗心律失常药物治疗时,应仔细分析心电图改变,监测 PP 间期、PR 间期、QT 间期和 QRS 时限,有助于及时识别药物导致的心律失常。在使用抗心律失常药物治疗的过程中,心律突然规整应加以鉴别,可能的临床情况有:恢复窦性节律;演变为房性心动过速或房扑,呈 2∶1 或 4∶1 下传;发生完全性房室传导阻滞或阵发性交界性心动过速;如果使用了洋地黄类药物,应除外洋地黄中毒。药物治疗过程中,如无效或出现明显不良反应,应及时停药,必要时作出针对性的治疗。长期使用抗心律失常药物,应重视多种药物联合使用的情况,避免增加药物的不良反应。

3) 电复律

电复律是转复房颤的有效手段。体外直流电除颤于 1962 年应用于临床,现已广泛用于恢复窦性心律。对于房颤的电复律,采用同步指令,将直流电心律转复能量与心脏自身电活动同步化,以保证电刺激不出现在心电活动周期的易损期。

房颤电复律成功与否,依赖于基础心脏病和施加在心肌上的电流强度,而电流强度又取决于除颤器的电压、输出波形、电击板的大小、位置以及患者的胸壁阻抗。电击板采用前—侧位(右锁骨下与心室尖)或前—后位(胸骨与左肩胛),所需电能较低,而前—后位成功率(87%)高于前—侧位(76%)。疗效与操作过程规范、电极板良好接触、能量等有关。对比心律转复的各种方法,药物复律通常不如电复律有效。

【择期及储备】患者需要禁食并处于良好的麻醉状态。通常选用短效麻醉药物。起始使用较高能量,可提高有效率,减少电击次数和缩短需要镇静的时间。电击起始能量至少 $100 \sim 150$ J,不成功者推荐使用 200 J 或者更高。预先使用某些抗心律失常药可提高转复窦性心律的成功率并预防房颤复发。直流电复律可以使相当多的患者恢复窦性节律,但如果不同时给予抗心律失常药物,其复发率也很高。

【适应证】阵发性房颤症状不耐受,早期电复律;持续性房颤经充分抗凝后择期电复律;房颤伴快速心室率,药物难以控制;血流动力学不稳定,快速房颤诱发心力衰竭、低血压、休克、心绞痛甚至心肌梗死,需要紧急电复律;预激综合征旁路前传伴快速心室率的房颤患者;近期电复律成功,未用药物维持而又复发的房颤;慢性房颤病程小于 1 年,NYHA 心功能分级 Ⅰ~Ⅱ 级,左心房小于 45 mm,心胸比例小于 55%;房颤射频或冷冻消融术程结束仍呈房颤节律;二尖瓣分离术后或人工瓣膜置换术后仍有房颤,术后 $1 \sim 3$ 个月可尝试电复律。伴有严重血流动力学障碍及预激综合征伴房颤患者宜首选电复律。

【房颤电复律的危险】主要是栓塞和心律失常。电复律前未接受抗凝治疗的患者血栓栓塞发生率为 $1\% \sim 7\%$。电复律后可能出现多种心律失常,如室性早搏、室上性早搏、心动过缓和短暂窦性停搏。低血钾或洋地黄中毒增加室性心动过速和室颤发生的风险。在没有服用减慢房室结传导药物的情况下,房颤时出现较慢的心室反应提示心脏传导功能障碍。房颤转复前应当对患者进行相关的评价,以避免症状性心动过缓。心律转复后,心电图上可能会出现一过性 ST 段抬高,即使没有明显的心肌损伤,血中肌酸激酶可能会轻度升高。

【禁忌证】洋地黄中毒伴房颤;房颤伴低钾血症;高度或三度房室阻滞;病态窦房结综合征;心房内血栓;慢性房颤病程较长;心脏明显扩大;复律后复发,药物难以维持窦性心律者;不能耐受维持窦性心律的药物;风湿性瓣膜病伴风湿活动或亚急性心内膜炎等。

电复律与药物复律的各项比较见表 1－4。

表 1－4　房颤电复律与药物复律比较

	药物复律	电复律
转复速度	较慢	快
效果	稍差	好
麻醉或空腹	不需	需要
血栓并发症	相似	相似
抗凝适应证	相同	相同
并发症	药物不良反应、致心律失常、负性肌力	皮肤灼伤、短暂心律失常、低血压、呼吸抑制、心肌损伤、肺水肿

4）经导管消融术

房颤的解剖基础与左心房和肺静脉有关。左心房是心脏的四腔之一，位于右心房的左后方与左心室的后上方，构成心底的大部分。其前方有升主动脉和肺动脉；后方有食管和胸主动脉。左心房左前方小锥形突出部分为左心耳，左心房的后部较大，壁光滑，两侧有左、右肺静脉的开口，左心房的上壁及下壁无特殊结构。肺静脉属支起自肺泡壁周围的毛细血管网，逐级汇合，最后汇集成左、右肺静脉，通常各两条，向内穿行纤维性心包分别注入左心房。右肺静脉较长，行于右肺动脉的下方，上腔静脉及右心房的后方；左肺静脉较短，横行于胸主动脉的前方。肺静脉口无瓣膜，但左心房壁肌肉伸展到肺静脉根部 1～2 cm，像袖套一样，起部分括约肌作用，能帮助减少心房收缩时血液的返流。

肺静脉内异位兴奋灶是房颤形成的电解剖基础，而环肺静脉电隔离（circumferential pulmonary vein isolation，CPVI）是房颤消融的基础。基于 PVI 的导管消融技术主要有射频消融术、冷冻消融术及脉冲消融术等。

（1）射频消融术

房颤的射频消融是利用射频能量在肺静脉环上进行逐点的消融，使病变处心肌凝固性坏死，从而阻断心房内兴奋灶。射频消融是一种能使心肌组织产生连续和透壁损伤的安全有效方法，但也存在不足之处：射频消融缺乏组织特异性，射频能量到达的区域均会被消融，射频消融有可能对心房周围组织，如膈神经、食管等造成损伤。

房颤射频消融治疗的适应证在不断扩展，但消融后仍有较高的复发率，不同类型房颤的消融效果差异较大,阵发性房颤效果最好、持续性房颤其次。各种消融策略被相继提出,以改善消融结果,这些策略主要是在环肺静脉隔离的基础上附加消融,包括线性消融、复杂碎裂电位消融、电压标测或心脏 MRI 显示的瘢痕组织消融、转子消融、非肺静脉触发灶消融等。线性消融常见的消融线有三尖瓣峡部线、二尖瓣峡部线、后壁顶部线、顶部加底部线、前壁线等。非肺静脉触发灶消融主要有左心房后壁、冠状静脉窦、上腔静脉、马歇尔静脉和左心耳等解剖部位的消融。非肺静脉触发灶在房颤的触发和维持中发挥一定作用,是房颤术后复发的主要预测因子,应用射频消融隔离这些病灶,使房颤治疗的成功率有所提高。尽管如此,现有的房颤射频消融技术仍需完善,对肺静脉电隔离额外的消融应严格掌握适应证。

导管消融节律控制的研究显示,房颤消融术能够改善房颤患者的生活质量;改善房颤合并心衰患者的心功能,提高 LVEF。导管消融术能否减少卒中、痴呆、死亡率等,仍在研究中。

(2) 冷冻消融术

冷冻消融是房颤消融的一种较新方法,通过球囊封堵肺静脉,在球囊内释放液态一氧化二氮,使周围组织冷冻、细胞坏死形成瘢痕,从而达到电隔离。随着临床研究的深入及应用工具的改良,冷冻消融已成为阵发性房颤的一线治疗。与射频消融相比,冷冻球囊用于肺静脉消融具有导管稳定性更好、产生的瘢痕边界连续均匀、瘢痕表面心内膜损伤小、相邻组织完整性好、患者不适感少等优点。多项研究提示,冷冻消融在肺静脉隔离率及窦性心律的维持上,与射频消融相似;主要并发症发生率也相似。STOP-AF 研究结果显示,冷冻球囊消融术初始治疗阵发性房颤优于药物治疗,明显降低房颤的复发率,严重的手术相关不良事件也不常见。FIREANDICE 临床试验中,对于药物难治性的阵发性房颤,冷冻消融的有效性和整体安全性不劣于射频消融,随访中冷冻消融组的再次消融、直流电复律、全因再入院率、心血管疾病再入院率显著少于射频消融组;改善生活质量两者类似。冷冻消融治疗阵发性房颤已被证实安全、有效;在持续性房颤中的应用也在进一步研究。

肺静脉电隔离时,肺静脉口良好的封堵有利于阻断血流,使组织温度下降,从而形成连续的透壁损伤。右下肺静脉消融是冷冻消融的技术难点,需要一定的操作技巧。为减少膈神经损伤的风险,右上肺静脉消融时,应注意在消融位点以上起搏膈神经,并持续触诊膈肌跳动,一旦膈肌跳动减弱,应立即停止消融;左下肺静脉消融时,不宜温度太低,避免食管心房瘘的发生;应尽可能在前庭部消融,避免在肺静脉内置入过深。

（3）脉冲消融术

脉冲消融作为一种非热能消融技术,是治疗房颤的新型消融方式。这种能量形式采用一系列持续数秒的高振幅电脉冲,当强脉冲电场使细胞膜通透性增加时,就会发生不可逆电穿孔,从而导致细胞稳态受到破坏甚至死亡。由于脉冲电场具有独特的非热性和组织特异性,因此,与射频和冷冻消融相比,脉冲消融的应用范围更广、安全性更高,且发挥作用更快。脉冲通过向组织施加电流,在数秒钟内形成细孔破坏细胞膜的稳定,从而导致细胞凋亡,而心脏组织对脉冲消融敏感,食管、膈神经、肺静脉和冠状动脉则相对耐受脉冲损伤。动物研究显示,脉冲可以产生持久的肺静脉电隔离,同时不会引起膈神经麻痹或食管损害。脉冲消融的首个临床研究显示,在阵发性房颤患者中使用脉冲导管进行肺静脉电隔离的即刻成功率达到 100%,随访 1 个月也无明显的肺静脉狭窄及膈神经损伤的发生。近期对阵发性房颤的两项小规模试验也证实脉冲可实现持久的肺静脉隔离,12 个月无复发率高达 87%。最初的脉冲导管仅适用于肺静脉隔离,此后随着脉冲导管的更新迭代,新一代脉冲导管消融能量可以在射频和脉冲之间转换,在隔离肺静脉电位、二尖瓣峡部、左心房顶部和三尖瓣峡部的近期效果与传统的射频消融导管相似。在持续性房颤的治疗中,脉冲也显示了较好的疗效及安全性。目前有多个临床试验正在进行以证实脉冲治疗持续性房颤的远期效果。

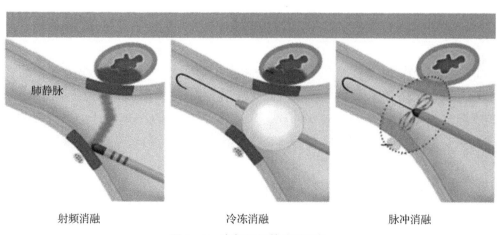

肺静脉

射频消融　　　　　　　　　　冷冻消融　　　　　　　　　　脉冲消融

图 1-2　房颤经导管消融图解

3. 室率控制

室率控制是房颤管理的主要策略之一，也是房颤治疗的基本目标。积极控制心室率，可明显改善房颤症状。应根据患者的基础疾病、全身情况和患者意愿，选择室率控制策略。

房颤室率控制包括急性期心室率控制和长期心室率控制。要评估心室率增快的原因，根据患者临床特征、症状、LVEF 和血流动力学特点选择合适的治疗方案。需要紧急控制心室率的房颤患者，可以考虑静脉用药或电复律；血流动力学稳定的房颤患者，可选择口服药物控制心室率；若药物控制快心室率失败，可以考虑房室结消融＋起搏器植入。

1）控制心室率的药物

控制心室率的常用药物包括 β 受体阻滞剂、非二氢吡啶类钙通道阻滞剂、洋地黄制剂及其他抗心律失常药物。

房颤患者最佳的心室率控制目标值尚不明确，目前有宽松心室率控制（静息心率＜110 次/分）和严格心室率控制（静息心率＜80 次/分）两种策略。严格的心室率控制与宽松心室率控制对终点事件无差异；无论是否合并心衰，宽松心室率控制是一个合理的初始治疗策略，除非有症状需要采用严格的心率控制措施。理论上恢复房颤患者的窦性节律要优于心室率控制，研究发现：房颤的复发、复律药物的毒副作用降低甚至抵消了复律带来的益处，而室率控制的住院率和药物不良反应更少。在改善患者生活质量及运动耐量方面，房颤室率控制与节律控制的效果是一致的，两者终点事件差异无统计学意义，提示室率控制并不劣于节律控制。

心室率控制的药物选择需考虑房颤患者症状的严重程度、血流动力学状态、是否伴有心衰、是否有潜在的诱因而进行综合判断。抗心律失常药物有潜在的副作用，应从低剂量开始，逐渐滴定增加剂量，直至症状改善。临床实践中通常需要联合用药以达到较好的心室率控制目标。以美托洛尔、比索洛尔为代表的高选择性 β 受体阻滞剂，是控制房颤心室率的一线用药，其降低运动时心室率的效果比静息状态时更明显。β 受体阻滞剂通过降低交感神经和心脏 $β_1$ 受体的活性来延长房室结的不应期和传导时间，从而减慢房颤患者心室率，但不能改善射血分数低下患者的预后。非二氢吡啶类钙通道阻滞剂能控制心室率并改善房颤相关症状，因负性肌力作用，慎用于合并心衰的房颤患者；因缩短旁道不应期，禁用于预激伴房颤患者。洋地黄制剂通过反射性兴奋迷走神经，减慢心室率，控制静息状态心室率效果较好，对于运动或某些应激状态下，控制心室率不理想。胺碘酮潜在的多脏器毒性及药物相互作用,限制了室率控制中的长期应用,仅作为药物联合控制心室率不佳时的备选药物。

表 1-5　房颤患者心室率控制常见药物及剂量

药物	静脉给药剂量	口服剂量
美托洛尔	2.5~5 mg,可重复	12.5~100 mg,Bid
		23.75~95 mg,Qd(缓释片)
普萘洛尔	1 mg/min,间隔 2 min,可重复	10~30 mg,Tid/Qid
比索洛尔	无	2.5~10 mg,Qd
维拉帕米	5~10 mg 2 min;无效时 30 min 后重复; 继以 0.005 mg/kg 维持	40~80 mg,Tid/Qid 480 mg,Qd(缓释片)
地尔硫䓬	0.25 mg/kg 5 min;继以 5~15 mg/h 维持	30~60 mg,Tid 360 mg,Qd(缓释片)
地高辛	0.5 mg,可重复,24 h 总量 1.5 mg	0.0625~0.25 mg,Qd
西地兰	0.2~0.4 mg,可重复,24 h 总量 0.8~1.2 mg	无

2)房室结消融＋植入永久起搏器

快心室率的房颤首先考虑药物控制心室率。长期快速心室率,易导致心动过速性心肌病。当药物控制心室率失败和不能改善症状时,消融房室结并植入永久起搏器可有效控制心室率,改善症状。推荐的方案,在房室结消融前 4~6 周植入永久起搏器,起搏的部位选择希浦系统起搏,减少对心脏功能的影响;保证起搏器运行正常后再消融房室结。房室结消融后初始心室起搏常设置在 80~100 次/分,并在数月内逐渐降低心室起搏频率,避免起搏频率骤降、QT 间期延长致尖端扭转性室速,减少猝死风险。房室结消融往往导致患者起搏器依赖,因此房室结消融植入起搏器仅限于药物不能有效控制心室率和症状明显的患者。起搏模式的选择应考虑患者的个体临床特征及左室功能,选择具有或不具有除颤功能的希浦系统或双室起搏。

房颤的抗心律失常治疗包括节律控制与室率控制两个方面。节律控制还是室率控制一直是争论的热点问题。研究表明,在改善症状方面,转复并维持窦性节律与控制心室率相似,但节律控制的患者运动耐量较高。对于脑卒中高危风险的慢性房颤患者,控制心室率是一线治疗策略,但并不意味着在所有房颤患者选择室率控制的策略,或者以室率控制取代节律控制。对部分患者,两种对策可能都适合。正确的治疗策略,应依据每个患者的具体情况选择针对性的治疗方案。

4. 抗凝治疗

房颤患者由于心房有效收缩功能丧失,血流动力学紊乱,血流淤滞,从而易形成血栓。血栓脱落可导致体循环栓塞,尤其是缺血性脑卒中风险增加。与非房颤患者相比,房颤患者缺血性脑卒中的风险增加了 4～6 倍,严重致残率增高 74%。30 天内死亡率增高 119%,1 年内复发率增高 61%。因此,合理规范的抗凝治疗对预防脑卒中和外周动脉栓塞至关重要。

1) 卒中风险评估

2006 年 ACC/AHA/ESC 指南提出了非瓣膜性房颤 $CHADS_2$ 卒中风险评分表,根据患者是否有心力衰竭、高血压、年龄(≥75 岁)、糖尿病和血栓栓塞病史等危险因素进行评估。2010 年 ESC 房颤指南提出用 CHA_2DS_2-VASc 评分进行卒中风险评估,该评分是在 $CHADS_2$ 评分基础上,增加了血管疾病、年龄在 65～74 岁、和性别等三个危险因素,并优化了部分分值。

表 1-6　非瓣膜性房颤卒中危险 CHA_2DS_2-VASc 积分

危险因素	积分
充血性心衰/左心室功能障碍(C)	1
高血压(H)	1
年龄≥75 岁(A)	2
糖尿病(D)	1
卒中/TIA/血栓栓寒病史(S)	2
血管疾病(V)	1
年龄 65～74 岁(A)	1
性别(女性)(Sc)	1
总积分	9

CHA_2DS_2-VASc 评分增加且细化了卒中危险因素,能更精确地筛选出卒中真正低危患者。该评分越高,血栓栓塞事件发生率越高。评分为 9 分的时候,校正的年卒中率 15.2%。有研究报道,房颤患者的生存曲线与 CHA_2DS_2-VASc 评分相关。目前推荐对房颤患者卒中风险的评估推荐采用 CHA_2DS_2-VASc 评分。男性 CHA_2DS_2-VASc 评分 0 分或女性 1 分,为低卒中风险患者,无需抗凝治疗;男性 CHA_2DS_2-VASc 评分≥1 分或女性 CHA_2DS_2-VASc 评分≥2 分的房颤患者,都应该接受规律的抗凝治疗,首选新型口服抗凝药。而对于瓣膜性房颤患者,不参照

CHA_2DS_2-VASc 评分,使用华法林抗凝治疗。

2）出血风险评估

对于口服抗凝药的房颤患者,应进行出血风险评估,寻找潜在的、可纠正的出血危险因素,并予以纠正。HAS-BLED 评分,纳入高血压、肝肾功能损害、卒中出血史、INR 易波动、年龄、特殊药物或嗜酒等变量,用于评估出血风险。HAS-BLED 评分≥3 分,提示出血风险高,但并不妨碍使用抗凝药。在抗凝治疗过程中,要定期评估和随访此类患者,并积极纠正出血危险因素,减少出血风险,保证医疗安全。

表 1－7　房颤出血风险 HAS-BLED 评分

临床特点	计分
高血压（H）	1
肝肾功能异常（各 1 分）（A）	2
卒中（S）	1
出血（B）	1
INR 值易波动（L）	1
老年（如年龄＞65 岁）（E）	1
药物或嗜酒（各 1 分）（D）	2
总分值	9 分

3）房颤抗凝治疗的临床背景

临床研究证实,抗血小板药物预防房颤患者血栓栓塞事件的有效性不如抗凝药物。双联抗血小板治疗对于减少房颤患者脑卒中、体循环栓塞、心肌梗死和心血管死亡复发终点的有效性不如华法林。在不良反应方面,单用阿司匹林相比新型口服抗凝药,出血风险相似或略高;而双联抗血小板治疗的出血风险高于华法林,更明显高于新型口服抗凝药物。不推荐抗血小板治疗用于房颤患者血栓栓塞的预防。

有效抗凝治疗的目标是预防血栓并发症,同时不引起出血并发症。不同的临床背景,房颤的抗凝策略是有区别的。下列临床情况,应个体化选择不同的抗凝策略:

对于阵发性房颤,房颤负荷过重的情况下,即使窦性节律,也需要长期抗凝。

持续性房颤与永久性房颤,依据 CHA_2DS_2-VASc 风险评分,决定抗凝策略。

超过 48 小时的房颤,择期复律选择"前三后四"抗凝方案。

导管消融围术期及术后持续有效的抗凝治疗。

房颤合并急性冠状动脉综合征或经皮冠状动脉介入治疗合并抗血小板治疗的联合抗栓。

卒中后房颤患者的抗凝治疗;出血性卒中后抗凝治疗;瓣膜性房颤的抗凝策略。

后续的各个章节中将有针对性的详细介绍。

4)口服抗凝药

目前我国的抗凝现状不容乐观。中国房颤注册研究表明,我国仅有约 20% 的房颤卒中高危患者接受抗凝治疗。在全球房颤研究 GARFIELD 研究中,中国房颤患者相比于发达国家患者使用抗凝药物比例低,使用华法林抗凝,患者的国际标准化比值(international normalized ratio,INR)达标率较低。随着国际国内抗凝指南的不断更新和推广,临床医生应该提高房颤的抗凝意识,依据卒中风险评分规范抗凝,向患者宣教房颤血栓的危害,提高患者服用抗凝药的依从性。

临床常见的口服抗凝药有两大类。第一类是传统抗凝药物维生素 K 拮抗剂华法林。华法林抗凝疗效确切,可明确降低房颤患者 2/3 的卒中风险和 26% 的全因死亡风险,并且作为中、重度二尖瓣狭窄或机械性心脏瓣膜病合并房颤患者唯一安全有效的抗凝药。华法林抗凝治疗的获益和安全性取决于抗凝治疗的强度和稳定性,反映抗凝强度的指标用 INR 的范围来表示。口服华法林需要定期检测 INR,个体差异性大,起效慢,有效治疗窗窄,抗凝作用易受食物和多种药物的影响,导致 INR 不稳定。INR 2.0~3.0 之间,华法林可有效预防房颤血栓栓塞事件。INR 过低导致抗凝作用不足,卒中风险增加;INR 升高则增加出血风险。反映华法林抗凝稳定性的指标常用治疗目标范围内的时间百分比(TTR)来表示,TTR>70% 时,抗凝作用是有效且安全的。华法林起始剂量为 2.0~3.0 mg/d,2~4 天起效,多数患者在 5~7 天达治疗高峰,因此在开始治疗时应每周监测 INR 1~2 次,抗凝强度稳定后每月复查 1~2 次。根据每一次检测 INR 的结果,决定华法林剂量的调整。对于高龄高出血风险患者,INR 控制在 1.6~2.5 是个体化方案;而对于人工机械瓣膜置换术后患者,INR 应最好维持在 2.5~3.0。

第二大类是非维生素 K 拮抗剂口服抗凝药物,也称作新型口服抗凝药(novel oral anticoagulant,NOAC)。目前国内上市的 NOAC 主要有 Ⅱa 因子抑制剂达比加群酯及 Xa 因子抑制剂利伐沙班、阿哌沙班、艾多沙班等。NOAC 与华法林同样有效,且无需常规监测凝血功能,治疗窗较宽,起效和失效均较迅速,与药物食物相互作用发生率较低,可以以固定剂量口服给药。多项临床研究均表明,与华法林相比,NOAC 在疗效、安全性、依从性方面具有显著优势。NOAC 可以使全身血栓栓塞的风险降低 19%,使颅内出血风险降低 50%,全因死亡率降低 10%。2016 年 ESC 房颤指南和 2021 年中国房颤专家共识均建议,在抗凝药物选择中,如无 NOAC 的禁忌,可首选 NOAC。

表 1-8　非维生素 K 拮抗剂口服抗凝药(NOAC)

药物	作用机制	标准剂量	减量标准	拮抗剂
达比加群酯	抑制 Ⅱ a 因子	110 mg,Bid	消化道出血风险高、高龄、合用维拉帕米	依达赛珠单抗
利伐沙班	抑制 Xa 因子	20 mg,Qd	CrCl 15～49 ml/min	无
阿哌沙班	抑制 Xa 因子	5 mg,Bid	血肌酐≥1.5 mg/dl,CrCl 15～29 ml/min、高龄、低体重	无
艾多沙班	抑制 Xa 因子	60 mg,Qd	CrCl 15～49 ml/min、低体重、合用维拉帕米、决奈达隆	无

NOAC 临床应用时需要根据患者的年龄、体重、肾功能、联合用药、合并症等个体化选择不同的剂型,尤其注意特殊情况下 NOAC 的个体化应用。

(1)根据肌酐清除率(creatinine clearance rate,CrCl)选择 NOAC 药物和剂型。当 CrCl<15 ml/min 时,所有 NOAC 类药物均不适用;当 15 ml/min≤CrCl<30 ml/min 时,可以谨慎使用较低剂量的利伐沙班 10 mg、艾多沙班 30 mg,而达比加群酯不适用;当 30 ml/min≤CrCl<50 ml/min 时,可以使用利伐沙班 15 mg,达比加群酯常规剂量谨慎使用;当 CrCl>50 ml/min 时所有 NOAC 类药物均可使用。

(2)高龄患者抗凝选择。老年人身体衰弱,合并症多,脑卒中风险大,因此应个体化选择抗凝药物。75 岁及以上高龄患者优选 NOAC,使用时需要密切监测肾功能,这类患者可以在抗凝中获益。但如果为老年痴呆患者处方抗凝药物,需要仔细评估患者的认知能力。

(3)肥胖或低体重抗凝。肥胖增加了房颤发生的风险。但肥胖与利伐沙班、达比加群的血浆浓度变化并不具有显著的临床相关性。如果患者体重指数 BMI>40 kg/m² 或体重 120 kg 以上,也可考虑使用华法林。低体重患者使用 NOAC 可能会使出血风险增加,必要时检测血浆谷浓度。

(4)育龄期女性均应慎用 NOAC,孕期禁用 NOAC。

(5)运动员患者建议晚上服用抗凝药,避免白天服用。若白天服用,抗凝药处于高血浆浓度状态,运动增加出血性损伤风险。

由于 NOAC 起效和失效快,若出现漏服药物的情况则可以通过补服药物实现,无需中断抗凝。NOAC 服用频率为每日两次或每日一次,在距离下一次服药时间大于 50% 给药间隔的情况下,可以补加漏服的药物。因此,对于每日两次给药(即每 12 小时服用一次)的情况,若距离下次服药时间还有 6 个小时或以上时,可以补服。对于每日一次给药的情况,如果距离下次服药时间大于 12 个小时,可以补服一次。对于卒中风险高和出血风险低的患者,这一间隔可放宽,在下次服药时间到来前均可补服。

使用抗凝药物时,需要注意华法林与 NOAC 的相互转换。

华法林转换为 NOAC:从华法林转换为 NOAC 需先停用华法林后检测 INR,根据 INR 值决定何时开始 NOAC 治疗。若 INR≤2,则可以立即开始 NOAC;若 2<INR≤2.5 时可开始给 NOAC,但最好为次日给药;若 INR>2.5,则需要推迟 NOAC 治疗,待 1～3 日后复测 INR 到上述范围再开始给药。

NOAC 转换为华法林:由于华法林起效慢,个体差异性大,INR 需要 5～10 天才能达到治疗范围。因此,从 NOAC 转换为华法林时需要重叠使用 NOAC 与华法林,直至 INR 达标(2～3 之间)时停用 NOAC。在同时使用 NOAC 与华法林的 3～5 天后监测 INR,若 INR<2,则 1～3 天后复测 INR;若 INR>2,需停止 NOAC 后 1 天复测 INR。在开始的 1 月内需要密切检测 INR,直至连续监测≥3 个 INR 达标,完成 NOAC 到华法林的转换。

NOAC 和低分子肝素之间的转换:如使用低分子肝素的患者需转换为 NOAC,于下次注射时停用低分子肝素而给予 NOAC。如 NOAC 患者需转换为低分子肝素,可以于下次给予 NOAC 时开始使用低分子肝素。

5) 抗凝相关的出血管理

应用抗凝药物,会增加出血风险。抗凝药物导致出血,要及时处理。研究表明,抗凝药相关的消化道出血年发生率达 0.3%～4.5%,颅内出血年发生率为 0.3%～0.7%,消化道出血较颅内出血更常见。

抗凝相关的出血,按其严重程度分为三类:轻微出血、中重度出血以及危及生命的大出血。轻微出血,可延迟给药或者停用下一剂药物,重新评估抗凝药物和剂量选择。中重度出血,使用抗凝药物拮抗剂,如华法林致出血,使用维生素 K;胃肠道出血用内窥镜止血、手术止血、必要时采用红细胞替代治疗或血小板替代疗法,并查找出血原因。对于危及生命的大出血,要积极输血、补液、输注凝血酶原复合物,抢救生命同时使用足量抗凝药物拮抗剂。依达赛珠单抗是达比加群酯特异性抑制剂,是达比加群酯治疗的患者发生危及生命大出血和需要紧急手术时的一线治疗药物,几乎所有患者都能在几分钟内完全逆转达比加群酯的抗凝作用。利伐沙班暂无可以使用的拮抗剂。

5. 其他疗法

1) 左心耳封堵术(left atrial appendage closure,LAAC)

左心耳位于左房上方,肺动脉及升主动脉左侧,左上肺静脉和二尖瓣环之间,沿左心房前侧壁向前下狭长、弯曲的管状盲端结构。与发育成熟的左心房不同,左心耳内壁附有丰富的梳状肌及肌小梁,97%的梳状肌直径大于 1 mm;耳缘有锯齿状切迹,呈分叶状,80%具有多个分叶。左心耳形态变异较大,70%主轴明显弯曲或呈螺旋状,有"鸡翅型、菜花型、风向标型"等形状。

左心耳具有主动舒缩和分泌功能,对缓解左房内压力升高及保证左心室充盈具有重要意义。左心耳特殊的解剖结构和功能特点使其成为血栓形成的主要部位。窦性心律时,左心耳因具有正常收缩能力而减少血栓的形成。病理状态下左房压力增高,左房及左心耳均通过增大内径及加强主动收缩来缓解左房压力,保证左房足够的血液充盈。随着左房的增大,左心耳入口明显增宽,呈球形或半球形改变,且失去有效的规律收缩,左心耳壁的内向运动难以引起足够的左心耳排空;加之左心耳的盲端结构及其内的肌小梁凹凸不平,易使血流产生漩涡和流速减慢,导致血液淤积,形成血栓。90%以上的非瓣膜性和 60%的瓣膜性房颤患者心房血栓发生于左心耳内。

LAAC 是一种替代口服抗凝药物的器械治疗方法。多项随机对照研究证实,LAAC 对脑卒中的预防价值不劣于华法林和 NOAC。LAAC 是预防房颤患者发生心源性卒中的有效措施,目前已发表的研究均以对比 LAAC 和华法林为主。对于高危房颤患者,在 LAAC 和 NOAC 之间如何选择,是一个有待探讨的临床问题。理论上,LAAC 的最大获益在于降低长期随访过程中的出血风险,而短期结果可能无法体现 LAAC 的这种潜在优势。PRAGUE-17 是全球首个对比 LAAC 和 NOAC 有效性及安全性的研究,长期随访结果表明,对于有卒中和高出血风险的非瓣膜性房颤患者,LAAC 治疗组的心源性栓塞事件、心血管死亡、手术相关并发症的复合终点不劣于 NOAC 治疗组,且 LAAC 的非手术临床相关出血率明显降低。

CHA_2DS_2-VASc≥2 分的房颤患者,同时具有下列情况之一,可以选择左心耳封堵术替代长期抗凝治疗,如:长期口服抗凝药禁忌或不耐受、活动性出血或出血倾向、不愿意接受长期口服抗凝药治疗、运动员或多社交活动人员、CHA_2DS_2-VASc卒中风险高积分者、HAS-BLED出血风险高积分者、华法林治疗INR达标的情况下仍发生栓塞事件等。

左心耳封堵术均应接受TEE检查,排除左心耳血栓,同时应接受充分的抗凝治疗。标准的术式,在TEE指导下,采用经皮穿刺房间隔的途径完成。采用ICE指导下完成左心耳封堵术也是常用的一种术式,尤其适用于某些特殊人群,如食管癌术后或其他不适合TEE的房颤患者。术中完成房间隔穿刺后,交换封堵器输送鞘,经鞘送入猪尾导管,行左心耳造影,根据左心耳开口直径和深度选择合适的封堵器型号。

封堵术后即刻进行TEE检查或DSA评估封堵情况。对于"塞"式封堵器,满意的封堵符合"PASS"原则——封堵器位置良好,心耳口被有效覆盖(Position);牵拉稳定(Anchor);封堵器压缩比15%～25%(Size);封堵器边缘残余分流<5 mm(Seal)。对于"塞盘"式封堵器,满意的封堵符合"COST"原则:固定盘在回旋支后展开;固定盘完全打开;残余分流≤3 mm;牵拉密封盘15 s,固定盘无移位。

2)房颤一站式治疗

控制房颤症状,导管消融(射频或冷冻)是目前指南推荐的首选治疗方法,但尚未作为心源性卒中预防的有效手段而得到认可;而经皮左心耳封堵技术则弥补了该空白,成为卒中高危、不能耐受长期抗凝的房颤患者更好的选择之一。联合导管消融与左心耳封堵术的"房颤一站式治疗"成为房颤临床研究的新技术,其最终目的是通过一次手术,达到卒中预防和症状治疗的联合干预。

3)起搏治疗

房颤的起搏治疗用于预防阵发性房颤的发生,其效果有争议,应慎重选择适应证。最小化心室起搏,避免过多的心房起搏,有利于减少房颤的发作。预防性心房起搏适用于合并窦房结功能障碍的患者。有研究证实,右心房双部位起搏或双心房起搏(左心房起搏通过冠状静脉的分支实现)预防房颤的效果优于右房单部位起搏,而选择间隔部起搏通过缩短心房激动的时程进一步减少房颤的发作。

对房性心律失常的抗心动过速起搏,还没有大规模临床试验证实。某些情况下,起搏可以用于终止房颤,一些双腔起搏器具备房性心动过速和房颤的检测程序,通过设置的超速抑制功能,终止房颤发作。对于阵发性房颤患者,症状不耐受,有心室ICD适应证,可以考虑抗房性心动过速起搏的ICD,ICD能在房颤发作早期检测并治疗,改善心律失常的长期预后。

房颤合并心衰患者接受心脏再同步治疗(CRT),其 LVEF、生活质量、全因死亡率等方面均有显著改变。提高 CRT 反应的关键因素,除了良好的左室电极植入部位,还需要高比例的双心室起搏,后者通过房室结消融得以保证。

对于快心室率房颤患者,药物控制心室率失败行希浦系统起搏联合房室结消融能有效控制心室率,改善患者症状。希浦系统起搏包括希氏束起搏和左束支起搏,是良好的生理性起搏方式,与传统的右室心尖部起搏比较,在改善术后心功能、提高 6 分钟步行距离等方面显示出优势。

4) 肾去交感化

肾交感激活是动脉压增高的主要因素,而高血压是房颤患者最常见的合并症、也是触发和维特房颤的重要危险因素。动物实验证实肾去交感化在房颤的诱发、维持和进展中具有潜在的抗心律失常作用。对顽固性高血压合并房颤的患者、肾去交感化可有效降压,并降低房颤术后的复发率。在一项房颤合并顽固性高血压患者肺静脉隔离＋肾去交感化联合治疗的研究中,一年随访房颤治疗成功率明显高于单纯肺静脉隔离,且联合手术组血压下降显著。肾去交感化结合环肺静脉隔离影响房颤消融效果的机制尚不清晰,一种解释可能为血压控制的效果,另一种解释可能通过肾去交感化机制后降低了整体的交感活性,但支持该术式提高房颤消融效果的证据仍有限。对顽固性高血压合并房颤的患者可作为选择性消融术式。

5) 外科手术

治疗房颤的外科术式包括迷宫手术、左心房隔离术、走廊手术及心房横断术等。对房颤外科手术的建议:症状性房颤患者在接受其他心脏外科直视手术时,同期接受房颤外科手术治疗;导管消融失败的症状性房颤,选择微创外科房颤消融;导管消融失败的长程持续性房颤患者,选择杂交手术;房颤外科手术同期切除或闭合左心耳;对于左心房显著扩张、体表心电图 f 波振幅低或者病程较长的长病程持续性房颤,结合患者意愿,可以首次消融即进行微创外科消融或者杂交手术。

迷宫手术疗效最为确切。迷宫手术保留了心房的收缩,是所有房颤外科治疗最常用的方法。迷宫手术的原理是通过一定的外科切割,切断多折返环,从而预防或终止房颤。改进的迷宫手术包括切除心耳、隔离肺静脉、在双心房进行切割等,疗效评价良好,得到广泛的接受。迷宫手术不断发展演进,隔绝传导的方式从传统的"切和缝"发展到冷冻、射频等能量消融,由开胸切口演变为微创切口,从需要体外循环演进为在非体外循环心脏不停跳消融。迷宫手术主要的缺点是创伤大。对于有症状的房颤患者,预计进行冠心病或风湿性心脏瓣膜病等心脏外科手术时,可考虑同期接受房颤外科手术治疗。

胸腔镜辅助下房颤消融,手术过程包括双侧肺静脉隔离消融、左心耳切除、Marshall韧带离断、心外膜部分去神经化治疗等。手术经双侧肋间小切口进行,创伤较迷宫手术小。微创外科消融,通过导管途径完整隔离肺静脉并补点消融,辅以消融某些心外膜途径难以到达的部位,可提高手术成功率。疗效方面,术后一年微创外科房颤消融成功率在65%~86%,高于导管消融。

房颤内外科联合杂交手术,可以成功隔离肺静脉、消融心房脂肪垫、Marshall韧带及自主神经节,并切除左心耳。心外膜和心内膜消融可同期进行,称一站式杂交手术;也可间隔一段时间,称分期杂交手术。既往导管消融失败,推荐内外科杂交消融手术;或有症状的长程持续性房颤患者,可以自主选择杂交手术。杂交消融手术的随访终点显示,手术成功率较满意,不服用抗心律失常药物和无再次干预的情况下,单次手术成功率可达到73%;对于既往导管消融失败的患者,杂交消融手术比再次导管消融窦性心律维持率更高。

(三) 房颤分型治疗

阵发性房颤

阵发性房颤是指房颤发作30 s以上,通常在48 h内终止,部分房颤患者在7天内终止,具有自行终止、发作无规律的特点。国内首个大规模房颤流行病学调查结果显示,中国房颤总患病率为0.77%,阵发性房颤患病率为0.26%。但由于阵发性房颤突发突止的特点以及筛查方法的限制,实际上患病率可能会更高。

阵发性房颤患者可有心悸、气短、心前区不适等症状,部分患者无任何临床表现,导致诊断与治疗的延迟。阵发性房颤起病隐匿,危害大,与持续性房颤具有同样的缺血性卒中风险,及时诊断并给予积极干预可以减少栓塞事件。

1. 上游治疗

阵发性房颤的发生机制主要有应激因素、心房重构、肾素-血管紧张素-醛固酮系统活性增高、自主神经功能异常等,这些因素促进了房颤的发生和维持。针对房颤发生的病因和机制提前进行干预、阻止房颤的形成和进展,是阵发性房颤的上游治疗。

提倡健康的生活方式:合理运动、控制体重、戒烟、限酒、乐观心理状态。

祛除导致房颤的病因:感染、电解质紊乱、甲状腺功能异常、容量负荷超载等。

控制多重危险因素:高血压、糖尿病、高脂血症、吸烟、饮酒、肥胖、睡眠呼吸暂停、左心室肥厚、左心房增大等。

积极治疗基础心脏疾病:冠状动脉疾病、心脏瓣膜病、肺源性心脏病、心力衰竭及各种心肌疾病。

2. 节律控制

恢复和维持窦性心律是阵发性房颤治疗中重要的一部分。节律控制早诊断、早治疗、早获益,可以降低综合心血管事件风险。

阵发性房颤转复为窦性心律的方式有自动复律、药物复律、电复律及导管消融。大多数阵发性房颤在1~2天内可自行转复。接近一半的阵发性房颤在发作8 h内自行复律;60%~80%的患者在24 h内自行复律。

1) 药物复律

抗心律失常药物可用于阵发性房颤转复为窦性心律,并加快转复时间。药物可使50%的新发房颤患者转复为窦性心律。对于新发的阵发性房颤,通常指房颤持续时间1周内、血流动力学稳定,药物复律有效,药物复律可以优先于电复律。持续时间较长的阵发性房颤,药物复律的有效性下降。

用于阵发性房颤复律的常用药物有Ⅰc类药物普罗帕酮、氟卡尼,Ⅲ类药物胺碘酮、伊布利特等。使用方法及药物作用特点介绍如下:

普罗帕酮:对阵发性房颤转复有效,对持续性房颤、房扑疗效较差。作用较快,口服后2~6 h起效,静脉注射后0.5~2.0 h起效,转复率为41%~91%。普罗帕酮的不良反应包括:室内传导阻滞、房扑伴快心室率、低血压、转复后心动过缓等。对合并器质性心脏病、心衰或严重阻塞性肺病患者慎用。

氟卡尼:口服或静脉应用对新发的房颤有效,作用较快,口服转律时间3 h,静脉转律时间1 h。转复率为55%~85%。不良反应较普罗帕酮稍多,可引起低血压、房室传导加快等不良反应等,建议用药前先予β受体阻滞剂或非二氢吡啶类钙通道阻滞剂,以防止出现1:1房室传导所致的快速心室率。避免用于结构性心脏病,特别是心功能障碍的患者。

胺碘酮:合并器质性心脏病、心衰,首选胺碘酮复律。胺碘酮能转复窦律和控制房颤心室率,短期应用安全性较好,但起效时间较迟。8~24 h的转复率为35%~90%。

伊布利特:起效快,对近期发生的房颤疗效较好,转复率为25%~50%,平均转复时间少于30 min。转复房扑有效率高于房颤。电复律前应用伊布利特治疗能提高房颤患者经胸电复律的有效性。对病程较长的持续性房颤转复效果差。主要风险为QT间期延长,易导致多形性室速或尖端扭转性室速,发生率为3%~4%。

用药后应持续心电监测≥4小时,并准备好心肺复苏设备。伊布利特应避免用于QT间期延长、明显低钾血症、左心室肥厚、LVEF降低者,以免发生促心律失常作用。应用伊布利特前静脉注射硫酸镁可降低促心律失常风险。

居家复律策略:对于症状发作不频繁的阵发性房颤患者,已在医院通过监测,确认相关药物有效且安全后,可由患者在家中顿服单剂量普罗帕酮450~600 mg,以恢复窦性心律。与院内复律相比,这一方法安全性良好,具有一定的实用性,对于特定的阵发性房颤,能够得到及时的治疗。

抗心律失常药物有一定的不良反应,偶可导致严重室性心律失常和致命性并发症,对于合并心脏增大、心衰及血电解质紊乱的患者,更应警惕。药物复律期间,要持续进行医疗监护和心电监测,警惕抗心律失常药物导致的心律失常事件。药物在起效时间、不良反应等方面存在差异。选择药物时需考虑患者是否有基础疾病、药物作用的特点、治疗成功率及安全性等因素。无缺血性或结构性心脏病患者,推荐普罗帕酮、氟卡尼、伊布利特作为房颤的复律药物;伴有缺血性或结构性心脏病患者,推荐胺碘酮作为房颤的复律药物。

2)电复律

血流动力学稳定,药物复律不成功的阵发性房颤,可以选择电复律。对于血流动力学障碍的阵发性房颤,电复律是首选方法。电复律比药物复律转复率高。应根据患者的临床特征与个人意愿选择复律方式。

使用方法:电复律前签署知情同意书。予以咪达唑仑或丙泊酚静脉基础麻醉。操作过程中持续监测心电、血压和血氧。常规选择同步电复律;若是非同步模式,发生在心室易颤期放电,有诱发室颤的风险。对于双相除颤器,首选100~150 J;单相除颤器,首选200 J。起始使用较高能量可提高转复成功率,减少电击次数,并缩短需要麻醉镇静的时间。改变电极板位置、对前胸电极板施加一定压力等措施可以提高电复律成功率。预先使用某些抗心律失常药物,如胺碘酮、伊布利特、普罗帕酮等,能降低除颤阈值,提高转复窦性心律的成功率并预防房颤复发。

电复律前准备和抗凝治疗:阵发性房颤患者经过适当的准备和充分的抗凝治疗,电复律并发症较少。可能发生的并发症包括:血栓栓塞、镇静麻醉相关并发症、室速或室颤、缓慢性心律失常、皮肤灼伤或过敏、肌肉疼痛等。对已有左心功能障碍的患者,电复律前可以应用利尿剂,减少诱发肺水肿的风险。疑有房室阻滞或窦房结功能低下者,电复律前应有预防性心室起搏的准备。若体内已有植入性电子设备,电复律前应程控,改变或预置某些功能。

禁忌证:洋地黄中毒、急性感染、异常的甲状腺功能、低钾血症或其他电解质紊乱等情况,电击可能导致恶性心律失常及全身病情恶化。超声或其他影像检查证实心腔内血栓形成,电复律有导致体循环栓塞风险,通常需给予有效抗凝直至血栓溶解。

3)导管消融

经导管射频消融与冷冻消融均是治疗阵发性房颤的有效方法。PVI 是两种术式的共同目标。导管消融可以有效地进行节律控制、缓解症状,减少房颤负荷并提高生活质量,改善房颤合并心衰患者的心功能。导管消融作为阵发性房颤的起始治疗,安全有效,已作为阵发性房颤的一线治疗。

最新的指南对于症状性阵发性房颤患者,若经过至少一种 Ⅰ 类或 Ⅲ 类抗心律失常药物治疗后效果不佳或不能耐受者,可行导管消融,这是 Ⅰ 类推荐,A 级证据。对于反复发作、症状性阵发性房颤患者,若使用 Ⅰ 类或 Ⅲ 类抗心律失常药物之前,导管消融可作为一线治疗,这是 Ⅱa 类推荐,B 级证据。

两种消融方法均需要术前充分抗凝治疗。行 TEE 检查,排除左心房及左心耳血栓;完善心脏 CT 检查及左心房三维重建以指导消融。常规手术采用局部麻醉或全麻,由股静脉途径行房间隔穿刺,房间隔穿刺可以在 X 线下、TEE 或 ICE 指导下完成。消融后可以验证肺静脉隔离及消融线阻滞情况。

阵发性房颤的经导管射频消融术,是采用三维电解剖标测系统辅助下的左心房重建技术来指导消融。利用射频能量在肺静脉环上进行逐点的消融,使心肌组织产生连续和透壁损伤,病变处心肌凝固性坏死,从而阻断心房内兴奋灶。射频消融是一种安全有效的方法,在临床上有丰富的使用经验。通常认为,无器质性心房病变、左心房内径小于 50 mm、房颤持续时间较短、年龄 75 岁以下、心房波无“碎裂”电位的患者,可以从导管消融中获益。尽管如此,现有的房颤射频消融技术仍有较高的复发率,不同类型房颤的效果差距很大,对阵发性房颤效果最好,持续性房颤其次。

经导管冷冻消融术治疗阵发性房颤已被证实安全、有效,是阵发性房颤的一线治疗。冷冻消融采用 X 线下的肺静脉造影,在 X 线透视指导下消融。通过冷冻球囊封堵肺静脉,在球囊内释放液态一氧化二氮,使周围组织冷冻、细胞坏死,形成瘢痕。与射频消融相比,冷冻消融用于肺静脉电隔离具有导管稳定性更好、产生的瘢痕边界连续均匀、瘢痕表面心内膜损伤小、相邻组织完整性好、患者不适感少等优点,不增加不良反应。多项研究提示,冷冻消融在肺静脉隔离率及窦性心律的维持上,与射频消融相似。多中心随机临床试验 FIRE ANDICE 中,对于药物难治性阵发性房颤,冷冻消融的有效性和整体安全性不劣于射频消融,随访中冷冻消融组的再次消融、直流电复律、心血管疾病再入院率均显著少于射频消融组;而改善生活质量方面,两者类似。

两种消融方式的疗效相似,但冷冻消融的手术时间更短。阵发性房颤常规行环肺静脉隔离,部分病例要在肺静脉隔离基础上行额外的线性消融。虽然冷冻球囊无法进行肺静脉外触发灶的消融,但研究中对于肺静脉外触发灶的额外消融并未进一步提高射频消融的疗效。因此,对于阵发性房颤来说,肺静脉电隔离仍然是基石。

围术期的总体不良事件发生率约为 $2\%\sim5\%$,不良事件包括:血管穿刺并发症、大出血事件、无需穿刺抽液的少量心包积液、需要穿刺引流的心脏填塞、缺血性脑卒中、空气性脑动脉或冠状动脉栓塞、器械栓塞、严重心律失常、膈神经损伤、食管瘘等。

脉冲消融是治疗房颤的一种新型消融方式,具有独特的非热性和组织特异性,与射频和冷冻消融相比,未来脉冲消融的应用范围更广、安全性更高且发挥作用更快。脉冲消融的首个临床研究显示,在阵发性房颤患者中使用脉冲导管进行肺静脉电隔离的即刻成功率达到 100%,随访 1 个月无明显的肺静脉狭窄及膈神经损伤的发生。近期对阵发性房颤的两项小规模试验也证实脉冲可实现持久的肺静脉隔离,12 个月无复发率高达 87%。

3. 室率控制

控制心室率的常用药物包括 β 受体阻滞剂、钙通道阻滞剂、洋地黄制剂及胺碘酮。阵发性房颤在急性发作期,往往心室率过快,同时节律异常,导致患者易出现心悸不适等严重症状,因此要及时控制过快的心室率。对于伴有左心功能不全的阵发性房颤患者,过快的心室率可能诱发急性心力衰竭,可以选择静脉洋地黄制剂或胺碘酮,紧急情况下电复律;对于冠脉有严重病变,过快的心室率易诱发心绞痛,可以选择静脉 β 受体阻滞剂或胺碘酮。如果血压低下,直接电复律。

血流动力学稳定的快心室率患者,可选择口服药物控制心室率。控制静息状态下快心室率房颤,选用洋地黄类药物是合适的;对于运动后快心室率房颤,优先选用 β 受体阻滞剂。合并心功能衰竭患者,慎用非二氢吡啶类钙通道阻滞剂。选择控制心室率药物时,应从低剂量开始,逐渐滴定增加剂量,有时联合用药,直至症状改善,达到较为理想的心室率控制目标。

4. 抗凝治疗

房颤卒中预防研究(SPAF)中阵发性房颤患者脑卒中的年发生率为 3.2%,而慢性或持续性房颤的脑卒中的年发生率为 3.3%。隐匿性脑卒中占缺血性脑卒中的 30%~40%,部分隐匿性脑卒中归因于隐匿性的阵发性房颤。

阵发性房颤复律过程中存在血栓栓塞风险,恰当的抗凝治疗可以减少栓塞风险。复律前后应用静脉肝素、低分子肝素、华法林抗凝,可减少栓塞事件发生。有证据表明,应用 NOAC 与华法林相比复律后的栓塞发生率相近或更低。阵发性房颤持续 48 h 以内的患者,可在没有 TEE 的情况下直接电复律。对房颤持续≥48 h 或时间不详伴血流动力学不稳定者,需立即复律,并尽快启动抗凝治疗,使用静脉肝素或低分子肝素。若房颤持续≥48 h 或时间不详的患者,血流动力学稳定,至少在择期复律前 3 周和复律后 4 周应用华法林(INR 2.0~3.0)或 NOAC 抗凝。当计划早期转复时,应行 TEE 检查,如排除心脏内血栓则可提前复律。经 TEE 发现血栓的患者,应有效抗凝至少 4 周;经 TEE 复查,确保血栓消失后再行电复律。若仍存在血栓,不建议复律。

阵发性房颤患者在复律后是否需长期抗凝治疗,取决于血栓栓塞风险的评估结果。对血流动力学不稳定需紧急复律的阵发性房颤患者,不应因启动抗凝而延误复律时间。如无禁忌,应尽早启动静脉肝素、低分子肝素或 NOAC 抗凝治疗,同时进行复律。

针对导管消融抗凝治疗,不推荐终止抗凝或使用低分子肝素桥接;不间断 NOAC 治疗,降低栓塞风险与 VKA 治疗相当,不增加大出血风险。而消融术后不停止抗凝,与房颤消融存在一定复发率有关。阵发性房颤患者计划行导管消融,应该在围手术期继续服用华法林或 NOAC,并强调导管消融不能替代抗凝治疗,所有患者应在导管消融后需接受口服抗凝治疗至少 8 周。8 周后是否继续抗凝,取决于患者的卒中风险而非消融成功或失败。

持续性房颤

持续性房颤是指持续时间 7 天以上的房颤,非自限性,可通过节律控制终止。新的分类有长程持续性房颤的概念,是指持续时间超过 1 年的房颤,同样可以通过药物、电复律或导管消融等措施终止。这一分型有助于持续性房颤的临床管理。

一项前瞻性观察性研究,入选中国 20 个急诊中心就诊的 2016 例房颤患者中,30.7% 为阵发性房颤、22.4% 为持续性房颤、46.9% 为永久性房颤。多数阵发性房颤随时间的推移,导致心房不可逆的电重构与结构重构,进展为持续性房颤。HATCH 评分纳入了高血压、年龄、短暂性脑缺血发作或脑卒中病史、慢性阻塞性肺病及心力衰竭等五个要素,用以评估阵发性房颤进展到持续性房颤的风险(表1-9)。评分≥5分的阵发性房颤患者,随访1年,约50%进展到持续性房颤;而评分为0分者,1年内仅有6%的患者进展到持续性房颤。

表1-9　房颤转归 HATCH 评分

	危险因素	分值
H	高血压	1
A	年龄≥75 岁	1
T	短暂性脑缺血发作或脑卒中病史	2
C	慢性阻塞性肺病	1
H	心衰	2
总分值		7

1. 上游治疗

针对持续性房颤发生的病因和机制进行积极干预,阻止房颤的形成和维持。持续性房颤患者相对于阵发性房颤,更易并存多种危险因素及各种器质性心脏病。冠状动脉疾病、心肌病、心力衰竭、高血压、高脂血症、糖尿病、睡眠呼吸暂停、肥胖等疾病与房颤的持续、消融后房颤复发有关。及时干预这些危险因素及临床疾病,可以减少房颤负荷,降低房颤进展或复发的几率,是持续性房颤上游治疗的重要内容。

2. 节律控制

持续性房颤的重要治疗目标是转复房颤并维持窦性节律。节律控制主要措施有药物复律、电复律和导管消融等方法。复律前要充分评估持续性房颤复律的必要性、成功率、复发的可能性及治疗可能出现的危险。转复窦性心律的目的是缓解症状、预防血栓栓塞、预防心动过速性心肌病。阵发性房颤,随着时间的推移将导致心房不可逆的电重构与结构重构,可进展为持续性房颤或永久性房颤。早期积极的节律控制有益于阻止房颤的进展。

药物复律及维持窦律的疗效对阵发性房颤效果较好,对持续性房颤疗效较差;转复持续性房颤,药物不如电复律有效;导管消融是持续性房颤恢复窦性节律的重要方法,也是目前的研究热点。

1）药物复律

尽管抗心律失常药物对持续性房颤复律的疗效不理想,但对于经过充分抗凝准备的房颤患者,选择药物复律仍是可行的。持续性房颤时间小于 6 个月或 6 个月至 1 年者,均可尝试;房颤发作不频繁,但每次发作时间较长而不能自行终止者,仍可考虑药物复律。

选用抗心律失常药物节律控制时,应评估抗心律失常药物的副作用,不仅要考虑药物的有效性,还要考虑药物的安全性。复律前要进行标准的抗凝治疗,明确患者心功能、有无器质性心脏病和相关的心脏外疾病,还应进行超声心动图、电解质和甲状腺功能等项目的检测,治疗基础疾病和纠正心功能不全,同时评价窦房结和房室结功能。

持续性房颤复律的药物多选用胺碘酮或伊布利特,通过延长有效不应期终止折返激动而达到房颤复律的目的。

胺碘酮:当合并器质性心脏病,如缺血性心脏病、扩张型心肌病或心衰时,首选静脉剂型胺碘酮复律。胺碘酮短期应用安全性较好,但起效时间较迟。复律前后,可以选择口服剂型胺碘酮负荷量＋维持量,增加复律成功率,并保证最大程度维持窦性节律。使用方法:注射剂型胺碘酮,先予负荷量 $3\sim5$ mg/kg,用 $5\%\sim10\%$ 的葡萄糖稀释后 10 分钟注入,之后给予维持量,每分钟 $0.5\sim2$ mg,连续用药 $1\sim5$ 天。口服剂型胺碘酮 200 mg,q8h;4 周后改为维持量 200 mg,qd。禁忌证:对本品过敏、病态窦房结综合征、严重房室传导阻滞、甲状腺功能异常、肝功能异常、肺间质病变及哺乳期患者等慎用。

伊布利特:起效快,对近期发生的房颤疗效较好,转复率为 $25\%\sim50\%$,平均转复时间小于 30 min。伊布利特对持续时间超过 90 天的房颤患者疗效还未确定,对病程较长的持续性房颤转复效果差。转复房扑有效率高于房颤。使用方法:伊布利特 0.01 mg/kg,首次注射结束后 10 分钟,若心律失常未消失,可再次注射等量本品,注射时间持续 10 分钟。注射完伊布利特后,应连续心电监测至少 4 小时,QTc 要恢复到基线水平。伊布利特应避免用于 QT 间期延长、低钾血症、左心室肥厚、LVEF 降低者,以免发生促心律失常作用。

除非有可逆的原因,大多数持续性房颤患者,药物转复窦性心律后房颤复发风险仍然很大,心律转复后应给予抗心律失常药物预防复发。抗心律失常药物可减少房颤复发频率、缩短房颤持续时间。未应用抗心律失常药物的情况下,1 年窦性心律的维持率仅有 25%,使用药物的窦性节律维持率仅有 50%,4 年的维持率低于 10%。

2）电复律

同步电复律是转复持续性房颤的有效手段。药物转复无效的持续性房颤患者,选择电复律是合理的。持续性房颤经过充分抗凝治疗后,也可以直接选择电复律。持续性房颤慢性病程不足 1 年,心功能Ⅰ～Ⅱ级,左心房小于 45 mm,心胸比例小于 55%,可以考虑电复律。电复律前预先使用某些抗心律失常药物,可以提高转复窦性心律的成功率,并预防持续性房颤复发。

心脏电复律的危险主要是栓塞和心律失常。持续性房颤电复律前应当对患者进行细致的评价,避免不良反应的发生。

3）导管消融

持续性房颤消融的目标,一是维持窦性心律、二是改善患者生活质量及远期预后。导管消融经验的积累使这一技术在持续性房颤治疗中的作用得到了肯定,导管消融在维持窦性心律、降低卒中发生率、改善患者预后等方面有一定的效果。持续性房颤,使用抗心律失常药物治疗之前,权衡药物与导管消融风险及疗效后,导管消融可以作为推荐的治疗;无论是否合并复发的主要预测因素,药物治疗无效或不能耐受者,导管消融可作为Ⅰ类推荐;对于持续性房颤伴心衰,高度怀疑心动过速心肌病,导管消融一线治疗也升级为Ⅰ类推荐。虽然在房颤分类中,持续时间超过一年定义为长程持续性房颤,但在多数临床研究中,并未以此为分类标准,故在2020ESC 房颤诊断和处理指南中,在评估导管消融适应证时未作明确区分。

尽管这些年来消融成功率有所提高,持续性房颤导管消融治疗的证据等级也在提升,但持续性房颤的最佳消融策略仍然不确定。临床决策时,需要在有效性和安全性兼顾的情况下作出选择,对于伴有心衰、肥厚型心肌病、年龄 75 岁以上的高龄房颤患者,在应用抗心律失常药物之前或之后均可考虑行导管消融,但须慎重权衡导管消融风险及疗效。

（1）射频消融

持续性房颤的导管消融以射频为主,消融术式是研究的热点,主要存在以下几种术式:单纯肺静脉隔离、肺静脉隔离联合线性消融、非肺静脉触发灶消融、基质标测消融、肾去交感化、碎裂电位消融、转子标测消融、神经节消融等。肺静脉隔离是持续性房颤导管消融的基石,但房颤的发生和维持往往由触发灶、心房基质等共同参与,单纯的肺静脉隔离往往达不到理想的治疗效果。持续性房颤消融长期效果不佳的一个可能原因是目前的技术无法使肺静脉产生持久的隔离,可以观察到:再次消融过程中 80% 以上的患者肺静脉电传导恢复;另一个可能的原因是,持续性房颤的进行性电重构与结构重构形成更多的触发灶和折返回路,而肺静脉以外的最佳消融靶点尚不明确。

目前多采用环肺静脉前庭电隔离,消融前通过肺静脉造影和三维标测系统相结合的方法,或 CT 影像与三维模型的融合,也可借助心腔内超声确认肺静脉口部,避免在肺静脉内消融。消融能量的有效释放及损伤面的大小在永久肺静脉隔离中起到关键作用,损伤范围及是否透壁取决于导管的稳定性、接触压力、能量输出、温度和消融时间。在导管消融过程中,推荐应用压力监测导管,导管-组织接触压力 10~30 g 可增加消融疗效,避免过高压力引起心脏压塞等风险。该术式可有效消融前庭组织,隔离肺静脉,且可损伤肺静脉口外的异位触发灶,同时改良局部神经节,阻断潜在的肺静脉前庭部位的微折返和颤动样传导。行线性消融时,应采用标测及起搏方法评估消融线的连续完整性;若合并典型房扑病史或可诱发房扑,则术中同时行右心房峡部消融;若存在肺静脉以外的触发灶,如上腔静脉、冠状窦、左心耳等,则应同时消融;如发现肺静脉-心房电传导恢复,则应补点消融。初次或复发消融的持续性房颤可考虑行后壁隔离;而辅助线性消融对初次或复发消融的非持续性房颤,作用不明确。

对于长程持续性房颤,一些有经验的中心采用导管消融的方法取得了一定的成功,但常需多次消融,消融术式也较复杂。除肺静脉电隔离外,多需要标测并消融肺静脉外的触发灶,消融时间通常延长,消融伴随的风险也较单纯肺静脉电隔离高,其晚期复发率和临床疗效尚需进一步研究。采用步进式导管消融策略,是常用的方法之一,即肺静脉隔离后继之消融碎裂电位及附加线性消融。但对持续性房颤附加线性消融的作用存在争议,STAR-AF 研究证实肺静脉隔离附加线性消融并不提高消融效果,CHASE-AF 研究证实对持续性房颤附加线性消融和碎裂电位消融与单纯肺静脉隔离相比并未提高获益。近期更多数据也证实了附加线性消融较单纯肺静脉隔离并未提高获益,且左房线性消融增高左房房扑发生率。目前推荐初次消融的阵发性房颤不行附加线性消融;初次或复发消融的非阵发性房颤,如未诱发出大折返房速,或非必要改良基质,不附加线性消融;对非持续性房颤确需附加线性消融,必须通过标测及起搏方法确认消融线阻断。

对比阵发性与持续性房颤,在消融策略方面,阵发性房颤常规行环肺静脉电隔离,而持续性房颤往往在肺静脉电隔离基础上行额外的线性消融及基质改良等。在导管消融疗效方面,持续性房颤或长程持续性房颤患者单独肺静脉隔离后窦性心律的长期维持率也明显低于阵发性房颤患者。在复发的因素方面,阵发性房颤的复发多因频繁发作的病史、女性、合并心脏疾病等;而持续性房颤复发多数发生在复律早期,预测因素为:病史超过 1 年、年龄 65 岁以上、左心房内径大于 55 mm 及风湿性心脏瓣膜疾病。

对于持续性房颤导管消融终点的认识:肺静脉电隔离应完整,达到肺静脉内与左房传导双向阻滞,肺静脉隔离传入阻滞为标准的硬性终点,传出阻滞是阻止肺静脉触发房颤的终极目标。房颤导管消融应以最少的消融损伤达到消除触发因素、改良心房基质的目标。单一或者复合术式,为避免过度消融,持续性房颤并不以术中恢复窦性心律为终点。肺静脉隔离后采用药物诱发触发灶和识别肺静脉传导,可提高房颤消融获益及永久肺静脉电隔离;电刺激验证,消融线起搏失夺获可作为肺静脉隔离的附加终点。

（2）冷冻消融

更多有效的消融技术、消融策略以及更安全的消融能源用于房颤的治疗,旨在实现更持久的肺静脉隔离以及消融肺静脉以外的靶点,提高持续性房颤消融的安全性和有效性。除了射频作为常用的能源,还有冷冻、超声和激光等多种能源用于房颤消融的临床评价,其中冷冻消融在治疗阵发性房颤方面被证实是安全、有效的,在持续性房颤中的应用也得到了有效的提升,和射频消融成为房颤治疗"冰"与"火"两种模式的主要消融能源。

第二代冷冻球囊已实现全球百万例的临床应用,使冷冻消融技术在持续性房颤中的应用得到快速的发展。冷冻消融是通过冷冻球囊封堵肺静脉,在肺静脉前庭使心肌组织极度冷却、坏死,从而达到肺静脉电隔离。多项研究证明,冷冻球囊消融具有良好的安全性,在肺静脉隔离率及窦性心律的维持上,并不劣于导管射频消融。部分研究发现,使用冷冻球囊进行肺静脉以外的消融,如左心房顶部线消融、左心房后壁、二尖瓣峡部等,也有良好的效果。与射频消融相比,冷冻消融具有多个优势,如冷冻球囊与消融靶点贴靠稳定、消融损伤灶边界清晰相邻组织损伤小等。虽然冷冻球囊消融简单实用,技术日趋成熟,效果不逊色于射频消融,但不足之处在于,对于部分持续性房颤,单纯的肺静脉隔离往往不够,对一些盲区和一些复杂的解剖部位,如上腔静脉、冠状窦等,单独的冷冻消融往往难以实现,有时需要联合射频消融,以更完整地消融病变组织。尽管如此,现有的临床研究,对于持续性房颤,除肺静脉隔离外,并没有更好的消融策略能提高房颤消融的成功率。

（3）脉冲消融

近年来消融技术中最令人兴奋的发展之一是脉冲电场消融。作为一种非热量的消融技术,脉冲消融以强脉冲电场的能量形式对持续性房颤产生持久的肺静脉电隔离,同时不会引起膈神经麻痹或食管损害,临床应用越来越受到重视。新的脉冲导管在隔离肺静脉电位、二尖瓣峡部、左心房顶部和三尖瓣峡部的效果与传统的射频消融导管相似,在持续性房颤的治疗中,脉冲显示了较好的疗效及安全性。一项研究评估了脉冲消融系统中不同类型的导管对持续性房颤患者进行肺静脉隔离和左心房后壁消融,所有患者都实现了肺静脉和后壁的隔离;术后 75 天的评估,所有病例中后壁均保持隔离,96％的肺静脉也是如此。良好的安全性和有效性,使脉冲消融在治疗持续性房颤患者中发挥有希望的作用。目前有多个临床试验正在进行,以证实脉冲消融治疗持续性房颤的远期效果。

3. 室率控制

持续性房颤患者,静息心室率控制目标为 60～80 次/分,中度体力活动时心室率控制在 90～110 次/分。严格的心室率控制与宽松室率控制对终点事件无差异,对于持续性房颤患者,无论是否合并心衰,宽松心率控制是合理的治疗策略。

理论上恢复持续性房颤患者的窦性节律要优于心室率控制。房颤的复发、复律药物的毒副作用抵消了节律控制带来的益处,而室率控制的住院率和药物不良反应更少。在改善患者生活质量及运动耐量方面,房颤室率控制与节律控制的效果是一致的,两者终点事件差异无统计学意义,提示室率控制并不劣于节律控制。

持续性房颤患者,长期过快的心室率往往有心悸、乏力症状,易导致心动过速性心肌病,促进心衰的风险。室率控制可以改善症状,提高生活质量,同时优化心室充盈时间,预防心动过速性心肌病,改善心功能。房颤和心衰均是临床中常见的疾病,发病率随着年龄的增长而逐年提高,彼此互为独立危险因素,病因上相互促进,两者同时存在则更易导致不良后果。有心衰病史的持续性房颤患者,过快的心室率可能诱发急性心力衰竭;对于冠脉有严重病变的房颤患者,过快的心室率易诱发心绞痛。因此,对于过快心室率的持续性房颤患者,要采取积极的室率控制措施。

控制心室率的常用药物包括 β 受体阻滞剂、非二氢吡啶类钙通道阻滞剂及洋地黄制剂。血流动力学稳定的持续性房颤患者,选择口服药物控制心室率。药物应用时,从低剂量开始,必要时联合用药,逐渐增加剂量,直至达到理想的心室率控制目标。控制运动后心室率,首选用 β 受体阻滞剂;控制静息状态下心室率,选用洋地黄类药物是合适的;合并心功能衰竭患者,慎用非二氢吡啶类钙通道阻滞剂。

持续性房颤伴心动过缓相关症状,采取起搏器＋药物维持窦律的治疗方案是合理的。选择双腔起搏器,开启模式转换功能,设置最小化心房、右室起搏,以减少房颤的发生。对于持续性房颤,过快心室率症状不耐受,药物控制失败,消融房室结＋起搏器,可有效控制心室率,改善症状。研究表明,房室结消融联合起搏治疗并不会使左心功能恶化,甚至能改善 LVEF。而起搏模式的选择,应在充分考虑患者个体特征及心功能后进行。若持续性房颤伴心功能不全,推荐 CRT。越来越多的证据表明,希浦系统起搏也可使这类患者获益。

4. 抗凝治疗

抗凝治疗应该贯穿于持续性房颤复律治疗的全程。房颤拟行择期复律,复律前应至少服用抗凝药 3 周。对于服药依从性差或有高风险左房血栓的患者,复律前应行 TEE 排除心脏血栓。若 TEE 显示有心脏血栓,应至少抗凝治疗更长时间,复查 TEE 证实无血栓时再行复律。不管 CHA_2DS_2-VASc 评分多少,复律后均应口服抗凝药至少 4 周。2018 年 NOAC 应用指南指出,复律后伴高卒中风险,$CHA_2DS_2-VASc \geq 1$(男)或 ≥ 2(女)的患者,复律后需要终身抗凝治疗;若患者卒中风险低,CHA_2DS_2-VASc 为 0(男)或 1(女),但房颤发作达到或超过 48 h,复律后抗凝治疗 4 周即可;若患者卒中风险低且房颤发作不到 48 h,复律后是否需要抗凝以及抗凝时间长短,目前仍不确定。快心室率的持续性房颤患者,如果血流动力学不稳定,需紧急电复律,同时尽早应用肝素或低分子量肝素抗凝治疗。不应因启动抗凝而延误复律时间。

持续性房颤患者导管消融围术期推荐持续抗凝治疗。脑卒中高危患者术前接受不少于 3 周的有效抗凝治疗,如使用华法林,须确保该期间 INR 在治疗窗内;若为卒中风险中、低危患者,可以采用更短的抗凝周期或不抗凝;使用华法林或 NOAC 的患者,建议不间断用药;不建议围手术期抗血小板药物预防血栓。术中应使用静脉肝素抗凝,根据体重估测剂量,并根据实时的 ACT 结果调整剂量。静脉肝素自器械进入左心房开始使用,并全程保证 ACT 在 280～350 s,所有进入左心房的器械应持续低流量肝素盐水灌注。术后 3～5 h 如无出血,应恢复 OAC,按术前方案规范抗凝不少于 2 个月;2 个月后是否继续抗凝,取决于患者的卒中风险而非消融成功或失败。

永久性房颤

永久性房颤是指房颤持续时间较长,往往在 1 年以上,难以转复为窦性心律,或转复后难以维持窦性心律。根据患者的病情,由医生和患者商议后放弃转复为窦性心律或放弃维持窦性心律。这一临床决策不完全反映房颤疾病本身的病理、生理状态,如果患者后期有转复意愿,可以根据患者的病情变换治疗措施。

永久性房颤与左心房内径、心功能的关系比较明确。随着房颤的持续,反复发作的心房快速搏动导致心房肌重构,永久性房颤的左心房内径显著扩大,左室射血分数逐渐下降,心脏功能显著降低。而左房扩大、左室射血分数下降等因素有利于房颤的发生和维持,随着房颤持续时间的延长,血流动力学障碍,增加了心衰与栓塞的风险。对于永久性房颤患者,由于放弃了节律控制的意愿,治疗上以室率控制和抗凝治疗为主。

1. 室率控制

永久性房颤患者失去了左心房的收缩功能,心排血量下降20%。长期过快的心室率控制不良,左室充盈受限,导致左心功能下降。AFFIRM研究证明,房颤患者采取控制心室率的治疗效果与房颤患者转复窦性心律的远期效果对比,愈后无差别;RACE试验结果亦证明,房颤患者转复窦性心律的结局,效果并不优于房颤患者控制心室率的策略。基于研究结果,对于永久性房颤患者采取室率控制是可行的治疗措施。

1) 药物控制心室率

控制心室率药物通常选用β受体阻断剂、钙通道阻滞剂和洋地黄类制剂。这三类药物具有负性频率作用,通过抑制房室结传导,控制静息、运动或应激状态时的心室率。β受体阻断剂代表性药物有美托洛尔、比索洛尔、普萘洛尔、卡维地洛等。钙通道阻滞剂代表性药物有硫氮䓬酮和维拉帕米。洋地黄制剂多用地高辛。

控制心室率的药物选择应根据房颤患者基础心脏疾病和心功能状态以及有无禁忌证作出选择。非应激状态下,使用地高辛控制静息状态的心室率是有益的;单独应用地高辛控制运动状态的心室率并不理想,往往联合选用β受体阻断剂、钙通道阻滞剂等药物控制心室率。对合并充血性心力衰竭的房颤患者,地高辛能增加运动耐量,改善症状,但不改善愈后。β受体阻断剂控制运动后过快的心室率疗效较好,卡维地洛对稳定的心力衰竭伴房颤患者有双重作用,可以改善症状,对愈后的改善更明确。硫氮䓬酮和维拉帕米有负性肌力作用,对存在心功能不全的患者慎用,多用于左室收缩功能正常、无器质性心脏病的房颤患者。对伴有严重基础心脏病的房颤患者还可以短期应用胺碘酮控制心室率,但不建议长期应用。

2) 非药物治疗

永久性房颤患者,出现严重心动过缓或心脏传导阻滞,伴有心动过缓相关症状,或者出现长的心脏停搏(>5秒),需要心脏起搏治疗。对于慢性房颤老年患者,如有β受体阻断剂、洋地黄制剂或钙通道阻滞剂治疗的应用指征,常规治疗剂量出现严重心动过缓,也可以考虑起搏治疗。对于阵发性房颤选用 DDD 起搏模式,开启模式转换功能;对永久性房颤则选择 VVI 起搏模式。若伴有左心功能低下,推荐双室同步起搏。

若永久性房颤长期心室率过快,优化的药物治疗仍不能有效控制心室率,可采用房室结消融加起搏器植入。这个方案主要优点是良好控制心室率,对改善症状和血流动力学有一定作用;主要的缺点是患者对起搏器依赖和过多的心室起搏对心脏功能影响。研究表明,右室心尖部起搏引起心功能恶化的风险高于右室流出道起搏,容易出现三尖瓣关闭不全的相应症状,要谨慎选择起搏部位,双室起搏更好,也可选择希氏束起搏或左束支起搏。起搏器植入后,早期基础起搏频率不能设置太慢,最初一个月内一般不低于80次/分,避免早期过慢的起搏频率,触发长 QT 间期依赖的恶性室性心律失常。

房室结改良术是介入性的治疗方法,有效的房室结改良既可减慢房颤传导又可保留生理性的房室同步。经典的消融靶点位于 Koch 三角的基部,术中消融房室结时,应在房室结近端消融,尽可能保证房室结存在逸搏心率,且能维持在40～60次/分。但在临床实践中,部分患者很难损伤房室结或慢径的传导,常常会导致完全性房室阻滞而植入起搏器。

2. 抗凝治疗

永久性房颤患者最危险的并发症是栓塞,高度致残、致命,增加住院治疗费用,加重社会负担。永久性房颤是阵发性、持续性房颤进展的最终状态。房颤卒中预防研究(SPAF)中阵发性房颤患者脑卒中的年发生率为 3.2%,慢性或持续性房颤的脑卒中的年发生率为 3.3%,而永久性房颤较阵发性房颤发生血栓栓塞的风险更高。因此需要管理好阵发性房颤发展为永久性房颤的相关因素,在上游治疗以及规范治疗中降低永久性房颤的发生率,进而降低卒中风险。

抗凝治疗是永久性房颤患者的基础治疗之一。合理规范的抗凝治疗对预防房颤相关的脑卒中至关重要。对于非瓣膜性房颤患者,依据 CHA_2DS_2-VASc 卒中风险评分,筛选卒中高危患者。评分越高,血栓栓塞事件发生率越高,抗凝治疗的获益越大。依据 HAS-BLED 出血风险评分,寻找潜在的、可纠正的出血危险因素,并予以纠正。

非瓣膜性房颤患者应用华法林抗凝治疗,血栓栓塞发生率下降。NOAC 如达比加群酯、利伐沙班等,对于房颤卒中的预防效果不低于华法林。由于使用华法林需要频繁监测 INR,而 NOAC 不需要监测凝血指标,安全性更好,NOAC 有取代华法林的趋势。瓣膜性房颤使用华法林抗凝,没有使用 NOAC 的依据。

实际情况下我国的房颤抗凝现状不容乐观,房颤患者使用抗凝药物比例较低,使用华法林抗凝的患者 INR 达标率更低。应该向患者宣教房颤血栓的危害,提高患者服用抗凝药的依从性,促进永久性房颤患者规范抗凝。

经皮左心耳封堵术是一种替代口服抗凝药物的器械治疗方法。多项随机对照研究证实,左心耳封堵对脑卒中的预防价值不劣于华法林和 NOAC。永久性房颤患者,$CHA_2DS_2-VASc \geqslant 2$ 分,同时具有下列情况之一,可以选择左心耳封堵术替代长期抗凝治疗:不耐受长期口服抗凝药或存在禁忌证、不接受长期口服抗凝药治疗、认知功能低下患者、运动员、高出血风险者、接受抗凝治疗的患者发生栓塞事件等。

参考文献

[1] 中华医学会心电生理和起搏分会,中国医师协会心律学专业委员会,中国房颤中心联盟心房颤动防治专家工作委员会.心房颤动:目前的认识和治疗建议(2021)[J].中华心律失常学杂志,2022,26(1):15-88.

[2] 黄玲,陈灿.心房颤动的上游治疗研究[J].医学信息,2021,34(19):51-54.

[3] 汪爱虎,浦介麟,齐小勇.参松养心胶囊治疗阵发性心房颤动的多中心临床研究[J].中国社区医师,2012,14(13):9.

[4] 刘旭.心房颤动导管消融学[M].上海:上海交通大学出版社,2009.

[5] 高修仁,马虹,张萍.心房颤动:基础到临床[M].广州:广东科技出版社,2010.

[6] 中国医师协会心律学专业委员会,中华医学会心电生理和起搏分会.经冷冻球囊导管消融心房颤动中国专家共识[J].中国心脏起搏与心电生理杂志,2020,34(2):95-108.

[7] 刘秀敏,石昭昭,王昌育,等.射频消融治疗心房颤动的临床研究[J].中国药物与临床,2021,21(15):2666-2667.

[8] 张澍,黄从新,黄德嘉.心电生理及心脏起搏专科医师培训教程[M].北京:人民卫生出版社,2007.

[9] 华伟,张妮潇.2018 年 CHEST 心房颤动抗栓治疗指南及专家组报告解读[J].中国循环杂志,2018,33(S2):19-26.

[10] 中华医学会心电生理和起搏分会,中国医师协会心律学专业委员会,心房颤动防治专家工作委员会,等.左心耳干预预防心房颤动患者血栓栓塞事件:目前的认识和建议(2019)[J].中华心律失常学杂志,2019,23(5):372-392.

[11] 中华医学会心电生理和起搏分会,中国医师协会心律学专业委员会.希氏—浦肯野系统起搏中国专家共识[J].中华心律失常学杂志,2021,25(1):10-36.

[12] 中国研究型医院协会,中国医师协会房颤专家委员会.心房颤动外科治疗中国专家共识2020版[J].中华胸心血管外科杂志,2021,37(3):129-144.

[13] 杨延宗,黄从新,高连君,等.阵发性心房颤动大静脉电隔离后肌袖内自发电活动的特点[J].中华心律失常学杂志,2004,8(3):146-150.

[14] 王英,周秀娟.经导管冷冻球囊消融和射频消融治疗心房颤动进展[J].江苏医药,2016,42(3):317-319.

[15] 董艳,李小荣,周秀娟,等.心房颤动抗凝治疗的指南更新和实践运用[J].中国心脏起搏与心电生理杂志,2019,33(2):95-99.

[16] 张良锋,周根青,吴晓宇,等.高龄老年心房颤动患者行导管射频消融的安全性和有效性研究[J].中国心脏起搏与心电生理杂志,2020,34(6):549-554.

[17] 江洪,黄从新,唐其柱,等.肺静脉异常电活动引起持续性心房颤动的电生理特点和消融治疗[J].中华心血管病杂志,2004,32(3):211-216.

[18] 郑亚如,王利宏.持续性房颤导管消融治疗研究进展[J].心电与循环,2020,39(5):417-423.

[19] 国家心血管病中心.中国心血管健康与疾病报告2019[M].北京:科学出版社,2020

[20] 贺毅,李志超,王伟文,等.无创筛查阵发性心房颤动研究进展[J].武警医学,2020,31(1):77-81.

二、房颤中医学概论

(一) 中医认识

房颤可归属于中医学"心悸""怔忡""迟脉症"等范畴,中医对心悸、怔忡等的认识源远流长。随着时代的进步,越来越多的医家和学者从中医药中探索出房颤的有效治疗方法,越来越多的研究报告也证实中药单体或活性成分、中药注射剂或复方等具有防治房颤的作用。许多医家和学者在中医临床实践中从中医角度对房颤的发病机制等进行了初步探讨,为中医药防治房颤的临床实践提供了科学依据。

1. 病因病机

中国古代医籍对于房颤并没有明确概念表述,但根据其发作时心慌不安等表现,时下中医多将其归于"心悸""怔忡""迟脉症"等病症范畴。心悸一病,最早见于《内经》。《内经》对心悸的病因病机作了初步论述,认为心悸的病因主要有外感六淫与七情内伤,如《素问·痹论》说:"风寒湿三气杂至,合而为痹也……心痹者,脉不通,烦则心下鼓。"明确指出感受外邪,导致血脉不通,从而发生心悸。而《灵枢·口问》说:"故悲哀愁忧则心动,心动则五藏六府皆摇……",亦指出七情亦可致心悸。汉·张仲景在《伤寒论》与《金匮要略》两部著作中,提出惊悸的病名,并有"动者为惊,弱者为悸"的记载,认为前者是因惊而脉动,后者因虚而心悸。又在《伤寒论·辨太阳病脉证并治》里说:"伤寒脉结代,心动悸,炙甘草汤主之"。唐·孙思邈《千金要方·心藏脉论》提出因虚致悸的认识:"阳气外击,阴气内伤,伤则寒,寒则虚,虚则惊掣心悸,定心汤主之"。宋·严用和《济生方》,不仅对惊悸有所载述,还提出了怔忡病名:"夫怔忡者,此心血不足也。"主张"宁其心以壮胆气",选用温胆汤、定志丸治疗,另又指出"夫怔忡者,此气血不足也",治疗"当随其证,施以治法。"金·朱丹溪又提出了血虚致病的理论,《丹溪心法·惊悸怔忡》说:"人之所主者心,心之所养者血,心血一虚,神气不守,此心悸之所肇端。"清·叶天士对惊悸的认识更臻完善,认为病因主要有内伤七情,操持劳损,痰饮或水湿上阻,清阳失旷;或本脏阳气自虚,痰浊乘侮,水湿内盛,上凌于心;或宿哮痰火,暑热实邪,传入心神。清·王清任对瘀血导致的心悸做了补充,其在《医林改错·血府逐瘀汤》中云:"心跳心慌,用归脾安神等方不效,用此方百发百中。"

房颤的病位在心,其主要症状为自觉心中悸动、惊惕不安,甚则不能自主,脉结或代,常伴有头晕、胸闷、气短、失眠等症状,中国中医药学会中医诊断专业委员会将本病定名为"心动悸"。当代医家认为本病病机是本虚标实,本虚主要指脏腑气血阴阳亏损,标实则多指痰饮、瘀血、气滞、寒凝、热邪、风邪之夹杂等。房颤多继发于风眩、胸痹、心痹、肺胀等基础上,素疾日久,年老体弱,虚损心脏,气血必虚,加至外邪、痰湿、瘀血等在不同程度上耗伤心之气血,而诱发加重房颤。

2. 辨治原则

1) 辨证要点

(1) 辨病变的虚实兼夹

房颤的病变特点多为虚实相兼,所谓虚系指五脏气血阴阳的亏虚,实则多指痰饮、血瘀、热邪、风邪等。痰饮、血瘀既属病理产物,在一定情况下又可成为惊悸怔忡的直接病因。在辨证时不仅要辨虚实,又要分清其虚实之程度。其正虚程度与脏腑虚损的多寡有关,一脏虚损者轻,多脏亏损者重。其邪实方面,一般说来,单见一种者轻,多种者重。此外,临床上阵发性房颤致病多起病急、突发突止、发无定数,伴有心房肌的不自主颤动,心室率增快,这与中医风邪主动、善行而数变的致病特点相吻合。然内风的产生非一日之变,多源于阴津不足,或肝阳过亢,痰浊内郁,日久化热,郁热不得宣散透发,热极生风所致,风邪为标,郁热是本。虚、风、热、瘀、痰等共同致病,导致阵发性房颤反复发作,缠绵难愈。

(2)辨脏腑的虚损程度

由于本病以虚为主,而其本虚的程度又常与脏腑虚损的多寡有关,故应详辨。脏腑之间相互联系,互相影响。心脏病变可以导致其他脏腑功能失调或亏损;同样它脏病变亦可以直接或间接影响于心。如肾水不足,可致"心肾失交";肝血亏虚不能养心致心血虚;脾气虚弱导致心气虚弱等。在一般情况下,仅心脏本身虚损而致病者病情较轻,夹杂证少,其临床表现仅以心悸、心慌、胸闷、少寐为主。而与他脏并病,兼见肺虚、肾虚、脾虚、肝火或肝阴不足等证候者,病情较重。且初发多轻,以单脏病变为主;病久则重,多为数脏同病。

(3)辨脉象

《素问·三部九候论》曰:"参伍不调者病""中部乍疏乍数者死,其脉代而钩者,病在络脉";《脉诀》曰:"心中惊悸,脉必结代";张仲景《伤寒论·太阳病篇》曰:"伤寒,脉结代,心动悸,炙甘草汤主之。"所谓"参伍不调""乍疏乍数""脉结代,心动悸",正是房颤患者常见的脉证表现之一。房颤脉与中医脉诊中的哪些脉象相同或相似?《中医诊断学》中载述常见脉象有 28 种、真脏脉 7 种,其中脉律不齐符合房颤脉者有促、结、散、涩及真脏脉之解索脉、雀啄脉等。关于这些与房颤有关的脉象描述如下。

结脉,脉迟缓且时有间歇的脉象,也就是说,结脉除了脉搏频率缓慢之外,尚须兼见节律的不齐。《濒湖脉学》曰:"结脉,往来缓,时一止复来""气血凝,老痰结滞""阴盛则结"。可见结脉的形成多属寒邪及痰瘀之邪阻滞,属于阴证、寒证。阴盛气结而阳不和,故脉迟而一止。大凡气郁、血瘀、痰郁、寒郁等均可见结脉。临床上慢心室率房颤患者多见。

迟脉,脉搏缓慢,医生一吸一呼之间,患者的脉搏搏动三次即为迟脉。《濒湖脉学》曰:"迟脉,一息三至,去来极慢""迟来一息至惟三,阳不胜阴气血寒,但把浮沉分表里,消阴须益火之原"。迟脉是由于阳气不足,阴寒内盛,气血凝滞所致。迟脉比较特殊,其节律是整齐的,往往见于房颤伴Ⅲ度房室传导阻滞患者,心率往往小于 50 次/分钟。

促脉,脉来数,而时一止,止无定数;疾脉,脉来急疾,一息七八至。临床中促脉、疾脉的脉率较快,多主阳热之证。如促脉主阳盛热结,气血、痰饮、宿食停滞;亦主阴血衰少,脏气虚弱。疾脉主阳亢阴竭,元气将脱之证。促脉、疾脉临床中主要见于快心室率的房颤、房/室性期前收缩等。

散脉,大而散,有表无里,涣散不收,主气血耗散,脏腑气绝。在病脉,主虚阳不振,又主心气不足。涩脉,细而迟,往来难,短且散,叁伍不调,如轻刀刮竹,主精伤血少,或气滞血瘀、痰食内阻。临床中散脉和涩脉均可见于房颤和室性期前收缩患者。

真脏脉中的解索脉主肾与命门元气将绝,是一种脉来如绳索之解散,节律紊乱,忽疏忽密的脉象,其脉率多在每分钟 80～150 次。雀啄脉为是一种脉来急速,节律不齐,止而复发,犹如雀喙啄食的脉象,表现为脉搏在连续快速跳动 3～6 次之后,出现一次较长时限的歇止,并反复发作,短促而不规则,是脾气已绝的表现,多见于风心病房颤、心梗并发的房颤等。

2) 治疗原则

房颤主要是采取辨证施治的治疗方法。根据其病机不外乎虚实两端,虚者为气血阴阳亏虚,心失所养;实者乃气郁、热邪、痰浊、水饮、瘀血等阻滞,心脉不畅。结合虚、风、热、瘀房颤的四大病理因素及脏腑辨证,调和气血阴阳,祛邪安神定悸,应作为房颤的治疗原则。临床上分别采用益气养阴、温补心肾、养心安神、熄风定悸、回阳固脱、活血化瘀、化气行水等不同治法。在此基础上,可结合辨病和现代药理研究成果加用具有抗心律失常等作用的中药。

中药治疗房颤力求做到整体调节与强化针对性的最大统一,凡临床症状多,证候典型者,当以整体调节为主,酌情参考中药抗心律失常等药理作为选择依据;无症状,或证候不典型者,可以经验治疗为主,从节律控制和频率控制角度探索中药治疗房颤的作用原理。由于中药复方与单味、单体、总提取物等药理的差异、毒副作用的不同,在临证时,应遵循中医药传统理论,辨证施治,重视整体配伍,须防一味堆砌,伤及脾胃,并防止过量中毒。

3. 常用治法及方药

房颤总的治疗原则是调和气血阴阳,祛邪安神定悸。房颤发病过程中病因病机复杂多变,疾病因个体差异,体质不同,发病阶段,病理兼夹变化等因素,临床治法也复杂多变,临床药物治疗也多以某方加减,或多方合剂加减并用。临床常用的房颤治法方药示例如下。

1）益气养阴法

常用方剂：生脉散、炙甘草汤、天王补心丹等。常用药物：人参、天冬、麦冬、五味子、玄参、玉竹、桂枝、阿胶、地黄、沙参、桔梗、酸枣仁、柏子仁、生姜、桂枝、大枣、茯苓、远志等。可用于气阴两虚、心血不足之房颤。

2）熄风定悸法

常用方剂：天麻钩藤饮、炙甘草汤等加减。常用药物：虚热生风，常用龟板、鳖甲、阿胶、麦冬、生地、白芍、五味子、酸枣仁、柏子仁等药滋阴养血，熄风定悸；肝热生风者，常用天麻、钩藤、生龙骨、生牡蛎、珍珠母、石决明等药镇肝潜阳，熄风定悸；痰热生风者，常用僵蚕、蝉蜕、胆南星、竹茹、浙贝等药清热化痰、熄风定悸。房颤病程长，迁延难愈者，正气渐亏，风邪乘虚侵入心包络，常用全蝎、蜈蚣、地龙等搜风通络之品。阵发性房颤发无定时，与风邪善行而数变的致病特点相吻合，故熄风定悸法尤为适用。

3）补益心气法

常用方剂：保元汤、养心汤等。常用药物：人参、肉桂、黄芪、生姜、甘草、茯苓、茯神、当归、川芎、半夏曲、柏子仁、远志、酸枣仁、五味子等。可用于心之阳气不足、鼓动无力的心衰病伴房颤。

4）活血化瘀法

常用方剂：血府逐瘀汤、失笑散、通窍活血汤等。常用药物：桃仁、红花、当归、生地、川芎、赤芍、柴胡、枳壳、甘草、桔梗、牛膝、地龙、五灵脂、蒲黄、麝香、老葱、三七、苏木、乳香、没药、穿山甲、水蛭、土元等。可用于心脉瘀阻的常有胸痛心慌之房颤；或用于房颤左心耳血栓脱落，脑络瘀阻之中风、头痛、眩晕。

5）化痰逐瘀法

常用方剂：瓜蒌薤白半夏汤合丹参饮等。常用药物：瓜蒌、薤白、半夏、檀香、砂仁、红花、丹参、郁金等。可用于心气不足、情志不舒、饮食不节，日久痰浊内生，血行瘀滞，痰瘀互结，闭阻心脉的房颤患者，症见心悸怔忡，胸闷胸痛，气短喘息，唇甲青紫或有瘀点、瘀斑，舌苔白腻脉沉涩、结代。

6）通阳泄浊法

常用方剂：瓜蒌薤白白酒汤、瓜蒌薤白半夏汤、枳实薤白桂枝汤、涤痰汤等。常用药物：瓜蒌、薤白、黄酒、枳壳、郁金、桂枝、胆南星、竹茹、半夏、茯苓、陈皮等。可用于痰浊盘踞、胸阳失展的心绞痛、心肌梗死合并房颤等。

7）疏肝理气法

常用方剂：柴胡疏肝散、四逆散、丹栀逍遥散、金铃子散等。常用药物：柴胡、香附、枳壳、陈皮、川芎、赤芍、郁金、绿萼梅、佛手、枳实、木香、栀子、丹皮、川楝子、玄胡等。可用于气滞心胸的心绞痛、心脏神经官能症伴房颤患者。

8）清热化痰法

常用方剂：黄连温胆汤、生铁落饮、礞石滚痰丸、涤痰汤等。常用药物：黄连、栀子、丹皮、胆南星、全瓜蒌、竹茹、半夏、陈皮、生姜、枳实、远志、石菖蒲、酸枣仁、生龙骨、生牡蛎、青礞石、生铁落、龙胆草、天冬、麦冬、连翘、贝母、茯神、朱砂等。可用于痰火扰心的房颤。

9）温振心阳法

常用方剂：桂枝甘草龙骨牡蛎汤合参附汤等。常用药物：党参、人参、丹参、附子、生姜、益母草、煅龙骨、煅牡蛎、炙桂枝、炙甘草。可用于房颤患者伴有心悸不安，胸闷气短，稍动尤甚，面色苍白、无华，形寒肢冷，舌淡苔白，脉沉迟、结代或脉细无力等。

10）回阳固脱法

常用方剂：参附汤、四逆加人参汤等。常用药物：人参、附子、干姜、甘草、麦冬、山萸肉、龙骨、牡蛎等。可用于伴有休克、心衰病、喘脱证而见阴竭阳亡者；急救时可用参附注射液。

11）滋阴潜阳法

常用方剂：三甲复脉汤等。常用药物：龟板、鳖甲、牡蛎、白芍、麦冬、生地、柏子仁、炒酸枣仁、百合、桑寄生、甘草等。阴虚内热、口干口苦加黄连，如无龟板、鳖甲可用紫石英、生龙骨等代之。可用于阴虚阳亢型房颤。

12）补气活血法

常用方剂：补阳还五汤等。常用药物：黄芪、当归、川芎、桃仁、赤芍、红花、地龙、莪术、水蛭、鬼箭羽、人参、鸡血藤等。可用于气虚血瘀的房颤，也可用于心绞痛合并房颤而见气虚血瘀证者。

13）补益心脾法

常用方剂：归脾汤等。常用药物：人参、黄芪、白术、茯神、酸枣仁、当归、远志、炙甘草、木香、龙眼肉、大枣、生姜等。主要用于心脾两虚、气血不足的健忘、失眠、头痛等症的房颤患者。

14）泻肺利水法

常用方剂：葶苈大枣泻肺汤、四苓散等。常用药物：炒葶苈子、大枣、白术、茯苓皮、五加皮、桑白皮、猪苓、泽泻、泽兰、益母草、车前草等。可用于阵发性房颤或房颤合并心水病的患者。

15）交通心肾法

常用方剂：交泰丸、朱雀丸等。常用药物：肉桂、黄连、茯神、沉香、红参等。可用于心火不降，肾水不升之房颤而见心悸、怔忡症状者。

16）温阳利水法

常用方剂：真武汤、五苓散、参附汤等。常用药物：桂枝、生姜、人参、附子、茯苓、白术、猪苓、泽泻、泽兰、益母草、川芎、牛膝、毛冬青、葶苈子等。可用于阳虚水泛证的心衰病、肺心病伴房颤的患者。

17）平肝潜阳法

常用方剂：天麻钩藤饮、镇肝熄风汤等。常用药物：天麻、栀子、黄芩、杜仲、钩藤、石决明、首乌藤、益母草、桑寄生、朱茯神、代赭石、怀牛膝、生龙骨、生牡蛎、生龟板、川楝子、茵陈、天冬等。可用于高血压病合并房颤属肝阳上亢证者。

18）健脾化痰法

常用方剂：六君子汤、参苓白术散、二陈汤等。常用药物：人参、半夏、茯苓、陈皮、生姜、扁豆、山药、砂仁、薏苡仁、炙甘草、白术、苍术、荷叶、藿香等。可用于房颤证见脾虚失运、痰湿内阻者。

19）镇惊安神法

常用方剂：安神定志丸等。常用药物：龙齿、龙骨、牡蛎、琥珀、酸枣仁、远志、茯神、朱砂、熟地、天冬、山药、五味子、肉桂、茯苓、生地等。可用于心虚胆怯之房颤等。

20）祛风化痰法

常用方剂：真方白丸子、解语丹等。常用药物：半夏、白附子、天南星、天麻、全蝎、川乌、木香、枳壳、地龙、僵蚕、天竺黄等。可用于房颤伴有中风后遗症，证属络脉空虚、风痰入中型患者。

21）化痰开窍法

常用方剂：涤痰汤、洗心汤、半夏白术天麻汤等。常用药物：半夏、茯苓、陈皮、白术、竹茹、郁金、石菖蒲、胆南星、天麻、钩藤、人参、甘草、茯神、附子、酸枣仁、神曲等。可用于房颤血栓栓塞导致的中风痰浊蒙窍、神明不清等患者。

22）凉血散瘀法

常用方剂：犀角地黄汤、四妙勇安汤、通塞脉片、脉络宁注射液等。常用药物：水牛角、大黄、丹皮、赤芍、当归、生地、玄参、麦冬、丹参、黄精、金银花、石斛、牛膝等。可用于瘀热相搏之房颤、中风、心绞痛、痴呆、高脂血症、动脉粥样硬化等。

23）清热解毒法

常用方剂：银翘散、安宫牛黄丸、清开灵注射液、醒脑静注射液等。常用药物：金银花、薄荷、淡豆豉、板蓝根、贯众、虎杖、玄参、太子参、麦冬、黄连、黄芩、黄柏、水牛角、珍珠母、麝香、冰片、郁金、栀子等。可用于邪毒犯心的病毒性心肌炎，亦可用于瘀热化毒的心绞痛、中风、房颤等。

24）补肾活血法

常用方剂：金匮肾气丸、左归饮、右归饮、二仙汤等。常用药物：巴戟天、枸杞子、桑葚子、黄精、山药、益智仁、补骨脂、怀牛膝、菟丝子、杜仲、当归、肉苁蓉、锁阳、仙茅、仙灵脾、鹿角片、炙龟板、附子、肉桂、制首乌、女贞子、海龙、熟地、山萸肉、桃仁、赤芍、丹参、丹皮、三七、苏木、红花、地龙、土元、水蛭等。可用于肾虚血瘀型的心衰病、不稳定型心绞痛、痴呆、眩晕、房颤。

（二）中医辨治优势

房颤的发生与其结构重构、电重构及神经重构密切相关，但目前这些理论仍不能完全解释其发病及临床特点。治疗上，尽管近年来无论是药物治疗还是导管消融、手术治疗等，均进展迅速，但是高复发率、药物的明显毒副反应及患者的低生活质量，仍然是房颤治疗学上的重要难题。随着时代的进步，中医学也在不断发展，现代中医学不仅继承了中医辨病辨证相结合的诊疗模式，同时又借鉴了现代医学的研究方法，相互补充、共同发展。广大中医医者和学者在心律失常诊治中积累了丰富的实践经验，也逐渐形成了独特的理论体系。中医防治房颤病具有以下特色和优势，当然，也会有不足。

1．病证结合，继承创新

病证结合始于《金匮要略》，其中"病"乃中医病名。近年来中西医理论不断结合，房颤的中医临床研究取得了可喜的成果。中医界同仁在坚持传统辨证论治基础上重视"病证结合""宏观与微观结合"等诊断模式，极大地提高了现代中医对于房颤的诊疗效果。当前临床上存在部分中医医者在诊疗过程中遇见患者出现心悸症状，不区分其是何种性质的心律失常，还是植物神经功能紊乱，就四诊合参，辨证治之。有时难免出现过度医疗的情况。而借助现代科技手段与中医辨证相结合能够从整体上宏观把握病情，从微观上深刻认识组织器官病理的细微改变，制定出最佳治疗方案，准确判断预后，提高临床疗效。如"心动悸"患者，采用现代医学的24小时动态心电图、72小时的长程心电图或腔内电生理检查都可以了解该患者是何种性质的心律失常。一方面明确诊断，了解病情的"标本缓急"，为辨证用药提供了依据；另一方面，根据诊断，对预后判断和指导健康教育有重要作用。而对于房颤已做过射频消融的患者，临床仍存在心悸、失眠、易惊等症状，采用中医的辨病辨证方法，仍可以进一步获效，并提高患者的生活质量。辨病与辨证论治相结合、疾病的分期分型辨证论治与微观辨证论治相结合等治疗模式，极大丰富和发展了现代中医关于房颤的临床治疗。

2. 对房颤不同阶段辨证的再认识

"证"是机体对致病因素的整体功能反应状态，这种反应状态是发生在一定的形态结构和物质基础之上的。其内容包含对疾病某一发病阶段的病因、病机、病位、病性、病势及症状等内容的病理概括。在心律失常防治中，中医医者和学者汲取现代科学研究方法，探索证候与客观指标的相关性，使中医证候的辨识数字化、标准化，有利于提高临床辨证的准确性及可重复性。如阵发性房颤发作时患者会出现尿频尿多，同时微观指标 ANP（心房利钠肽）增多，这是因为心房内压增高，牵拉心房组织所致，此时不必采用温肾固精缩尿的方法论治，相反因势利导采用泻肺利水法降低心房内压，更有利于患者窦性心律的恢复。中医学认为，心主血脉，肺朝百脉，通调水道。心肺同居上焦，生理上密切联系，病理上亦相互影响。心气受损，经脉运行不畅，首先影响肺脏，使水液代谢异常。在实践中屡试屡验，主要是中医医家和学者站在新的角度重新认识了疾病某一发病阶段的本质。又如阵发性房颤与永久性房颤治疗原则不同。有人认为阵发性房颤的发病与中医"风"邪致病的特点类似，内外风邪均可导致阵发性房颤的发生，并提出应在辨证论治基础上酌加祛风、息风之品。就其病理因素而言，"虚""瘀""风"是阵发性房颤的病机，提出气阴两虚为阵发性房颤之本，瘀血既是其发作的原因又是病理产物。而永久性房颤的病程久，病理因素显然与阵发性房颤不全相同。因此，房颤不同类型、不同阶段如何辨治，与疗效直接相关，值得我们进一步深究。

3. 适时加载中医治疗，可与西医优势互补

有些房颤患者，单用西药，效果欠佳，或不能耐受较大剂量，故在用药方面，可以采用：中西互补，联合用药。一则提高疗效，二则可以减少有毒西药的用量。阵

发性房颤的治疗 48 小时内首要任务为控制心室率,再根据以往房颤发作持续时间决定是否需要复律治疗,且必要时予抗凝治疗。例如,对加味宁心汤联合小剂量胺碘酮与单用药胺碘酮治疗阵发性房颤患者的效果进行对比,结果显示联合用药可缩短转复时间、提高房颤转复率,减少房颤发作频率,可逆转心脏重构,且未明显延长 QT/QTc 间期,安全性较高。再如,观察定心汤治疗永久性心房颤动的临床疗效,结果显示定心汤能减慢患者心室率,改善患者心悸、气短、疲倦乏力等症状和心功能。同样在防治房颤并发的血栓栓塞病方面,如部分患者服用华法林或新型口服抗凝药均有一定的出血风险,此时减少西药用量,加用活血化瘀的中药或中成药既可有抗栓效果,又可减少出血风险。房颤消融术后若加用中药治疗可以改善症状,减少复发率及并发症的出现。近年来,射频消融术已被广泛用于房颤的治疗,是否能运用中医辅助治疗降低消融术后远期复发率,改善手术前后中医证候等问题是当前研究的热点。有人回顾性分析 22 例合并窦房结病变的阵发性房颤成功行射频消融术患者的病例资料,22 例患者术后应用益气复脉颗粒治疗 8 周,随访 1年,治疗组患者房颤复发、窦房结功能、临床症状的改善均优于对照组。

近年来,在常规西药治疗阵发性房颤的基础上,加用中药、中成药及中药注射剂等辅助治疗已成为临床常用的治疗手段。

4. 不足与展望

进入 21 世纪以来,西医在房颤的研究方面取得了可喜的成果,特别是新型口服抗凝药的应用,导管消融术的广泛开展给广大房颤患者带来了希望。中医在房颤辨证论治体系上的探索也在不断完善中。在房颤的治疗中,中医药正在发挥着积极的治疗作用:(1)中医疗法审证求因,辨证施治,用药灵活,思路开阔,不拘泥于一方一药,并且为个体化治疗,针对患者选方用药;(2)从整体出发,配合西药及非药物治疗,起到良好的协同作用。

但目前仍存在许多不足之处:(1)辨证分型不够规范和准确,难以进行统计学处理,且有些专方专药具体适用于房颤哪一类证型尚不十分明确。(2)文献资料多数属回顾性总结,RCT 的临床研究较少。(3)对于中医药可否缩短复律的时间,提高复律的成功率,减少西医药物带来的毒副作用等的临床研究仅停留于对药物疗效的观察上,下一步仍需多进行药物的有效成分及其作用机制、靶点的实验研究。因此,今后在房颤的防治中,应继续加强对中医药临床应用的科学化、规范化,组方的合理化以及将中医中药与西医传统治疗方法有机结合等的研究和探讨,从而展现中医药治疗房颤的科学价值和美好前景。

参考文献

[1] 中华中医药学会发布. 肿瘤中医诊疗指南(中医病证部分)[M]. 北京：中国中医药出版社，2008.

[2] 段文慧,史大卓. 从"风邪"致病谈阵发性房颤的中医临床治疗[J]. 中西医结合心脑血管病杂志,2015,13(13):1558-1559.

[3] 高翔,于美丽,李金根,等. 徐浩教授从"虚""瘀""风"论治阵发性房颤经验浅析[J]. 中西医结合心脑血管病杂志,2016,14(15):1813-1815.

[4] 杨柳. 加味宁心汤治疗阵发性房颤气阴两虚证的临床观察[D]. 长沙：湖南中医药大学，2017.

[5] 梁益辉,李舟文,申梅. 定心汤治疗气虚血瘀型永久性房颤疗效观察[J]. 新中医,2016,48(5):37-39.

[6] 胡继强,崔晓云,李岩,等. 合并窦房结病变的房颤患者射频消融术后应用益气复脉颗粒疗效探讨[J]. 世界中医药,2018,13(8):1828-1832.

第2章

房颤共病诊断与治疗

一、急性房颤

（一）西医诊治

急性房颤是指首次发作的房颤、阵发性房颤发作期以及持续性或永久性房颤发生快速心室率和/或症状加重。急性房颤并非房颤的特殊类型，而是房颤发作的某一特殊阶段。由于心室率过快和不规则，出现症状突然加重，如心悸、气短、活动耐量下降等。对伴有冠心病、心力衰竭、严重瓣膜病等基础疾病的患者，严重时往往出现呼吸困难、胸痛、晕厥、休克，甚至危及生命。

房颤症状会降低患者的生活质量，导致高急诊就诊率和住院率。急性房颤增加患者的死亡率，在其他疾病基础上发生的急性房颤比孤立性房颤增加 3 倍的年死亡率。影响房颤预后的独立因素有：感染、急性心肌梗死和心衰。急性心肌梗死合并房颤，不但近期死亡率增加，远期死亡率也明显增加。心脏外科手术后并发的急性房颤可增加 3 倍卒中风险、2 倍再住院及 6 个月死亡风险。经导管主动脉瓣置换术后并发房颤可增加脑卒中发生。

1. 发病机制

房颤的发病机制，有众多假说，但至今未完全阐明，较为认同的观点主要涉及两个基本方面。一是房颤的触发因素，包括交感和副交感神经刺激、心动过缓、房性期前收缩、房室旁路和急性心房牵拉等。二是房颤发生和维持的基质。心房具有发生房颤的基质是房颤发作和维持的必要条件，以心房有效不应期的缩短和心房扩张为特征的电重构和解剖重构是房颤持续的基质，重构变化可能有利于形成多发折返子波；此外，还与心房某些电生理特性变化有关，包括有效不应期离散度增加、局部阻滞在房颤的病理生理基础，某些急性、暂时性诱因，如过量饮酒、感染发热、高血压急症、外科手术后、心功能不全、急性心肌缺血或甲亢等，易诱发急性房颤。

2. 诊断

1）病史

房颤发作开始的时间及持续时间，可依 EHRA 评分评估症状、CHA_2DS_2-

VASc 评分评估卒中风险,同时需明确诱发因素,如劳累、睡眠障碍、咖啡因、饮酒等。

2)检查

生命体征:脉搏、心率、血压、呼吸频率、氧饱和度、意识等;

心电图:确诊房颤、评估有无左心室肥大、病理性 Q 波、delta 波、束支传导阻滞、QT 间期延长等情况;

超声心动图:初次房颤发生时,应行常规超声心动图检查,评估有无瓣膜性心脏病、心房和心室大小、室壁厚度、心脏功能、肺动脉压以及心包疾病;

CT 检查:怀疑急性脑卒中时诊断;

实验室检查:血清电解质、肝肾功能、凝血功能、甲状腺功能、肌钙蛋白等。

3. 治疗

根据生命体征是否稳定将急性房颤分为血流动力学不稳定和血流动力学稳定两大类。对血流动力学不稳定房颤的急诊处理需要尽快终止房颤,转复为窦律。对血流动力学稳定的房颤,需根据房颤发作时间的长短、症状的严重程度、卒中风险的高低、基础心脏病的状态、有无可纠正的病因等采取不同的治疗策略,以缓解症状,改善预后,减少心血管事件的发生。

1)血流动力学不稳定急性房颤的处理

血流动力学不稳定房颤的表现:① 收缩压低于 90 mmHg,并有低灌注表现,如不安、躁动、迟钝、皮肤湿冷、尿量减少(<20 ml/h)等;②肺水肿;③ 胸痛、心肌缺血或有急性心肌梗死的心电图表现。

转复窦律是恢复血流动力学稳定的首要任务,如无禁忌证,推荐紧急同步直流电复律作为一线治疗。对房颤合并预激综合征,如心室率大于 200 次/min 时,推荐紧急同步电复律;当心室率达 250 次/min,推荐立即同步电复律。当决定对血流动力学不稳定的房颤患者行电复律时,电复律前应立即给予治疗量的普通肝素或低分子肝素。如需立即电复律来不及先抗凝时,则应复律后立即给予普通肝素或低分子量肝素进行抗凝。除房颤发作持续时间不到 24 h 的低危卒中患者外,电复律后均需继续口服抗凝药治疗 4 周,且优选 NOAC。然后根据 CHA_2DS_2-VASc 风险评估决定是否长期抗凝治疗。持续性房颤或电复律未成功者,可给予转复房颤的药物后再次电复律。

2)血流动力学稳定的急性房颤处理

首先评价血栓栓塞的风险,决定开始抗凝的时间以及是否需要长期抗凝治疗;

其次根据心室率、症状和有无器质性心脏病,决定是否需要控制心室率;最后决定是否复律、复律的时间、复律的方式以及复律后预防房颤的复发。

3) 急性房颤的抗凝治疗

(1) 房颤发作持续时间≥48 h 或房颤发作持续时间不清楚,有转复指征或考虑转复者,暂不能进行复律治疗,需规范有效抗凝 3 周后进行复律;如需尽快复律时,可经食管内超声检查除外心房血栓后再行房颤复律。房颤复律后早期,左心房机械顿抑易形成血栓,复律后需常规抗凝治疗 4 周,是否长期抗凝治疗根据 CHA_2DS_2-VASc 评分决定。

(2) 对于高危卒中风险的急性房颤患者,房颤持续时间≥12 h,则需抗凝治疗 3 周再转复房颤,转复后需长期抗凝治疗。

(3) 对于低、中危卒中风险的急性房颤患者,房颤发作持续时间≥24 h,应启动抗凝治疗,为后续房颤复律做准备,房颤复律后继续抗凝 4 周。对高危卒中风险患者,考虑长期抗凝治疗。对于低危卒中风险患者,房颤发作持续时间少于 24 h,房颤复律后可以不抗凝治疗。

4) 急性房颤的心室率控制

(1) 房颤急性发作时,心室率控制是持续时间≥48 h 房颤患者的首选治疗方式。对于房颤发作持续时间少于 48 h 的患者,在急诊处理时,也应首先控制心室率以缓解症状,然后再决定是否进行复律治疗。静息状态下房颤发作时心室率超过 150 次/min,提示存在高肾上腺素水平或房颤合并房室旁路前传。目前推荐首选宽松的心室率控制,即静息心室率目标值是小于等于 100 次/min 或行走时心室率小于等于 110 次/min,如果症状缓解不理想,可选择严格的心室率控制,即静息心室率<80 次/min。

(2) 控制房颤心室率的药物:控制心室率的药物主要包括四大类:β 受体阻滞剂、钙通道阻滞剂、洋地黄类和胺碘酮。房颤急性发作时主要应用静脉制剂,起效快、作用肯定。一旦心室率控制,应及时使用口服制剂,防止快速心室率再反复发作。

5) 急性房颤的节律控制

对未能自行转复的急性房颤,需要进行节律控制,以恢复窦律,尤其是二尖瓣狭窄、肥厚型梗阻性心肌病和重度舒张功能不全的心脏病患者,因为其心室充盈依赖于有效的心房收缩,恢复窦律可改善患者的 LVEF 和生活质量。

(1) 复律的适应证:房颤发作时症状严重,伴有心衰、心绞痛、存在长期抗凝禁忌证或控制心室率效果不满意的患者,应选择复律并维持窦律治疗;对于初发房颤、年轻患者以及心室率控制后症状仍然明显的患者,可考虑复律治疗;预激综合征或妊娠合并房颤应优先选择复律治疗;阵发性房颤发作时间少于 48 h 及房颤诊断 1 年以内合并心血管风险的房颤,可以根据病情和患者意愿考虑复律治疗。

(2) 复律的最佳时机:考虑血栓的风险,临床上常以房颤发作持续时间少于 48 h 作为能够即刻复律的时间节点。房颤发作时间 12 h 以内,应先控制心室率,减轻症状;高危卒中风险者,房颤发作时间≥12 h,中、低危卒中风险者房颤发作时间≥24 h,应启动抗凝治疗,为后续进行房颤复律或延长复律时间窗(≥48 h)做准备,可以采取"等等看"策略(房颤有可能在 24 h 内自行转复);如果房颤持续时间≥24 h,可以启动房颤复律,因为房颤药物复律需要一定的时间才能起效。

(3) 复律的方式:复律的方式有电复律和药物复律。电复律终止房颤迅速,成功率高。在急诊室,电复律的成功率在 90% 左右,药物复律的成功率为 50%~60%。急性房颤复律后,根据情况及时过渡到口服药物维持窦律,防止或减少房颤复发。

(二) 中医诊治

急性心房颤动属于中医学"心悸""心痹"等范畴,以悸动不安、不能自主为主症。轻者多因惊慌、劳累发作,可自行缓解,不发如常人;重者因久病体虚而整日悸动、不能自控、活动后加重。该病的论述首见于《素问·痹论》,其云:"心痹者,脉不通,烦则心下鼓,暴上气则喘,嗌干,善噫,厥气上逆则恐"讲述了心痹危重阶段发生心悸的病因、病机、证候。汉代医家张仲景在《伤寒论》中提出了心动悸的理法方药。后世医家系统地总结了心悸、怔忡的临证经验,对中医临床有现实指导意义。

1. 病因病机

房颤大都是由眩晕、胸痹、咳喘等病失治或误治,病延日久产生痰浊、瘀血、气滞、水饮等实邪,或侵凌心阳或不养心阴;加之久病体虚,造成心脏实体虚损,气血阴阳衰弱,使心失所养,心脏鼓动无力,心主血脉功能失常而发心悸。急性房颤可由外感温热、七情过激、嗜酒、劳累、药物等突发因素直接耗伤心气,气虚及阳,心脏鼓动失常而见心悸欲脱。

急性房颤病位在心,涉及肺脾肝肾,病因与情志、劳倦、外邪、体质虚弱等有关,证候本质为本虚标实证,根据不同的病机认识辨证施治。

2. 治则治法

心悸虚证由脏腑气血阴阳亏虚、心神失养所致者,治当补益气血、调理阴阳,以求气血调畅、阴平阳秘,并配合应用养心安神之品,促进脏腑功能的恢复。心悸实证常因痰饮、瘀血等所致,治当化痰涤饮、活血化瘀,并配合应用重镇安神之品,以求邪去正安,心神得宁。临床上心悸表现为虚实夹杂时,当根据虚实之多少,攻补兼施,或以攻邪为主、或以扶正为主。

3. 辨证分型及治疗

1) 心阳虚脱证

表现:面色苍白,眩晕欲仆,心悸恐慌,胸闷气短,汗出肢冷,舌淡、苔薄腻,脉促结。

治法:益气回阳,固脱复脉。

方药:参附龙牡汤加减。常用药:人参、制附子、龙骨、牡蛎、黄芪等。若舌紫,加当归、川芎、丹参活血通络。

2) 气阴两虚证

表现:心悸气促,颧红唇绀,五心烦热,口干急躁,舌红有紫气、苔少,脉细促。

治法:益气养阴生脉。

方药:生脉饮合四物汤加味。常用药:人参、太子参、五味子、麦冬、生地、当归、川芎、白芍、苦参、珍珠母等。若属气虚血亏者,给予炙甘草汤加减。

3) 痰瘀痹阻证

表现:胸中窒闷,气短不能吸,心痛时作,心悸惊恐,唇甲色紫,舌紫苔浊腻,脉弦结。

治法:豁痰祛瘀通络。

方药:瓜蒌薤白半夏汤合丹参饮加减。常用药:瓜蒌、薤白、竹沥、半夏、丹参、檀香、川芎、桃仁、红花、枳实等。

4) 水饮凌心证

表现:心悸不宁,胸闷喘促,咳吐白色或粉红泡沫痰,眩晕唇绀,舌胖紫、苔白腻,脉滑促。

治法:益气活血化饮。

方药:四君子汤合三子养亲汤加减。常用药:人参、生白术、茯苓、葶苈子、莱菔子、苏子、川芎、桃仁、参三七等。

4. 其他疗法

1）中成药口服

参松养心胶囊、速效救心丸、麝香保心丸、稳心颗粒等,可用于急性房颤的治疗,改善症状。

2）针灸治疗

针刺内关穴、膻中穴、心俞穴、极泉穴,对于缩短急性房颤持续时间有一定疗效。

参考文献

[1] 中华医学会心电生理和起搏分会,中国医师协会心律学专业委员会,中国房颤中心联盟心房颤动防治专家工作委员会.心房颤动:目前的认识和治疗建议(2021)[J].中华心律失常学杂志,2022,26(1):15-88.

[2] 王伟平,董玉江,高红梅.心房颤动的中医诊疗进展[J].中国中医急症,2021,30(8):1494-1496.

[3] 谭巨浪,胡晓军.中医药治疗心房颤动的临床研究进展[J].中西医结合心血管病电子杂志,2020,8(13):163-164.

[4] Coleman C I, Antz M, Bowrin K, et al. Real-world evidence of stroke prevention in patients with nonvalvular atrial fibrillation in the United States: The REVISIT-US study[J]. Current Medical Research and Opinion,2016,32(12):2047-2053.

[5] 周仲瑛.中医内科学[M].2版.北京:中国中医药出版社,2007.

二、孤立性房颤

(一)西医诊治

房颤的发生发展大多与基础疾病相关,如:高血压、冠心病、心脏瓣膜病、先天性心脏病、甲状腺功能亢进等,但是仍有部分房颤找不到确切的病因,被称为孤立性房颤。1954年,Evan等首先提出孤立性房颤的概念。AHA/ACC/ESC 2014指南将孤立性房颤明确为年龄60岁以下,除外心肺疾病、高血压、糖尿病等诱因引发的房颤。

1. 发病机制

尽管孤立性房颤的发病机制尚不明确,但多项研究揭示了孤立性房颤发生与很多的危险因素相关。

1)性别

多项研究表明,相比较与女性,男性更倾向罹患孤立性房颤,这一点发现与经典房颤相似。在 Framingham 研究中,16.6%的男性房颤患者为孤立性房颤,而女性房颤患者中该占比仅为 6%。在其他研究中,孤立性房颤男女发病率比约为 4:1。

2)家族史

孤立性房颤具有一定家族发病倾向。部分研究表明,有 38%~41% 的孤立性房颤患者存在至少有一位亲属有房颤病史,这种风险明显高于一般房颤发病风险(14%)。在另一项大型队列研究中,具有房颤家族史的受试者发生孤立性房颤的风险是一般受试者的 3.5 倍。具有房颤家族史个体的兄弟姐妹发生房颤的风险最高,其次是子女,最后是父母。一级亲属具有房颤病史是发生孤立性房颤的最大家族危险因素。此外,如果亲属在房颤发作时年龄越小,则风险越大。如果亲属在 40 岁和 30 岁之前罹患房颤,发生孤立性房颤的风险分别增加 5 倍、8 倍。多个亲属有孤立性房颤病史也是一个重要的危险因素。

3)基因突变

基因突变在孤立性房颤的发生中起到重要作用。研究发现 KCNE2,KCNE5,KCNQ1 及 KCNJ2 编码钾离子通道,增强其功能会导致心肌复极化加速,从而导致孤立性房颤的发生。同时也有研究发现,编码钠离子通道的基因 SCNA5 失活可能与家族性孤立性房颤相关。SCNA5 失活可能导致心肌超极化,延长动作电位时程。延长动作电位时程会诱发多形性房速,可能发展为房颤。SCNA5 表达的过度激活亦可能导致孤立性房颤的发生。钠离子通道过度激活会引起阈电位降低,引起心房肌兴奋性增加从而诱发房颤。GJA5 可以编码 connexin 40———一种心肌连接蛋白。GJA5 失活后,connexin 40 表达会减少,进而减慢心房肌之间的电传导,可能导致微折返的发生。

4)睡眠呼吸暂停

睡眠呼吸暂停被认为是房颤发生的危险因素之一。在 Sleep Heart Health 研究中,阻塞性睡眠呼吸暂停患者发生房颤的几率是普通人群的 4 倍。然而在一项近期的研究中,又有学者发现睡眠呼吸暂停患者发生经典房颤与孤立性房颤的几率无明显差异。也有研究发现睡眠呼吸暂停会导致房颤射频消融术后复发,针对睡眠呼吸暂停的有效治疗可以降低术后复发可能。睡眠呼吸暂停导致孤立性房颤发生的机制可能有:间断性缺氧、高碳酸血症、氧化应激、胸腔内压力变化、自主神经张力改变以及炎症等等。也有研究发现睡眠呼吸暂停会导致心房肌的电生理改变。

5)体型

一般认为,超重人群罹患房颤的风险高于一般人群。研究表明,无论男女,肥胖患者发生房颤的风险比非肥胖患者高 49%。每增加单位 BMI 指数,房颤发生的风险高出 3%~8%。然而有研究发现,发生孤立性房颤的患者体型相较经典房颤患者更高且更瘦。通过对这些孤立性房颤的患者进行心脏彩超检测发现他们有更大的左房体积。瘦高体格的个体通常有较高的副交感神经张力,这可能缩短心房肌的有效不应期,增加房颤发生的易感性。具有副交感神经优势的患者可能占孤立性房颤患者的三分之二。

6)酒精摄入

多项研究表明过多的酒精摄入可能导致房颤发病率升高。慢性酒精摄入可以因为酒精的心肌毒性导致心房结构改变,增加心房容积,从而导致或维持房颤的发生。

7)耐力运动

研究发现,运动员发生孤立性房颤的风险为 63%,而普通人群发生房颤的风险为 15%,表明运动员发生孤立性房颤的风险可能比普通人群高出 3 倍。进一步研究发现,预测终生耐力运动时间大于 1500 小时的人群发生孤立性房颤的风险显著升高。一项针对越野滑雪运动员的长期随访发现,孤立性房颤的发生几率明显升高。运动增加孤立性房颤发生几率的机制目前有多种学说支持,其中包括增大的心房容积、较长的 PQ 间期以及较慢的心率。此外,长期耐力运动可能导致副交感神经张力增高,这会导致心房不应期的缩短以及离散度的增加,从而提高微折返发生的概率。

8)咖啡摄入

咖啡摄入是否会导致房颤发生目前没有明确定论。一些小规模研究发现,每日喝咖啡超过 3 杯,可能会增加孤立性房颤发生风险,其具体机制未明,可能的机制包括咖啡因摄入增强交感神经张力、降低迷走神经张力等。与此同时,过多的咖啡摄入可能提示精神压力增加,过大的精神压力也可能导致房颤的发生。

2．诊断

该病的诊断建立在房颤诊断的基础上，年龄小于或等于 60 岁，除外任何心肺疾病、高血压、糖尿病等诱因的房颤患者，诊断为孤立性房颤。

3．治疗

1）危险因素干预

孤立性房颤通常不合并器质性心脏病，应当对发病的危险因素进行积极干预。减少酒精摄入、改善睡眠呼吸暂停症状、限制过度耐力运动以及减重，可能对病情有帮助。目前尚无系统的临床研究，长期随访仍需跟进。

2）药物治疗

（1）抗心律失常药物：由于该病不合并器质性心脏疾病的临床特点，Ic 类药物是治疗孤立性房颤的一线抗心律失常药。研究表明，维持房颤患者窦性心律最有效的药物是Ⅲ类药物胺碘酮，但由于其副作用导致很多患者无法使用，对于年轻的孤立性房颤患者不适宜长期使用。ACEI 及 ARB 类药物具有拮抗心室重构、改善心肌纤维化的作用，可以延缓房颤的进程，即便不合并高血压的孤立性房颤患者，联合使用胺碘酮、ACEI 或 ARB 类药物也是合理的。

（2）抗凝治疗：应用 CHA_2DS_2-VASc 评分，决定抗凝策略。对于 CHA_2DS_2-VASc 评分较低的患者，也应重视栓塞发生的风险。

3）消融治疗

室率控制与节律控制是房颤治疗的重要组成部分。药物治疗对部分患者可能有效，但药物副作用使部分患者无法从中获益。近年来房颤导管消融技术飞速发展，对于无法从药物治疗中获益的患者，射频消融术可以改善其生活质量。指南中推荐射频消融术适用于对于无法耐受Ⅰ类和Ⅲ类抗心律失常药的阵发性或持续性房颤患者。一项研究表明，对于房颤患者进行为期 24 个月的随访，发现接受房颤射频消融术可以明显提高生活质量，特别对于孤立性房颤患者效果更为显著。对于孤立性房颤，冷冻球囊消融术是一种有效的治疗手段。冷冻球囊消融术因为其术程短、易操作、患者痛苦小等优点近年逐渐被广泛运用，临床适应证不断提高。

4）临床预后

多项临床研究评估了孤立性房颤的预后与转归。一项随访期为 30 年的研究发现，大约有三分之一的孤立性房颤患者最终转变为持续性房颤。另有一项为期 12 年的随访发现类似的结果，有三分之一的孤立性房颤患者转变为永久性房颤。尽管如此，阵发的孤立性房颤转变为持续性房颤并没有增加卒中和死亡风险。在

Belgrade 房颤研究中,孤立性房颤患者心血管不良事件与年龄增高或心血管基础疾病的发生相关。

(二) 中医诊治

孤立性房颤在中医学属于"心悸""怔忡"等范畴,多发生于无基础疾病的中青年,病因中感受外邪、情志所伤、饮食劳倦所占比例较大,病证也主要以实证为主。《诸病源候论》曰:"风邪搏于心,则惊不自安";《素问·举痛论》曰:"惊则心无所倚……故气乱矣";《不居集·怔忡惊悸健忘善怒善恐不眠》曰:"心者,身之主,神之舍也。心血不足,多为痰火扰动",均为其实证致病的文献记载。

1. 病因病机

1) 病因

(1) 感受外邪:风、寒、湿三气合而为痹。痹证日久,复感受外来之邪,内舍于心,瘀阻于脉,阻塞经络骨髓,心血运行受阻,故发为心悸。或感风、寒、热、湿之邪,邪由血脉内侵于心,耗损心气心阴,亦可发为心悸、怔忡。此外,疫毒、温病均可灼伤营液阴液,心神失其所养,或邪毒内扰心神,例如春温、暑温、风温、梅毒、白喉等病,往往可伴见心悸。

(2) 七情所伤:平素心虚胆怯,突遇惊恐,忤犯心神,心神动摇,不能自主而心悸、怔忡。如《素问·举痛论》所说:"惊则心无所倚,神无所归,虑无所定,故气乱矣。"《济生方·惊悸论治》指出:"悸者,心虚胆怯之所致也。"长期忧思不解,心气郁结,阴血耗损,不能养心而发为心悸;或化火生痰,痰火扰心,心神失宁而发为心悸。

(3) 饮食劳倦:嗜食肥甘厚味,蕴热化火生痰,痰火扰心则为悸。

2) 病机

本病病理性质以实证居多,或由惊恐恼怒,动摇心神,致心神不宁而为惊悸;或痰浊停聚,郁久化火,痰火扰心,心神不安;或由气滞、血瘀等病理因素扰动心神而发病。

2. 治则治法

孤立性房颤以标实为主,本虚为辅。标实见气滞、湿浊、痰火、血瘀等病理产物,临证需明辨,治疗当以理气行滞、祛痰化湿、清心泻火、活血化瘀之法;虚损之证多见心气、心阴不足之证,以补益心气,滋养心阴治之。

3. 辨证分型及治疗

1) 心虚胆怯证

表现:心悸不宁,善惊易恐,坐卧不安,少寐多梦而易惊醒,食少纳呆,恶闻声响,苔薄白,脉细略数或细弦。

治法:镇惊定志,养心安神。

方药:安神定志丸加减。常用药:龙齿、朱砂、茯苓、茯神、石菖蒲、远志、人参等。也可加琥珀、磁石重镇安神。

2) 气滞血瘀证

表现:心胸满闷不适,隐痛阵发,痛无定处,心悸,时欲太息,遇情志不遂时容易诱发或加重,或兼有脘腹胀闷,得嗳气或矢气则舒,苔薄或薄腻,脉细弦。

治法:理气活血,定悸安神

方药:柴胡疏肝散合丹参饮加减。常用药:柴胡、香附、枳壳、陈皮、白芍、丹参、川芎、砂仁、檀香等。

3) 痰火扰心证

表现:心悸时发时止,受惊易作,胸闷烦躁,失眠多梦,口干苦,大便秘结,小便短赤,舌红,苔黄腻,脉弦滑。

治法:清热化痰,宁心安神。

方药:黄连温胆汤加减。常用药:半夏、陈皮、茯苓、枳实、竹茹、麦冬、酸枣仁、淡竹叶、黄连、栀子、酒大黄、黄芩、连翘、炙甘草等。

参考文献

[1] 中华医学会心电生理和起搏分会,中国医师协会心律学专业委员会,中国房颤中心联盟心房颤动防治专家工作委员会. 心房颤动:目前的认识和治疗建议(2021)[J]. 中华心律失常学杂志,2022,26(1):15 - 88.

[2] January C T,Wann L S,Alpert J S,et al. 2014 AHA/ACC/HRS guideline for the management of patients with atrial fibrillation:Executive summary:A report of the American College of Cardiology/American Heart Association Task Force on practice guidelines and the Heart Rhythm Society[J]. Circulation,2014,130(23):2071 - 2104.

[3] Oyen N,Ranthe M F,Carstensen L,et al. Familial aggregation of lone atrial fibrillation in young persons[J]. Journal of the American College of Cardiology,2012,60(10):917 - 921.

[4] Roberts J D,Gollob M H. Impact of genetic discoveries on the classification of lone atrial fibrillation[J]. Journal of the American College of Cardiology,2010,55(8):705 - 712.

[5] Lee S H,Park S J,Byeon K,et al. Risk factors between patients with lone and non-lone atrial fibrillation[J]. Journal of Korean Medical Science,2013,28(8):1174－1180

[6] Fein A S,Shvilkin A,Shah D,et al. Treatment of obstructive sleep apnea reduces the risk of atrial fibrillation recurrence after catheter ablation[J]. Journal of the American College of Cardiology,2013,62(4):300－305.

[7] Grimsmo J,Grundvold I,Maehlum S,et al. High prevalence of atrial fibrillation in long-term endurance cross-country skiers:Echocardiographic findings and possible predictors—a 28-30 years follow-up study[J]. European Journal of Cardiovascular Prevention and Rehabilitation, 2010,17(1):100－105.

[8] Kumareswaran R,Dorian P. Utility of anti-arrhythmic medications in "lone atrial fibrillation" [J]. Current Pharmaceutical Design,2015,21(5):573－579.

[9] Archontakis S,Sideris S. Novel therapeutic options in the prevention of atrial fibrillation[J]. Hellenic Journal of Cardiology:HJC＝Hellenike Kardiologike Epitheorese,2018,59(5):279－280.

[10] Correction in the article by kirchhof et al. "2016 ESC guidelines for the management of atrial fibrillation developed in collaboration with EACTS". Rev espcardiol. 2017;70:50. e1-E84 [J]. Revista Española De Cardiología (English Edition),2017,70(11):1031.

[11] Members A F,Camm A J,Lip G Y H,et al. 2012 focused update of the ESC Guidelines for the management of atrial fibrillation:An update of the 2010 ESC Guidelines for the management of atrial fibrillation Developed with the special contribution of the European Heart Rhythm Association[J]. European Heart Journal,2012,33(21):2719－2747.

[12] Potpara T S,Stankovic G R,Beleslin B D,et al. A 12-year follow-up study of patients with newly diagnosed lone atrial fibrillation:Implications of arrhythmia progression on prognosis: The Belgrade Atrial Fibrillation study[J]. Chest,2012,141(2):339－347

三、高血压合并房颤

(一) 西医诊治

高血压是一种常见的以体循环动脉压升高为主要临床表现的心血管综合征，

随着病程进展可损伤心、脑、肾等靶器官的结构和功能,并最终导致器官功能衰竭,是心脑血管病的重要危险因素。根据全球疾病负担研究统计,高血压仍是全球死亡的首要危险因素。自 20 世纪 50 年代起,我国共进行了 5 次大规模的人群高血压普查。2012—2015 年我国 18 岁及以上居民高血压的患病粗率为 27.9%,与 1958—1959 年(5.1%)、1979—1980 年(7.7%)、1991 年(11.8%)和 2002 年(18.8%)相比,患病率呈明显增高的趋势。我国 14 亿人口中有将近 2 亿的高血压患者,而高血压知晓率和治疗率不足 50%,控制率仅 15.3%。减少或去除高血压带来的危害仍面临巨大挑战。

房颤是最常见的心律失常之一,尤其在 65 岁以上的老年人群及心血管病高危人群中常见。高血压与房颤常合并发生,超过 70% 的心房颤动患者合并高血压。另一方面,高血压能显著增加房颤发生风险 1～2 倍,血压水平与房颤风险之间存在直接、连续的线性关系。人群研究显示约 20% 的新发房颤可归因于高血压。

1. 发病机制

1)高血压的发病机制

截至目前,高血压发生和发展的病因病理机制仍不十分清楚,其中约 10% 可找到较明确的继发性高血压病因,如老年人动脉粥样硬化导致的肾动脉狭窄继发高血压等。理论上,人体血压水平有两个主要决定因素:一个是心输出量,另一个是外周血管阻力。目前认为,原发性高血压由遗传、环境以及生活方式多种因素相互作用导致。高血压易感基因、空气污染、寒冷气候、衰老、肥胖、吸烟、饮酒、高钠低钾饮食、睡眠障碍、代谢综合征、精神压力刺激、微生物感染等,均会影响血压调节功能,导致体内水钠潴留,神经内分泌系统功能异常,如交感神经系统、肾素-血管紧张素-醛固酮系统(renin-Angiotensin-aldosterone system,RAAS)的过度激活,氧化应激增加,血管功能障碍,外周阻力升高等,从而导致血压升高。

(1)遗传因素

高血压具有明显的家族聚集性,约 60% 的高血压患者有家族史。双亲患有高血压家庭子女发病率高达 46%。血压的遗传度(heritability)约为 30%～50%。但原发性高血压是一种多基因疾病,既往数十年的高血压基因研究发现,约有 30 多个基因,1477 种以上的单核苷酸变异(single-nucleotide polymorphism,SNP)与高血压相关,分布在几乎所有染色体上,涉及交感神经系统、RAAS、钠钾代谢、心脑肾肝肺血管多个脏器等。高血压的遗传可能存在主要基因显性遗传和多基因关联遗传两种方式。在遗传表型上,不仅血压有遗传性,高血压相关的发病危险因素如肥胖等也有遗传性。

（2）容量超负荷

容量超负荷是血压升高的主要机制之一。钠离子是细胞外液的主要离子，决定着细胞外液的容量。当人体氯化钠的摄入超过了肾脏排泄能力时，钠离子在细胞外液中蓄积，进而导致血容量增加。人体小动脉如脑、肾小动脉具有自身调节能力，当心输出量增多，血容量增加导致血压升高时，会使得血管平滑肌收缩，血管管径变小，外周阻力增加，以维持器官稳定的血流量，同时机体的血压处于升高的状态，以维持较高的肾小球滤过率，启动压力-利尿钠机制将潴留的水、钠排泄出去。若肾脏由于肾脏疾病导致排钠能力下降，或是自身产生过多潴钠激素如醛固酮导致肾小管重吸收钠增加，都会导致钠依赖性血容量增多，导致高血压的发生。

（3）交感神经系统过度激活

自主神经系统通过感知压力、容量、化学信号来维持心血管系统稳态。肾上腺素能神经递质，如去甲肾上腺素、肾上腺素、多巴胺，以及其他的神经体液因子在血压的短期或长期调节发挥着重要作用。交感神经过度激活是高血压发生的一个重要机制。中枢交感活动增强，血管运动中枢传出的冲动以缩血管纤维占优势，产生缩血管的外周效应。外周交感神经系统活性亢进，使得血浆儿茶酚胺浓度升高，作用于心脏，使得心率加快、心肌收缩力增强，心输出量增加；作用于外周血管，使得外周血管阻力增加。肾脏分布着丰富的交感神经，肾脏的交感神经传出纤维过度激活产生过量的去甲肾上腺素作用于肾血管使肾血管收缩、肾血流减少，继发激活RAAS系统，进一步加重儿茶酚胺的缩血管效应，同时也使机体水钠潴留，血容量增加。

（4）肾素-血管紧张素-醛固酮系统激活

经典的RAAS通路为肾小球入球小动脉球旁细胞分泌肾素，激活血管紧张素原，生成血管紧张素Ⅰ，随后经血管紧张素转化酶（angiotensin converting enzyme，ACE）生成血管紧张素Ⅱ。血管紧张素Ⅱ作用于血管紧张素1型受体（angiotensin Ⅱ type1 receptor，AT1），使小动脉平滑肌收缩、醛固酮分泌、儿茶酚胺释放，血压升高。血管紧张素Ⅱ和醛固酮还能促进心脑肾血管等靶器官重构，尤其是近年来发现的脏器组织RAAS，如心肌、血管、脑、肾等器官组织中富含ACE和AT1受体，在高血压的发生发展及心血管并发症的发生中发挥重要作用。

（5）胰岛素抵抗

胰岛素抵抗是指当机体组织利用胰岛素的能力减退时，机体代偿性分泌高于正常水平的胰岛素(高胰岛素血症)以维持血糖稳定的现象。约50%的高血压患者中存在胰岛素抵抗,在同时有肥胖、高甘油三酯血症、高血压与糖耐量减退的患者中最为明显。近年来有研究认为,胰岛素抵抗是2型糖尿病和高血压发生的共同病理生理基础。胰岛素抵抗升高血压的机制可能是:继发性高胰岛素血症影响细胞膜钠泵与其他离子泵的活性,使得细胞内钠、钙离子浓度升高,交感神经活性上升,促进肾小管对水、钠的重吸收,盐敏感性增加,内皮细胞分泌一氧化氮减少,内皮素增加等。还有观点认为,胰岛素抵抗导致交感神经激活,使得机体产热增加,是对机体肥胖状态的一种负反馈调节,但这种调节的另一方面则导致血压升高。

(6) 血管机制

血管具有内分泌功能,血管内皮细胞能合成并释放多种活性物质,如一氧化氮、前列环素、内皮素、内皮依赖性血管收缩因子等。生理状况下,舒血管和缩血管因子处于动态平衡,而各种心血管危险因素存在的情况下,例如血糖升高、吸烟、血脂异常、高同型半胱氨酸血症等则影响内皮功能,打破这种动态平衡,使得血管舒缩异常,逐渐发生高血压。另一方面,衰老及多种危险因素长期作用下,大小血管发生结构重塑,进一步导致功能异常,血压升高。大动脉弹性减退,僵硬度增加,可引起压力脉搏波传导速度增快,反射波抵达中心大动脉的时相从舒张期提前到收缩晚期,出现收缩期压力增高,导致老年人中常见的单纯收缩期高血压,表现为收缩压升高、舒张压降低、脉压增大。外周小动脉结构和功能改变,如血管壁增厚,管腔减小,影响外周压力反射点的位置或反射波强度,对收缩压升高和脉压增大也起重要作用。

2) 高血压形成房颤的机制

高血压导致房颤的主要机制为血流动力学和非血流动力学因素导致"心房心肌病"(图2-1),使心房产生一系列结构、功能和电生理学的变化,从而产生心律失常及相关临床表现。心肌在长期升高的后负荷之下,发生慢性代偿适应性反应,心肌细胞肥大、表型改变,非心肌细胞如成纤维细胞等活化、增殖,分泌大量细胞外基质,左心室壁厚度增加,左心室僵硬度增加,左室舒张功能障碍。这些过程可能导致左房拉伸和压力升高,心房肌出现纤维化和瘢痕形成继而发生左房的重塑和电生理异常,最终导致房颤。心房肌细胞处理的Ca^{2+}能力变化,也被认为是触发房颤的一个可能机制。心房肌亚细胞结构改变,影响了Ca^{2+}交换,使得心房肌细胞易发生频率依赖性心律失常。此外,心房肌细胞的超微结构观察显示,心肌横向间隙连接的新生增强,纵向连接减少。高血压患者左房心肌细胞的不应期缩短,单向传导障碍和折返现象,心房整体和局部的传导减慢,低电压区域增加,更容易诱导出持续房颤。人群研究观察到血压和左房扩张之间的关系,且收缩压对左房的影响超过了舒张压,房颤的风险与左房直径和左室壁厚度呈正相关,而与射血分数呈负相关。

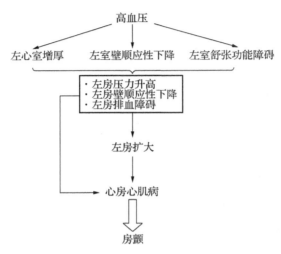

图 2-1　高血压并发房颤的发病机制

2. 诊断

1)症状和体征

高血压多起病隐匿,病情发展慢,早期无明显症状,缺乏特异的临床表现,多数患者在体检测量血压时或晚期发生心、脑、肾并发症而出现显性症状时才知晓。若血压波动幅度大时,患者可有较多症状,而长期高血压状态下即使血压维持在较高水平,患者也可无明显症状。

(1)神经系统表现:常见症状有头晕、头痛、头胀、颈项板紧等。高血压头痛多发生在清晨,在血压下降后可消失。高血压头痛要注意与其他头痛鉴别,如精神焦虑性头痛、偏头痛、青光眼,以及降压过度导致的头痛或直立性低血压。部分患者有乏力、失眠、活动能力下降。

(2)心血管系统表现:左心室舒张功能最先受到影响,可出现在左心室结构改变之前,但患者多无明显症状。患者多在高血压数十年后才出现心功能不全的症状。患者可有心悸、胸闷、气促等表现,若心功能失代偿则可出现左心衰症状如夜间阵发性呼吸困难、端坐呼吸、肺水肿等。在心脏未增大前,体检可无特殊发现,可仅有脉搏或心尖搏动有力,听诊闻及主动脉瓣区第二心音亢进。心脏增大后,叩诊心界向左、向下扩大;触诊心尖抬举样搏动;听诊可闻及心尖区或主动脉瓣区Ⅱ～Ⅲ级收缩期吹风样杂音或收缩早期喀喇音,颈部、背部两侧肋脊角、上腹部可闻及血管杂音。

（3）肾脏表现:肾脏病变程度与高血压严重程度密切相关。早期可出现微量蛋白尿、白蛋白尿,常低于 1 g/24 h。随着病程进展,长期持续高血压使肾细小动脉玻璃样变,小动脉硬化,管腔缩小甚至闭塞,管壁增厚,导致肾实质缺血和肾单位不断减少,肾小管坏死,肾浓缩功能受损,可出现多尿、夜尿、口渴、多饮、血尿素氮、肌酐升高,尿量减少,最终出现严重的肾衰竭。

2）高血压特殊类型和表现

（1）急进型高血压:根据起病缓急、病程长短将原发性高血压分为缓进型高血压和急进型高血压。起病急、病情发展迅速者为急进型高血压,又称恶性高血压,仅占原发性高血压的 1%～5%。本型表现为血压显著升高,血压多高达 230/130 mmHg,多见于青中年男性,常发生剧烈头痛,伴有恶心,呕吐,头晕,耳鸣,视力迅速减退,眼底出血、渗出和视盘水肿,肾功能急剧减退。肾脏损害最为显著,常有持续性蛋白尿,尿蛋白常大于 3 g/24 h,不及时治疗者多因肾衰竭而死亡。

（2）高血压急症和亚急症:高血压急症是指原发性或继发性高血压患者,在某些诱因下,血压突然和明显升高（通常收缩压＞180 和/或舒张压＞120 mmHg）,伴有进行性心、脑、肾等重要靶器官功能不全。高血压急症包括高血压脑病、颅内出血（脑出血和蛛网膜下腔出血）、脑梗死、急性心力衰竭、急性冠脉综合征、主动脉夹层等。高血压亚急症虽然有血压急性升高,但不伴有新近发生的急性进行性靶器官损害,患者可有血压明显升高造成的症状,如头痛、胸闷、鼻出血、烦闷不安等。

3）其他相关病史

（1）家族史:询问患者有无高血压、脑卒中、糖尿病、血脂异常、冠心病或肾脏病的家族史,包括一级亲属发生心脑血管病的年龄。

（2）病程:初次发现或诊断高血压的时间、场合、血压最高水平。如已接受降压药治疗,询问既往及目前使用的降压药物种类、剂量、疗效及有无不良反应。

（3）既往史:询问目前及既往有无脑卒中或一过性脑缺血、冠心病、心力衰竭、心房颤动、外周血管病、糖尿病、痛风、血脂异常、性功能异常和肾脏疾病等症状及治疗情况。

（4）生活方式:盐、酒及脂肪的摄入量,吸烟状况、体力活动量、体重变化、睡眠习惯等情况。

（5）心理社会因素：包括家庭情况、工作环境、文化程度以及有无精神创伤史。

4）辅助检查

（1）基本项目：血生化（血钾、钠、空腹血糖、血脂、尿酸和肌酐）、血常规、尿液分析（尿蛋白、尿糖和尿沉渣镜检）、心电图等。

（2）推荐项目：超声心动图、颈动脉超声、口服葡萄糖耐量试验、糖化血红蛋白、尿白蛋白/肌酐比值、尿蛋白定量、眼底检查、胸部 X 线摄片、脉搏波传导速度（pulse wave velocity，PWV）、踝臂血压指数（ankle-brachial index，ABI）等。

（3）选择项目：对怀疑继发性高血压患者，根据需要可以选择以下检查项目：血浆肾素活性或肾素浓度、血和尿醛固酮、血和尿皮质醇、血游离甲氧基肾上腺素及甲氧基去甲肾上腺素、血或尿儿茶酚胺、肾动脉超声和造影、肾和肾上腺超声、CT 或 MRI、肾上腺静脉采血以及睡眠呼吸监测等。对有合并症的高血压患者，进行相应的心功能、肾功能和认知功能等检查。

5）血压测量

（1）诊室血压：诊室血压是我国目前诊断高血压、进行血压水平分级以及观察降压疗效的常用方法。指南推荐，受试者安静休息至少 5 分钟后开始测量坐位上臂血压，使用经过验证的上臂式医用电子血压计。首诊时应测量两上臂血压，以血压读数较高的一侧作为测量的上臂。测量血压时，应相隔 1～2 分钟重复测量，取 2 次读数的平均值记录。如果收缩压或舒张压的 2 次读数相差 5 mmHg 以上，应再次测量，取 3 次读数的平均值记录。老年人、糖尿病患者及出现体位性低血压情况者，应该加测站立位血压。站立位血压在卧位改为站立位后 1 分钟和 3 分钟时测量。在测量血压的同时，应测定脉率。

（2）诊室外血压：诊室外血压包括动态血压监测（ambulatory blood pressure monitoring，ABPM）和家庭血压监测（home blood pressure monitoring，HBPM）。有条件者应尽可能采用诊室外血压测量进行高血压诊断和治疗管理。

① 动态血压监测：ABPM 是通过仪器自动、间断、定时测量日常生活状态下血压的一种检测技术，它可以测量一个人日常生活状态下的血压，测量次数多，无测量者误差，避免白大衣效应，诊断发现隐蔽性高血压，观察异常的血压昼夜节律与变异，评估降压疗效、全时间段（包括清晨、睡眠期间）的血压评估等。

指南推荐选择上臂式示波法动态血压计。选择合适大小的袖带，测量时一般选择非优势臂进行，以减少活动对测量的影响。对于合并外周动脉疾病的人群，如两侧血压差值＞10 mmHg，选择血压高的一侧手臂进行测量。为保证 ABPM 的有效性，指南要求血压监测≥20 小时以上，有效读数达到 70% 以上；白天至少有 20 个有效读数，夜间至少有 7 个有效读数。建议在白天时间（6：00—22：00）每 20～30 分钟测量一次，夜间时间（22：00 至次日 6：00）每 30 分钟测量一次，以保证足够的测量次数进行分析。

② 家庭血压监测：家庭血压监测可用于评估数日、数周、数月甚至数年的降压治疗效果和长时血压变异，有助于增强患者参与意识，改善患者治疗依从性，适合患者长期血压监测。精神高度焦虑的患者，不建议频繁自测血压。

指南建议家庭血压监测时，选择准确性经过验证的合格的示波法上臂式电子血压计。每日早、晚各测量 2～3 个读数，间隔 1 分钟；初诊或治疗早期应在就诊前连续测量 5～7 天，血压控制良好时，每周测量 1 天。早上血压测量应于起床后 1 h 内，服用降压药物之前、早餐前、或剧烈活动前进行，采取坐位，测量前应排空膀胱。晚上测量建议测量晚饭后、洗浴后、服药后的"就寝前血压"，采取坐位，测量前排空膀胱。

③ 房颤患者的血压测量：截至目前，房颤患者的血压测量和评估一直存在困难和挑战，相关研究仍较少。由于房颤患者的心动周期长短不一，每搏输出量及收缩功能的变异都会增加每搏间血压的变异，导致无论听诊法还是示波法所测量的血压准确性都会受到影响，且血压波动较大。24 小时 ABPM 时有效读数比例较低。欧洲高血压学会曾推荐：尽量采用听诊法进行房颤患者的血压测量；重复测量以减少血压变异，提高血压评估的准确性。考虑到房颤常见于老年人，以单纯收缩期高血压为主，电子血压计仍可用于房颤患者的家庭血压和动态血压测量。使用经过验证的 24 小时动态血压计，平均有 80% 的成功血压读数。

另一方面，一些使用特定算法的示波法电子血压计也可在血压测量的同时筛查房颤的发生。研究显示，使用电子血压计进行房颤检测的准确性和特异性较高，长时多次测量可以提高房颤检测的敏感性。

6）高血压诊断标准

根据《中国高血压防治指南 2018 年修订版》，目前仍主要根据诊室血压进行高血压诊断和分级。非同日测量 3 次诊室收缩压≥140 mmHg 和（或）舒张压≥90 mmHg 即可确诊高血压。患者有既往高血压病史，尽管使用降压药物血压值正常，也应诊断为高血压。高血压分级标准请见表 2-1。有条件的情况下，应进行家庭或 24 小时动态血压监测等诊室外血压测量，诊断高血压，鉴别诊断白大衣性高血压及隐蔽性高血压,辅助难治性高血压的诊断。5～7天家庭平均收缩压≥135 mmHg 和(或)舒张压≥85 mmHg 可诊断家庭高血压。24 小时平均动态收缩压/舒张压≥130/80 mmHg、和(或)白天平均动态收缩压/舒张压≥135/85 mmHg、和(或)夜间平均动态收缩压/舒张压≥120/70 mmHg 可诊断动态高血压。诊室血压高而家庭或动态血压正常,为"白大衣性高血压";诊室血压正常而家庭或动态血压高,为"隐蔽性高血压"。已服用降压药的患者,表现为白大衣和隐蔽性高血压的,指南中分别命名为"白大衣性未控制高血压"及"隐蔽性未控制高血压"。使用了三种或三种以上足剂量的药物,诊室血压仍难以控制正常,称为难治性高血压。难治性高血压中白大衣现象较为常见,推荐进行家庭血压监测或动态血压监测排除假性难治性高血压可能。

表 2-1　诊室血压水平分类和定义

分类	收缩压(mmHg)	舒张压(mmHg)
正常血压	<120	<80
正常高值	120～139 和(或)	80～89
高血压	≥140 和(或)	≥90
1 级高血压(轻度)	140～159 和(或)	90～99
2 级高血压(中度)	160～179 和(或)	100～109
3 级高血压(重度)	≥180 和(或)	≥110
单纯收缩期高血压	≥140 和	<90

注:当收缩压和舒张压分别属于不同级别时,以较高分级为准。

此表引用自《中国高血压防治指南 2018 年修订版》

7) 高血压患者的心血管危险分层

根据血压水平、是否合并其他心血管危险因素、靶器官损害程度、伴发临床疾病情况对高血压患者进行心血管危险分层(表 2-2),分为低危、中危、高危和很高危四个层次。

根据这个分层方法,合并房颤的高血压患者,都属于很高危,血压属于正常高值的房颤患者属于高危。高血压患者的心血管综合风险分层,有利于确定启动降压药物治疗的时机,优化降压治疗方案,确立更合理的血压控制目标和判断预后。

表 2 - 2　高血压患者心血管危险分层标准

其他心血管危险因素和疾病史	血压(mmHg)			
	SBP130—139 和(或)DBP85—89	SBP140—159 和(或)DBP90—99	SBP160—179 和(或)DBP100—109	SBP≥180 和(或)DBP≥110
无	/	低危	中危	高危
1~2 个其他危险因素	低危	中危	中危	很高危
≥3 个其他危险因素,靶器官损害,或 CKD3 期,无并发症的糖尿病	中/高危	高危	高危	很高危
临床并发症,或 CKD ≥4 期,有并发症的糖尿病	高/很高危	很高危	很高危	很高危

注:SBP,收缩压;DBP,舒张压;CKD,慢性肾脏疾病。

此表引用自《中国高血压防治指南 2018 年修订版》

3. 治疗

降压治疗的最终目的是降低高血压患者的心脑血管并发症的发生和死亡风险。根据中国指南推荐,一般患者血压目标需控制到 140/90 mmHg 以下,在可耐受的情况下,其中部分有糖尿病、蛋白尿等的高危患者的血压可控制在 130/80 mmHg 以下。随着近年来强化降压治疗试验结果的发表,越来越多的国内外指南推荐降压目标在血压<130/80 mmHg。

在改善生活方式的基础上,血压仍≥140/90 mmHg 和(或)高于目标血压的患者应启动降压药物治疗。高危和很高危的患者,比如合并房颤的患者,一经诊断高血压,应立即启动降压药物治疗,并对并存的危险因素和合并的临床疾病进行综合治疗。中危患者,可观察数周,改善生活方式后,如血压仍不达标,则应开始药物治疗。低危患者,1~3 个月的观察和生活方式改善,如血压仍不达标可开始降压药物治疗。

1) 生活方式干预

生活方式干预有明确的轻度降压,改善高血压总体心血管风险的作用。生活方式干预,血压降低幅度一般可达 5 mmHg 左右。和血压控制密切相关的措施包括:减少盐摄入,增加钾摄入、控制体重、限制饮酒、增加运动,减轻精神压力,保持心理平衡。

中国高血压指南建议,钠的摄入量应≤2400 mg/d(6 g 氯化钠),并增加富钾食物(新鲜蔬菜、水果和豆类)的摄入量。饮食应以水果、蔬菜、低脂奶制品、富含食用纤维的全谷物、植物来源的蛋白质为主,减少饱和脂肪和胆固醇摄入。近期我国发表的减盐干预研究显示,以氯化钾替代 25% 普通盐,平均随访 4.7 年后,可显著降低血压,并减少北方农村人群 14% 脑卒中发生风险,及 12% 全因死亡风险。指南推荐将体重维持在健康范围内,即体重指数(BMI)18.5～23.9 kg/m²,男性腰围小于 90 cm,女性小于 85 cm。建议所有超重和肥胖患者减重,一年内可减少约 5%～10% 体重。建议高血压患者不饮酒。如饮酒,白酒、葡萄酒、啤酒的每天摄入量应分别少于 50 ml、100 ml、300 ml。除日常生活的活动外,建议每天累计 30～60 分钟的中等强度运动(如步行、慢跑、骑自行车、游泳等),每周 5～7 天。运动形式以有氧运动为主。运动强度常用运动时最大心率来评估。中等强度运动为能达到最大心率的 60%～70% 的运动。最大心率一般可用"220一年龄"来估算。50～60 岁的患者最大心率达到 100～120 次/分左右为中等强度运动。合并房颤的高危和很高危患者运动前需进行专业评估,避免不合理运动后导致疾病发生或加重。

2) 降压药物治疗

(1) 降压药物治疗基本原则

① 起始剂量:一般患者采用常规剂量;老年人及高龄老年人初始治疗时宜从小剂量开始,根据血压情况,逐渐调整剂量。

② 长效降压药物:优先使用长效降压药物,以有效控制 24 小时血压,更有效预防心脑血管并发症的发生。

③ 联合治疗:对血压≥160/100 mmHg、高于目标血压 20/10 mmHg 的高危患者,或单药治疗未达标的患者应进行联合降压治疗,包括自由联合或单片复方制剂。在有条件的情况下,可优先选择单片固定复方制剂,或必要时联合运用单片复方制剂和其他单药,提高患者依从性,更好地控制血压。

④ 个体化治疗:根据患者合并症的不同和药物疗效、药物耐受性,以及患者个人意愿或长期承受能力,选择适合患者个体的降压药物。高血压是终身治疗,需要考虑成本/效益。

(2) 房颤降压策略及常用降压药物

对于尚未发生房颤的高血压患者,但合并左室肥厚或心功能不全,或者已经发生房颤的患者,指南推荐首先使用肾素-血管紧张素-醛固酮系统(RAAS)抑制药物,尤其是血管紧张素受体拮抗剂(angiotensin receptor blocker,ARB),以预防发生房颤或减少房颤复发。单药血压控制不佳者,可联合使用其他药物,如 β 受体阻滞剂、钙离子通道阻断剂（calcium channel blocker，CCB）和利尿剂等。未控制的高血压是房颤患者出血事件的危险因素，应根据 CHA$_2$DS$_2$-VASc 和 HASBLED 评分进行出血风险的评估。伴有长期高血压病史或血压控制不佳的患者栓塞和出血风险更高，故对服用抗凝药物的房颤患者应尽可能严格控制血压水平。多个临床试验提示，房颤患者血压＞140/90 mmHg，卒中风险显著增加。另一方面，也需避免过度降压。有研究分析显示房颤患者血压＜110/60 mmHg，全因死亡风险增加。

常用的降压药物分类介绍如下：

① RAS 抑制剂：常用于降压治疗的 RAS 抑制剂包括 ACEI、ARB 等。ARB 是阻断血管紧张素-Ⅱ1 型受体而发挥降压作用。ARB 适用于伴左心室肥厚、心力衰竭、糖尿病肾病、冠心病、代谢综合征、微量白蛋白尿或蛋白尿患者以及不能耐受 ACEI 的患者，并可预防心房颤动。长期应用应注意监测血钾及肌酐水平变化。双侧肾动脉狭窄、妊娠妇女、高钾血症者禁用。常用的 ARB 有氯沙坦、缬沙坦、厄贝沙坦、替米沙坦、坎地沙坦、奥美沙坦、阿利沙坦等。

ACEI 作用机制是抑制血管紧张素转换酶，阻断血管紧张素Ⅱ的生成，抑制缓激肽酶的降解而发挥降压作用。此类药物对于高血压患者具有良好的靶器官保护和心血管事件预防作用。适用于伴慢性心力衰竭、心肌梗死后心功能不全、心房颤动预防、糖尿病肾病、代谢综合征、蛋白尿或微量白蛋白尿患者。最常见的不良反应为干咳，其他不良反应有低血压、皮疹，偶见血管神经性水肿及味觉障碍。ACEI 不耐受者可换用血管紧张素-Ⅱ受体拮抗剂。长期应用应定期监测血钾和血肌酐水平，尤其是肾功能不全患者。禁忌证为双侧肾动脉狭窄、高钾血症及妊娠妇女。常用的 ACEI 有培哚普利、雷米普利、赖诺普利、贝那普利、福辛普利、依那普利等。

② 钙离子通道阻断剂（CCB）：主要通过阻断血管平滑肌细胞上的钙离子通道，扩张血管，发挥降低血压的作用，包括二氢吡啶类和非二氢吡啶类 CCB。二氢吡啶类 CCB 适用于老年单纯收缩期高血压、伴稳定性心绞痛、冠状动脉粥样硬化及周围血管病患者。常见不良反应包括反射性心跳加快、面部潮红、脚踝部水肿、牙龈增生等。常用的二氢吡啶类 CCB 有氨氯地平、硝苯地平缓释和控释片、非洛地平、拉西地平等。二氢吡啶类 CCB 没有绝对禁忌证，但心动过速与心力衰竭患者应慎用。非二氢吡啶类 CCB，也可用于降压治疗，对快心室率房颤可以使用。常见不良反应包括抑制心脏收缩功能和传导功能，二度至三度房室阻滞等。常用的非二氢吡啶类 CCB 包括维拉帕米缓释片、缓释地尔硫草等。

③ 利尿剂：主要通过利钠排尿、降低容量负荷而发挥降压作用。常用的噻嗪类利尿剂分为噻嗪型和噻嗪样两种。在我国，前者主要有氢氯噻嗪，后者主要包括吲达帕胺。近年来，新型袢利尿剂如托拉塞米等也常用于降压治疗。此类药物尤其适用于老年高血压、单纯收缩期高血压或伴心力衰竭患者，也是难治性高血压的基础药物之一。噻嗪类利尿剂可引起低血钾，长期应用者应定期监测血钾，并适量补钾，痛风者禁用。对高尿酸血症以及明显肾功能不全者慎用。

保钾利尿剂如阿米洛利、醛固酮受体拮抗剂如螺内酯等也可用于控制难治性高血压，尤其是醛固酮受体拮抗剂可能有独立于降压以外的心脏和肾脏保护作用，房颤患者可以考虑选用。与其他具有保钾作用的降压药如 ACEI 或 ARB 合用时需注意发生高钾血症的危险。螺内酯长期应用有可能导致男性乳房发育等不良反应。

④ β受体阻滞剂：主要通过抑制过度激活的交感神经活性、抑制心肌收缩力、减慢心率发挥降压作用。β受体阻滞剂适用于伴快速性心律失常如房颤、冠心病、慢性心力衰竭等患者。常见的不良反应有疲乏、肢体冷感、激动不安、胃肠不适等，还可能影响糖、脂代谢。Ⅱ度和Ⅲ度房室传导阻滞、哮喘患者禁用。慢性阻塞型肺病、运动员、周围血管病或糖耐量异常者慎用。长期应用者突然停药可发生反跳现象，即原有的症状加重或出现新的表现，较常见有血压反跳性升高，伴头痛、焦虑等，称之为撤药综合征。常用的选择性的 β_1 受体阻滞剂包括美托洛尔、比索洛尔，及 α 和 β 受体阻滞剂，如阿罗洛尔、卡维地洛等。

3）手术治疗

去肾神经术（renal denervation，RDN）是一种新兴技术，RDN 的射频、超声、冷冻消融等方法的新器械在不断发展中，有望未来能更可靠地阻断肾神经。截至目前，有关 RDN 治疗高血压仍处于临床研究阶段，在术前手术适应证的选择、术中和术后有效性评估方面仍在加强研究。最新发表的长时随访研究结果表明 RDN 可以安全有效治疗轻中度或难治性高血压，但对 RDN 有关的随机对照临床试验进行综合分析显示，无论是使用第一代还是第二代器械的 RDN，24 小时血压降低平均幅度仅约为 3/2 mmHg，诊室血压平均可降低 6/4 mmHg。

其他一些器械降压治疗方法，如颈动脉压力感受器刺激疗法、髂动静脉吻合术、颈动脉体化学感受器消融和减慢呼吸治疗等也在研究中，安全性和有效性仍不十分明确。

（二）中医诊治

中医学中的"眩晕""头痛"病症类似于现代医学中的高血压病，而房颤可归于

"心悸""怔忡""惊悸"等范畴。文献中对眩晕头痛的症状、病因病机和防治方法早有记载,《素问·至真要大论》曰:"诸风掉眩,皆属于肝",《素问·标本病传论》曰:"肝病,头目眩,胁支满",指出眩晕与肝相关;《灵枢·海论》曰:"髓海不足,则脑转耳鸣,胫酸眩冒",《灵枢·卫气》曰:"上虚则眩",阐明眩晕与肾虚脑髓失养有关。至元代朱丹溪提出"无痰不作眩"的观点,其在《丹溪心法·头眩》中曰:"头眩,痰,挟气虚并火。治痰为主,挟补气药及降火药。无痰则不作眩,痰因火动。又有湿痰者,有火痰者。湿痰者,多宜二陈汤"。明代张景岳提出"无虚不作眩"之说,在《景岳全书·眩运》中曰:"眩运一证,虚者居其八九,而兼火兼痰者,不过十中一二耳",指出治疗眩晕以补虚为要。明代虞抟则提倡"血瘀致眩"的理论。清代叶天士在《临证指南医案》中则提出:"水亏不能涵木,厥阳化风鼓动,烦劳阳升,病斯发矣。"

1. 病因病机

高血压合并房颤是一个长期的病理过程,是先天、情志、饮食、劳欲等多种因素交互作用所致。

1）情志因素

如素体阳盛,肝阳上亢,或精神因素,如长期精神紧张,或忧郁恼怒,气郁化火,使肝阴暗耗,肝阳升动,上扰清阳,甚者损及肾阴,阴不敛阳,肝阳偏亢,上扰头目而致眩晕、头痛。正如《临证指南医案·眩晕》所指出的:"诸风掉眩,皆属于肝,头为六阳之首,耳目口鼻皆系清阳之窍,所患眩晕者,非外来之邪,乃肝胆之风上冒耳,甚则有昏厥跌仆之虞。"

2）饮食因素

饮食失节,过食肥甘厚腻,或饮食过度损伤脾胃,脾失健运,以致水谷不化精微,聚湿生痰,痰湿中阻。或痰热久蕴化热,灼津成痰,痰热湿浊阻滞脉络,上扰清窍,则清阳不升,浊阴不降,发为眩晕。如《丹溪心法·头眩》说:"头眩,痰,挟气虚并火。治痰为主,挟补气药及降火药。无痰则不作眩,痰因火动。又有湿痰者,有火痰者。"即:痰湿日久,痰郁化火,成痰火患。

3）内伤虚损

劳伤过度或劳倦伤脾,肝脾肾亏虚,或年老肾亏,肝失所养,阳升风动,发为眩晕。如《素问玄机原病式·五运主病》说:"诸风掉眩,皆属于肝。掉,摇也;眩,昏乱旋运也""风主动故也,所谓风气甚,而头目眩晕者,由风木旺,必是金衰不能制木,而木复生火,风火皆属阳,多为兼化,阳主升动,两动相搏,则为之旋转。"

4) 肾精不足

肾为先天之本,藏精生髓。若先天不足,肾阳虚弱,肾阴不充,或年老肾亏,房劳过度,均使肾精亏耗。而脑为髓之海,髓海不足,于是上下俱虚,发生眩晕。如《灵枢·海论》说:"髓海有余,则轻劲多力,自过其度;髓海不足,则脑转耳鸣,胫酸眩冒,目无所见,夜难安卧。"如肾精亏虚本属阴虚,若因阴损及阳,势必转为阳虚或阴阳两虚之证。

在上述因素作用下导致机体脏腑阴阳失调,气血逆乱,痰瘀互结,最终引起气机升降失常,逐步形成高血压。临床上长期高血压可导致房颤发作,阵发性房颤突发突止、发无定数,伴有心房肌的不自主颤动,心室率增快,这与中医风邪主动、善行而数变的致病特点相吻合。然内风的产生非一日之变,长期高血压患者多在上述内外因素综合影响下进一步发展导致阴津不足,或肝阳过亢、痰浊内郁,日久化热,郁热不得宣散透发,热扰心神,心神不安,也可发为心悸;或风邪、热邪、痰浊内舍于心,痹阻心脉,心之气血运行受阻,发为心悸。本病的病位主要在心、肝、肾,涉及脾。系心、肝、脾、肾功能失调,气、火、痰、瘀、虚相互为病,属于本虚标实证。

2. 治则治法

传统治疗上多从平肝潜阳、化痰熄风、补益肝肾之阴、活血化瘀等立法。高血压合并房颤在不同的发病阶段常以某种证型多见,故注重临床分期可有利于合理用药。一般而言,高血压合并房颤早期病变主要在肝,多见阴虚阳亢与肝阳上亢证,二者证虽不同,但只是侧重不同而已,阴虚阳亢是主要矛盾,阴虚为本,阳亢为标。"急则治其标,缓则治其本",肝阳亢盛,风阳欲动之际,宜平肝为急,以清降之方多用,待木平风息、症情较缓时则滋阴治本为主;中期病涉肝肾,常以阴亏为多;此期治当肝肾兼顾,滋潜并施;后期阴损及阳,终致心不主血脉,气血阴阳亏虚,治以调补阴阳,补益气血,养心安神为要。临证时需结合高血压和房颤的病理因素及脏腑辨证,治无常法,证变药易,循"观其脉证,知犯何逆,随证治之"之则,做到审证求因、有的放矢。

3. 辨证分型及治疗

高血压合并房颤的辨证施治尚缺乏相对统一的分型治疗标准。《中药新药临床研究指导原则》将高血压辨证分型为肝火旺盛型、阴亏阳盛型、痰液交阻型和阴阳两亏型四个证型。也有人将高血压患者分为肝阳上亢型、痰浊内蕴型、瘀血阻滞型、冲任不调型、阴阳两虚型和肝肾阳虚型,或肝阳上亢型、痰湿内阻型、肝阳化风型、瘀血内阻型、肝肾阴虚型、阴阳两虚型,或阴虚阳亢证、肝肾阴虚证、肝阳上证、气虚血瘀证、肝阳上亢兼肝肾阴虚证、阴阳两虚证、痰浊壅盛证、气虚血瘀兼肝肾阴虚证等证型。有问卷调查显示,在年龄分布上,40 岁以下者以肝火旺盛者居多,40 岁以上者以痰湿壅盛证为主;从体质量指数分析,以阴虚阳亢及痰湿壅盛证者为主。根据高血压合并房颤的临床症候特点,总结辨证分型如下:

1)肝阳上亢证

表现:头晕,头目胀痛,耳鸣,心悸,失眠多梦,遇烦劳郁怒而加重,甚则仆倒,口苦面红,急躁易怒,肢麻震颤,舌红苔黄,脉弦促或结。

治法:平肝潜阳,清火息风。

方药:天麻钩藤饮或龙胆泻肝汤加减。常用药:天麻、石决明、钩藤平肝潜阳息风;牛膝、杜仲、桑寄生补益肝肾;黄芩、山栀、菊花清肝泻火;白芍柔肝滋阴。若肝火上炎,口苦目赤,烦躁易怒者,酌加龙胆草、丹皮、夏枯草;若见目赤便秘,可选加大黄、芒硝或当归龙荟丸以通腑泄热;若眩晕剧烈,兼见手足麻木或震颤者,加羚羊角、石决明、生龙骨、生牡蛎、全蝎、蜈蚣等镇肝息风,清热止痉。

另随机对照临床试验显示,天麻钩藤颗粒有明确的降低血压作用,即使在轻中度隐蔽性高血压患者中,和安慰剂相比,天麻钩藤颗粒,每次 10 g,每天 2 次,降低血压 5.44/3.39 mmHg,比安慰剂多降低 2.52/1.79 mmHg。

2)肝肾阴虚证

表现:头晕目眩,耳鸣,精神萎靡,腰酸膝软,少寐健忘,心悸不安,五心烦热,兼见头重脚轻,口燥咽干,两目干涩等症,舌红少苔,脉细促而涩。

治法:滋养肝肾,养阴息风

方药:左归丸或六味地黄丸加减。常用药:熟地、山萸肉、山药滋阴补肾;龟板、鹿角胶、紫河车滋肾助阳,益精填髓;杜仲、枸杞子、菟丝子补益肝肾;牛膝强肾益精。若阴虚火旺,症见五心烦热,潮热颧红,舌红少苔,脉细数者,可选加鳖甲、龟板、知母、黄柏、丹皮、地骨皮等;若肾失封藏固摄,遗精滑泄者,可酌加芡实、莲须、桑螵蛸等;若兼失眠,多梦,健忘,加阿胶、鸡子黄、酸枣仁、柏子仁等交通心肾,养心安神。

3)阴阳两虚证

表现:头昏眼花,耳鸣心悸,腰酸腿软,步态不稳,口干咽燥,四肢不温,形寒怕冷,精神萎靡,夜间多尿,阳痿滑精,舌质淡红苔薄白,脉象沉细而散,或见疾脉。

治法:温补肾阳,填精补髓

方药:右归丸加减。常用药:附子、肉桂温补肾阳;杜仲、山茱萸、菟丝子、鹿角胶温补肾气;熟地、山药、枸杞子、当归补益精血,滋阴以助阳。或酌配巴戟天、仙灵脾、肉桂。若兼见下肢浮肿,尿少,可加桂枝、茯苓、泽泻等温肾利水;若兼见便溏,腹胀少食,可减去熟地、当归等滋腻滑润之品,加白术、茯苓、薏苡仁以健脾止泻。

4)痰湿中阻证

表现:体型多肥胖,眩晕,头重昏蒙,或伴视物旋转,心慌,胸闷恶心,呕吐痰涎,食少多寐,舌苔白腻,脉濡滑而结代。

治法:化痰祛湿,健脾和胃。

方药:半夏白术天麻汤加减。常用药:半夏、陈皮健脾燥湿化痰;白术、苡仁、茯苓健脾化湿;天麻化痰息风,止头眩。若眩晕较甚,呕吐频作,视物旋转,可酌加代赭石、竹茹、生姜、旋覆花以镇逆止呕;若脘闷纳呆,加砂仁、白蔻仁等芳香和胃;若兼见耳鸣重听,可酌加郁金、菖蒲、葱白以通阳开窍;若痰郁化火,头痛头胀,心烦口苦,渴不欲饮,舌红苔黄腻,脉弦滑者,宜用黄连温胆汤清化痰热。

5)瘀血阻窍证

表现:眩晕,头痛,兼见健忘,失眠,心悸,精神不振,耳鸣耳聋,面唇紫暗,舌暗有瘀斑,脉涩或细涩。

治法:祛瘀生新,活血通窍。

方药:通窍活血汤加减。常用药:川芎、赤芍、桃仁、红花活血化瘀,通窍止痛;白芷、菖蒲、老葱通窍理气,温经止痛;当归养血活血;地龙、全蝎善入经络,镇痉祛风。若兼见神疲乏力,少气自汗等症,加黄芪、党参益气行血;若兼畏寒肢冷,感寒加重,可加附子、桂枝温经活血。

4. 其他中医疗法

1)耳穴压豆

耳穴就是分布于耳郭上的腧穴,也叫反应点、刺激点。耳穴压豆是指在耳穴表面贴敷压丸,以防病、治病的一种简易疗法,是目前应用最广泛的一种耳穴刺激方法。研究发现,刺激耳部腧穴对人体的血压具有双向调整作用。其机理是可能是由于受压力刺激的迷走神经不断地向中枢端发放冲动,中枢将冲动进行整合后再作出相应反应的结果。故耳穴压豆可以缓解高血压患者的症状并发挥降压作用。临床多选取耳穴贴压降压沟、交感、内分泌、神门、心、肝等穴位以养心安神、疏肝解郁治疗高血压。

2)穴位贴敷

穴位贴敷主要是将药物贴敷于人体某处,药物与经络理论相结合,使药物经穴位透皮吸收,使药物通过皮肤作用在局部,以刺激有关穴位,激发其内经络之气,达到药穴双效的功用。临床常用吴茱萸、黄连穴位贴敷涌泉穴,以平肝泻火、引火归原。

3)穴位放血

穴位放血又称刺络放血疗法,是针灸传统疗法之一,其操作是用三棱针在某些特定穴位点刺,刺破皮肤以后,轻轻地按压使血液流出,以治疗疾病的一种方法。常取百合、脑户、大椎等穴位,放血次数与放血量据病情而定。

4)浴足疗法

浴足疗法集物理、药物、经络应用于一体,通过药物温水浸泡足部及皮肤穴位吸收,使足部、全身的血脉得以扩张,改善患者的气血运行,调整脏腑机能,发挥治疗作用。邓铁涛浴足方组成:怀牛膝、川芎各 30 g,天麻、钩藤、夏枯草、吴茱萸、肉桂、甘松各 10 g。浴足降压效果确切,对气虚痰瘀型、痰湿壅盛型疗效尤佳。但高血压危象、高血压急症的病例一般禁用中药足浴,需待血压平稳后才可行足浴。

参考文献

[1] 葛均波.内科学(第 9 版)[M].北京:人民卫生出版社,2018.

[2] 中国高血压防治指南修订委员会,高血压联盟(中国,中华医学会心血管病学分会中国医师协会高血压专业委员会,等.中国高血压防治指南(2018 年修订版)[J].中国心血管杂志,2019,24(1):24 - 56.

[3] 李立明,饶克勤,孔灵芝,等.中国居民 2002 年营养与健康状况调查[J].中华流行病学杂志,2005,26(7):478 - 484.

[4] Wang Z W,Chen Z,Zhang L F,et al. Status of hypertension in China:Results from the China hypertension survey,2012—2015[J]. Circulation,2018,137(22):2344 - 2356.

[5] Seccia T M,Caroccia B,Maiolino G,et al. Arterial hypertension,aldosterone,and atrial fibrillation[J]. Current Hypertension Reports,2019,21(12):94.

[6] Padmanabhan S,Dominiczak A F. Genomics of hypertension:The Road to precision medicine [J]. Nature Reviews Cardiology,2021,18(4):235 - 250.

[7] Yang X,Liu H,Chen S F,et al. Intravascular renal denervation reduces ambulatory and office blood pressure in patients with essential hypertension:A meta-analysis of randomized sham-controlled trials[J]. Kidney and Blood Pressure Research,2022,47(6):363 - 374.

[8] 郑筱萸.中药新药临床研究指导原则:试行[M].北京:中国医药科技出版社,2002

[9] 丁子云.中医辩证分型治疗高血压的临床效果观察[J].河南医学研究,2016,25(2):342 - 343.

[10] 刘丽萍,李俊琳.中医辨证分型治疗中老年高血压病临床探析[J].名医,2019(5):102.

[11] 计彦新,王艳君,李雪英.高血压中医证型分布规律及与危险因素的相关性研究[J].中医药导报,2018,24(2):84-87.

[12] 王连珂,崔伟锋,潘玉颖,等.2144例河南高血压病中医证候分类研究[J].中医药临床杂志,2018,30(1):89-92.

[13] Zhang D Y,Cheng Y B,Guo Q H,et al. Treatment of masked hypertension with a Chinese herbal formula:A randomized,placebo-controlled trial[J]. Circulation,2020,142(19):1821-1830.

[14] 王启才.针灸治疗学[M].北京:中国中医药出版社,2017.

[15] 谷林.耳穴中医理论基础初探[J].中国社区医师(综合版),2006,8(20):9.

[16] 余学燕,朱晓梅.吴茱萸贴敷涌泉穴治疗高血压病31例[J].河北中医,2004,26(10):757.

[17] 库拉西汗·哈得勒别克.哈医刺络放血治疗原发性高血压病临床体会[J].中国民族民间医药杂志,2004,13(4):213-214.

[18] 张广清,邱定荣.邓铁涛浴足方治疗高血压病120例临床观察[J].中医杂志,2005,46(11):826-828.

四、冠心病合并房颤

(一)西医诊治

冠心病是由于冠状动脉粥样硬化使管腔狭窄、痉挛或阻塞导致心肌缺血、缺氧或坏死而引发的心脏病。中国冠心病发病率逐渐升高,其死亡率占心血管疾病首位。欧洲心脏病学会(ESC)发布了《2019 ESC 慢性冠状动脉综合征(chronic coronary syndrome,CCS)的诊断和管理指南》,该指南将冠心病重新分类为急性冠状动脉综合征(acute coronary syndromes,ACS)和 CCS。CCS 涵盖了冠心病无症状心肌缺血、血管痉挛与微循环病变的不同临床阶段。

冠心病是房颤发病的重要危险因素,房颤是其常见的并发症,且冠心病与房颤具有多种相同的危险因素,两种疾病常合并存在。《中国心血管健康与疾病报告2021》指出我国现有约1139万冠心病患者,2012—2015年CHS研究发现,中国35

岁及以上居民的心房颤动患病率为 0.7％，农村（0.75％）高于城市（0.63％），其中
34％的患者为新发现的房颤，自己并不知晓。

1. 发病机制

1）冠心病主要的原因是冠状动脉粥样硬化。冠状动脉粥样硬化导致冠状动
脉狭窄、闭塞，从而引起心肌供血障碍，甚至发生心肌梗死。长期的心肌细胞缺血、
坏死、凋亡，导致缺血性心肌病，心室收缩舒张功能异常，最终发展为心力衰竭。心
室收缩功能减低，引起心房的结构性改变，形成心房扩张、心房肌细胞肥厚、心房肌
纤维化等，从而导致房颤的发生。

2）冠心病的危险因素有高血脂、高血压、高血糖、饮酒、吸烟等。这些危险因
素，尤其是高血压，引起左房增大、室壁增厚，从而使左房结构发生改变，左房纤维
化等，导致房颤的发生。房颤发生后，心房内压力、容量负荷增加，引起心房进一步
扩大，使房颤持续并难以纠正。

2. 诊断

1）冠心病分型

冠状动脉病变的部位、范围和程度的差异，决定了冠心病不同的临床特点。为
适应冠心病诊疗理念的更新和便于治疗策略的制定，临床上提出两种综合征的
分类：

（1）慢性心肌缺血综合征，又称为稳定性冠心病，包括隐匿型冠心病、稳定型
心绞痛和缺血性心肌病等。

（2）急性冠状动脉综合征，包括：非 ST 段抬高型 ACS（NSTE-ACS）和 ST 段
抬高型 ACS（STE-ACS）两大类。前者包括：不稳定型心绞痛（unstable angina，
UA）、非 ST 段抬高型心肌梗死（non-ST-segment elevation myocardial infarction，
NSTEMI）；后者主要是 ST 段抬高型心肌梗死（ST-segment elevation myocardial
infarction，STEMI）。

2）临床表现

（1）慢性心肌缺血综合征包括稳定型心绞痛、隐匿型冠心病、缺血性心肌病。

① 稳定型心绞痛

性质：心绞痛呈压榨紧缩、压迫窒息、沉重闷胀样，而非"绞痛"，也非刀割样、尖
锐痛、短促的针刺样或触电样痛，也非昼夜不停的胸闷感觉。少数患者可为烧灼
感、紧张感、咽喉或气管上方紧榨感或呼吸短促。症状很少为体位改变或深呼吸所
影响。

部位：疼痛或不适处常位于胸骨或其邻近，也可发生在上腹至咽部之间的任何水平处。有时可位于左肩或左臂，偶尔也可放射至下颌、左肩胛区。

时限：多持续数分钟，一般不会超过 15 分钟。疼痛或不适感持续时间短暂（数秒）或持续时间较长（一整天或数天）均可除外心绞痛。

诱发因素：多与体力活动或情绪变化（过度兴奋、恐怖、紧张、发怒、烦恼等）有关。通常心绞痛发生在心脏负荷加重时，饱餐、寒冷等情况下心绞痛更易为上述情况所诱发。

缓解方式：休息或舌下含用硝酸甘油片有效，症状在数分钟内缓解。

体格检查对稳定型心绞痛的诊断无重要价值，但可发现某些基础心脏病的线索。

② 隐匿型冠心病

隐匿型冠心病通常无临床症状，但有心肌缺血客观证据（心电活动、心肌血流灌注及心肌代谢异常等），亦称无症状性冠心病。心肌缺血的心电图表现可见于静息时，或在增加心脏负荷时出现，常为动态心电图记录所发现，又称为无症状性心肌缺血（silent myocardial ischemia，SMI）。根据静息、动态、负荷试验的心电图，或放射性核素心肌显像等检查，发现心肌缺血的客观证据，从而作出诊断。选择性冠状动脉造影或血管内超声显像可确立诊断。

③ 缺血性心肌病

缺血性心肌病（ischemic cardiomyopathy，ICM）是长期心肌血供障碍，心肌局限性或弥漫性纤维化，导致心脏收缩和（或）舒张功能受损，引起心脏扩大、室壁僵硬、充血性心力衰竭、心律失常等一系列临床表现的综合征。

心绞痛是 ICM 患者常见的临床症状之一，但并不是必有的症状，部分患者可无明显的心绞痛或心肌梗死史。随着心力衰竭进展，心绞痛逐渐减少甚至完全消失。

心力衰竭是 ICM 发展到一定阶段必然出现的表现，早期进展缓慢，一旦发生心力衰竭进展迅速。

缺血性心肌病可出现**各种心律失常**，以室性期前收缩、房颤和束支传导阻滞为多见。

发生心力衰竭时，**血栓**和**栓塞**较常见。由于心脏扩大、并发房颤，心腔内易形成附壁血栓；长期卧床的患者易并发下肢静脉血栓。栓子脱落则发生脑栓塞、肺栓塞。

诊断主要依靠动脉粥样硬化的证据,除外引起心脏扩大、心力衰竭、心律失常的其他器质性心脏病。

(2)急性冠脉综合征

① NSTE-ACS 根据心肌损伤生物标志物[主要为心肌肌钙蛋白(cardiac troponin,cTn)测定结果]分为非 NSTEMI 和不稳定性心绞痛。不稳定性心绞痛与 NSTEMI 其发病机制和临床表现相当,但严重程度不同。其区别主要是缺血是否严重到心肌坏死,可以定量检测到心肌标志物。典型胸痛的特征是胸骨后压榨性疼痛,并且向左上臂、颈部或下颌部放射,可呈间歇性或持续性。不典型表现包括:上腹痛、类似消化不良症状和孤立性呼吸困难,常见于老年人、女性、糖尿病和慢性肾脏疾病或痴呆症患者。体格检查往往没有特殊表现。

② STE-ACS 主要是 ST 段抬高型心肌梗死(STEMI)。STEMI 典型的缺血性胸痛为胸骨后或心前区剧烈的压榨性疼痛,通常超过 20～30 分钟,可向左上臂、下颌、颈部、背或肩部放射;常伴有恶心、呕吐、大汗和呼吸困难等,部分患者可发生晕厥。含服硝酸甘油不能缓解。应密切注意患者生命体征,观察患者的一般状态,有无皮肤湿冷、面色苍白、烦躁不安、颈静脉怒张等;听诊有无肺部啰音、心律不齐、心脏杂音和奔马律;评估神经系统体征等。

冠心病合并房颤,除了上述临床表现,往往伴有房颤相关症状,如心悸、乏力、胸闷、运动耐量下降、活动后气促等症状。房颤患者的体征包括脉律不齐、脉搏短绌、第一心音强弱不等、节律绝对不规整等体征。

3. 辅助检查

1)心电图

心电图是诊断冠心病及合并房颤最简便、常用的方法。患者症状发作时,心电图检查价值更大。不发作时多数无特异性。心绞痛发作时 ST 段异常压低,变异型心绞痛患者出现一过性 ST 段抬高。不稳定型心绞痛多有明显的 ST 段压低和 T 波倒置。心肌梗死心电图表现:① 急性期有异常 Q 波、ST 段抬高;② 亚急性期有异常 Q 波和 T 波倒置;③ 慢性或陈旧性期仅有异常 Q 波。若 ST 段抬高持续时间较长,可能并发室壁瘤。若 T 波持久倒置,则称陈旧性心肌梗死伴冠脉缺血。心房颤动心电图表现:P 波消失,代之以 f 波,f 波频率为 350～600 次/分,其大小、形态和振幅不同,心室率绝对不规则。发生完全性房室传导阻滞,心室率可完全均齐;当发生室内差异性传导时,QRS 波群可宽大畸形。

2）心电图负荷试验

包括运动负荷试验和药物负荷试验（药物如潘生丁、多巴酚丁胺、异丙肾上腺素等）。对于安静状态下无症状或症状很短难以捕捉的患者，可以通过运动或药物增加心脏的负荷而诱发心肌缺血，通过心电图记录到 ST-T 变化而证实心肌缺血的存在。对怀疑心肌梗死的患者，禁忌试验。

3）动态心电图

记录到患者在日常生活状态下心电图的变化，如一过性心肌缺血导致的 ST-T 变化以及各种心律失常。

4）核素心肌显像

根据病史、心电图检查不能排除心绞痛，以及某些患者不能进行运动负荷试验时可做此项检查。核素心肌显像可以显示缺血区、明确缺血的部位和范围大小。结合运动负荷试验，提高检出率。

5）超声心动图

超声心动图对心脏形态、结构、室壁运动以及左心室功能进行检查，是目前最常用的检查手段之一，对室壁瘤、心腔内血栓、心脏破裂、乳头肌功能等有重要的诊断价值。

6）经食道超声心动图（TEE）

当需房颤复律时，行 TEE 检查排除心房内血栓。TEE 监测左心房血栓的敏感性和特异性较高，常用于指导房颤复律和导管射频消融等治疗。对于 CHA_2DS_2-VASc 评分≥2 分者，如没有抗凝 3 周需要复律时，须行 TEE 检查。TEE 还可发现血栓形成的高危因素，包括左心房血流速度降低、自发左心房显影、主动脉粥瘤等。依据 CHA_2DS_2-VASc 评分，对于血栓栓塞高危的患者，即使不行复律或导管消融治疗，也应行 TEE 检查，以了解有无心房或心耳血栓。

7）血液学检查

测定血脂、血糖等指标，评估是否存在冠心病危险因素。心肌损伤标志物是急性心肌梗死诊断和鉴别诊断的重要指标，以心肌肌钙蛋白为主。

8）冠状动脉 CTA

多层螺旋 CT 心脏和冠状动脉成像是一项无创、低危、快速的检查方法，是冠心病早期筛查和随访的重要手段。

9）冠状动脉造影

这是冠心病诊断的"金标准"，可以明确冠状动脉有无狭窄、狭窄的部位、程度、范围等,并指导进一步治疗。血管内超声可以明确冠状动脉内管壁形态及狭窄真实程度。光学相干断层成像是一种高分辨率断层成像技术,可以更好地观察血管腔和血管壁的变化。

10) 心脏电生理检查

当房颤是由房室结折返性心动过速、旁路相关的房室折返或房性早搏诱发时,心脏电生理检查有助于明确上述诱因。有预激波的房颤患者应行心脏电生理检查,并行旁路消融治疗。房颤合并宽 QRS 波快心室率时可被误诊为室性心动过速,行心脏电生理检查有助于鉴别。

4. 治疗

1) 一般治疗

(1) 休息:急性期卧床休息,保持室内安静,减少探视,减少不良刺激,解除焦虑,对于有焦虑患者,医生会视情况适当予患者抗焦虑、镇静的药物。

(2) 监护:密切监测心电图、血压、心率、呼吸、心功能、血氧饱和度等变化,以便适时采取治疗措施。

(3) 吸氧:呼吸困难和血氧饱和度降低患者,应予持续吸氧。

2) 药物治疗

冠心病合并房颤的治疗相较于单一的冠心病或房颤,需重点关注抗心律失常治疗(节律控制与室率控制)、抗栓治疗两个方面。

(1) 抗心律失常治疗

① 对于冠心病合并房颤患者,缓慢心室率(心室率<60 次/min)伴有症状时,非紧急情况可以口服茶碱缓释片。紧急情况下给予阿托品 0.5～1.0 mg 静脉注射;或异丙肾上腺素(急性冠状动脉综合征患者禁用)1 mg 溶于 5% 葡萄糖溶液 500 ml 缓慢静脉滴注,必要时安装临时起搏器。

② 快心室率房颤(心室率>100 次/min):若血流动力学不稳定,尽快电复律。症状轻微的冠心病合并房颤患者首选药物控制心室率。常用的控制心室率药物有 β-受体阻滞剂、非二氢吡啶类钙离子拮抗剂(NDHP-CCB)、洋地黄制剂及胺碘酮等。β 受体阻滞剂是无禁忌证患者的首选药物;NDHP-CCB 是慢性阻塞型肺部疾病、哮喘患者的首选;洋地黄制剂适用于心力衰竭或低血压的患者;胺碘酮可用于严重左心功能不全患者的心室率控制,长期维持仅用于其他药物禁忌或治疗无效。静脉给药用于急性期心室率控制,口服药则用于长期维持治疗。对于无预激综合征的房颤患者,若无 β 受体阻滞剂或 NDHP-CCB 禁忌证,可静脉注射艾司洛尔或

地尔硫草控制心室率;房颤伴心力衰竭或左室功能下降的患者,可静脉注射毛花苷C或胺碘酮控制心室率;预激综合征并房颤患者控制心室率首选胺碘酮或普罗帕酮,禁用洋地黄制剂、NDHP-CCB 和 β 受体阻滞剂。用药剂量建议个体化,避免发生心动过缓。

（2）抗栓治疗

① ACS 和/或 PCI 合并房颤患者的抗栓治疗

A. 急性期抗栓治疗:所有 OAC 治疗的房颤患者在发生 ACS 后应立即口服负荷剂量阿司匹林(100～300 mg),然后维持剂量为 75～100 mg/d。在已了解冠状动脉解剖结构或紧急情况下,如很可能行 PCI,可考虑采用 P_2Y_{12} 受体拮抗剂进行预处理;在不了解冠状动脉解剖结构时,应延迟至行 PCI 时再使用 P_2Y_{12} 受体拮抗剂进行预处理。与氯吡格雷相比,普拉格雷和替格瑞洛虽然效果更为明显,但出血风险也更高,因此 P_2Y_{12} 受体拮抗剂应首选氯吡格雷。对于使用 VKA 的患者,氯吡格雷负荷剂量一般选择 300 mg;由于数据有限,无论是否中断 NOAC 治疗,氯吡格雷负荷剂量根据常规临床实践建议选择 300 mg 或 600 mg。对于缺血/血栓(如ACS)风险高、出血风险低的患者,替格瑞洛可能是合理的选择;替格瑞洛负荷剂量为 180 mg,维持剂量为 90 mg 每日 2 次;若 P_2Y_{12} 受体拮抗剂选择替格瑞洛,则不建议使用阿司匹林(避免三联治疗)。对于 VKA 治疗且行冠状动脉造影和/或 PCI的患者,中断 VKA 并不能减少出血,中断 VKA 同时用肝素桥接可能增加出血,因此术前通常无需停用 VKA,但需查 INR。术中应使用普通肝素预防桡动脉闭塞,并可能减少术中血栓栓塞事件,常规监测活化凝血时间(ACT)。由于正在使用VKA 治疗,普通肝素应采用低剂量(30～50 U/kg),并在 ACT 维持≥225 秒条件下使用。对于 NOAC 治疗的患者,急诊 PCI 无需中断 NOAC。而择期 PCI 则可考虑在术前停药,停药时间取决于使用的药物和肾功能(通常术前停药 12～24 小时,达比加群酯经肾脏清除率较高,肾功能不全者需考虑延长术前停药时间),均无需桥接治疗。无论 NOAC 是否中断治疗,术中均需在 ACT 指导下使用肝素治疗。PCI 术后早期,如当天晚上或次日早晨,建议开始 NOAC(术前剂量)治疗。术中抗凝除了肝素类药物,也可考虑采用比伐芦定[一次性静脉注射 0.75 mg/kg,随后1.75 mg/(kg·h),维持至术后 3～4 h]作为替代,但不推荐使用磺达肝癸钠。

B. 出院后抗栓治疗:推荐大多数患者出院后采用 OAC＋ P_2Y_{12} 受体拮抗剂的双联抗栓治疗。无论支架类型如何,双联抗栓治疗的获益都是一致的。

• OAC 治疗:如无禁忌证,大多数冠状动脉支架术后合并房颤患者应首选

NOAC,而非 VKA。由于缺乏不同 NOAC 头对头比较的研究,暂无优先使用何种 NOAC 的建议。

• 对于 PCI 术前使用 VKA 的患者,在患者 INR 控制良好且无血栓栓塞/出血并发症的前提下,术后可继续使用 VKA;合并中重度二尖瓣狭窄或机械人工心脏瓣膜患者选择 VKA;合并严重肾功能不全患者(透析或肌酐清除率<15 ml/min),现阶段仍首选 VKA,INR 目标值为治疗范围下限(2.0~2.5)。具有抗凝指征的房颤患者如无禁忌证,应终生持续抗凝治疗。

• 抗血小板治疗:对于考虑采用双联抗栓治疗的患者,PCI 围术期需加用阿司匹林(三联治疗)直至出院。对于高缺血/血栓栓塞和低出血风险的患者,出院后阿司匹林可继续使用至术后 1 个月,但很少超过 1 个月。大多数双联抗栓的患者应考虑在术后 1 年停用抗血小板治疗;低缺血/血栓栓塞和高出血风险的患者可在 PCI 术后 6 个月停用抗血小板治疗;高缺血/血栓栓塞和低出血风险的患者,1 年后继续双联抗栓治疗可能是合理的。停用抗血小板治疗药物后,应继续给予卒中预防剂量的 OAC。

C. 房颤患者 PCI 围术期注意事项:房颤患者 PCI 围术期应综合考虑多方面因素,如术前应考虑 PCI 适应证和风险评估,术中考虑血管径路和支架选择,术后应定期进行风险评估,推荐使用质子泵抑制剂(PPI),避免使用 NSAID 等。

• 术前注意事项:

PCI 适应证:需 OAC 治疗的 PCI 患者优化抗栓治疗较为复杂,因此应严格掌握 PCI 适应证,建议根据《中国经皮冠状动脉介入治疗指南(2016)》选择适合 PCI 的患者。ACS 患者以及强化药物治疗的情况下仍存在缺血症状、存在较大范围心肌缺血证据且预判 PCI 潜在获益大于风险的稳定性冠心病患者,可考虑进行血运重建。对血运重建获益不明确的患者建议保守抗栓治疗。

风险评估:对于需 OAC 联合抗血小板治疗的患者,应根据其特征制定详细的治疗策略。风险评分可辅助筛查缺血、血栓栓塞及出血事件高风险患者,并有助于明确抗栓治疗的强度和疗程。对于同时存在缺血/血栓栓塞及出血事件高风险的患者,应详细权衡每种药物的获益与风险,同时考虑患者意愿。在确定抗栓治疗强度和疗程时,应动态评估患者的血栓栓塞和出血风险。

• 术中注意事项:PCI 患者采用桡动脉径路可减少出血风险。对于高出血风险的患者,包括需联合抗血小板、抗凝治疗的患者,应首选桡动脉径路。OAC 治疗患者如术前不能中断抗凝或 PCI 时 INR 处于治疗范围,桡动脉径路可能更安全。

基于安全性和疗效,推荐首选新一代药物洗脱支架。目前生物可降解支架仍缺乏循证医学证据。

• 术后注意事项:PCI 及起始 OAC 治疗后早期缺血和出血风险较高,术后前几个月应密切监测。VKA 治疗患者 INR 波动性大,更应密切监测,尤其是在治疗早期。NOAC 治疗患者应监测肾功能,必要时调整剂量。不应因小出血或瘀斑而随意停止抗栓治疗,而应及时就诊。应定期评估患者缺血和出血风险,以及时调整治疗方案。术后推荐使用 PPI、避免使用 NSAID,可考虑使用 PPI 以减少胃肠道出血,尤其对于联合抗栓治疗的患者。PPI 与氯吡格雷之间的相互作用并非类效应,仅与抑制 P450 2C19 活性的 PPI(如奥美拉唑和埃索美拉唑)有相互作用。因此,应首选不影响 P450 2C19 活性的 PPI(如泮托拉唑和雷贝拉唑等)。应避免使用 NSAID,因其可影响阿司匹林疗效,同时增加出血风险和血栓风险。

② 稳定性冠心病合并房颤患者的抗栓治疗

根据 $CHA_2DS_2\text{-}VASc$ 评分,如稳定性冠心病合并房颤患者具有抗凝指征,推荐应用卒中预防剂量的 OAC 单药治疗。对于具有高缺血风险、无高出血风险的患者可考虑在长期 OAC(如利伐沙班)基础上加用阿司匹林 75～100 mg/d(或氯吡格雷 75 mg/d)。对于适合 NOAC 的患者,推荐 NOAC 优于 VKA。

A. 高缺血风险,即弥漫性多支病变的冠心病,且伴以下至少一种情况:需药物治疗的糖尿病;再发心肌梗死;外周动脉疾病;估算的肾小球滤过率(e GFR)15～59 $ml \cdot min^{-1} \cdot (1.73\ m^2)^{-1}$。

B. 高出血风险:既往有脑出血或缺血性卒中史;其他颅内疾病史;近期胃肠道出血或胃肠道出血导致的贫血;与出血风险增加相关的其他胃肠道疾病;肝功能不全;出血倾向或凝血障碍;高龄或体弱;需透析或 e GFR$<$15 $ml \cdot min^{-1} \cdot (1.73\ m^2)^{-1}$。

(3)冠心病药物治疗

① 硝酸酯类药物:本类药物主要有:硝酸甘油、硝酸异山梨酯(消心痛)、5-单硝酸异山梨酯、长效硝酸甘油制剂(硝酸甘油油膏或橡皮膏贴片)等。硝酸酯类药物是稳定型心绞痛患者的常规用药,心绞痛发作时可以舌下含服硝酸甘油或使用硝酸甘油气雾剂。对于急性心肌梗死及不稳定型心绞痛患者,先静脉给药,病情稳定、症状改善后改为口服或皮肤贴剂,疼痛症状完全消失后可以停药。硝酸酯类药物持续使用可发生耐药性,有效性下降,可间隔 8～12 小时服药,以减少耐药性。

② 纤溶药物:主要有链激酶、尿激酶、组织型纤溶酶原激活剂等,可溶解冠脉闭塞处已形成的血栓,开通血管,恢复血流,用于急性 ST 段抬高的心肌梗死发作时。

③ 钙通道阻断剂：可用于稳定型心绞痛的治疗和冠脉痉挛引起的心绞痛。常用药物有：维拉帕米、地尔硫䓬、尼可地尔、硝苯地平控释剂、氨氯地平等。

④ 肾素血管紧张素系统抑制剂：包括 ACEI、ARB 以及醛固酮拮抗剂。对于急性心肌梗死或近期发生心肌梗死合并心功能不全的患者，尤其应当使用此类药物。常用 ACEI 类药物有：依那普利、贝那普利、雷米普利、福辛普利等。如出现明显的干咳副作用，可改用血管紧张素 Ⅱ 受体拮抗剂。ARB 包括：缬沙坦、替米沙坦、厄贝沙坦、氯沙坦等。用药过程中要注意防止血压偏低。

⑤ 调脂药物：调脂治疗适用于所有冠心病患者。他汀类药物主要降低低密度脂蛋白胆固醇，常用药物有：洛伐他汀、普伐他汀、辛伐他汀、氟伐他汀、阿托伐他汀等。最近研究表明，他汀类药物可以降低死亡率及发病率。新型降脂药物 PCSK9，肌肉注射给药，可阻止低密度脂蛋白（LDL）受体降解，促进低密度脂蛋白胆固醇（LDL-C）的清除，LDL-C 可降低 50%～70%，进一步改善冠心病合并房颤的愈后。

3）手术治疗

（1）冠心病血运重建

① 经皮冠状动脉介入治疗（PCI）：PCI 具有操作简便、创伤较小和术后康复较快等优点，在紧急情况下还能迅速实现血管重建。稳定性心绞痛患者 PCI 的主要获益在于缓解症状、改善生活质量，根据现有研究结果，对多数稳定性心绞痛患者应先选择药物治疗，而对于希望保持良好运动耐量的稳定性心绞痛患者可考虑 PCI；不稳定性心绞痛的患者 PCI 可改善长期生存率；对于非 ST 段抬高的急性心肌梗死患者，应建立在危险分层的基础上选择早期保守治疗策略或是早期介入策略；对于 ST 段抬高的急性心肌梗死患者，PCI 能有效降低其总体死亡率，但仍需考虑发病时间、梗死部位、心功能等因素。对于心肌梗死急性期首选急诊介入治疗，时间非常重要，越早越好。

② 冠状动脉旁路移植术（简称冠脉搭桥术，CABG）：CABG 通过恢复心肌血流的灌注，缓解胸痛和局部缺血，改善患者的生活质量，并可以延长患者的生命。对于合并糖尿病、多支血管病变、左心功能减退、左主干远端以及伴有前降支近段病变的多支血管病变以及通过 PCI 不能达到的完全血管重建的患者，选择 CABG 的获益可能更大。

（2）心房颤动的手术治疗

房颤的介入治疗及外科手术治疗在前面章节中已详细介绍，在此不再赘述。

（二）中医诊治

中医学将冠心病合并房颤归于"胸痹""真心痛""心悸""心水"等范畴,与外邪内侵、饮食不节、情志失调、年老体衰等因素有关,多种因素交互为患,引起心脉痹阻而发。

1. 病因病机

1）胸痹心痛

（1）年老体虚：本病多发于中老年人,年过半百,肾气渐衰。肾阳虚衰则不能鼓动五脏之阳,引起心气不足或心阳不振,血脉失于阳之温煦、气之鼓动,则气血运行滞涩不畅,发为心痛;若肾阴亏虚,则不能滋养五脏之阴,阴亏则火旺,灼津为痰,痰热上犯于心,心脉痹阻,则为心痛。

（2）饮食不当：恣食肥甘厚味或经常饱餐过度,日久损伤脾胃,运化失司,酿湿生痰,上犯心胸,清阳不展,气机不畅,心脉痹阻,遂成本病;或痰郁化火,火热又可炼液为痰,灼血为瘀,痰瘀交阻,痹阻心脉而成心痛。

（3）情志失调：忧思伤脾,脾虚气结,运化失司,津液不行输布,聚而为痰,痰阻气机,气血运行不畅,心脉痹阻,发为胸痹心痛。或郁怒伤肝,肝郁气滞,郁久化火,灼津成痰,气滞痰浊痹阻心脉,而成胸痹心痛。沈金鳌《杂病源流犀烛·心病源流》中认为七情中除"喜之气能散外,余皆足令心气郁结而为痛也"。由于肝气通于心气,肝气滞则心气涩,所以七情太过,是引发本病的常见原因。

（4）寒邪内侵：素体阳虚,胸阳不振,阴寒之邪乘虚而入,寒凝气滞,胸阳不展,血行不畅,而发本病。《素问·举痛论》："寒气入经而稽迟,泣而不行,客于脉外则血少,客于脉中则气不通,故卒然而痛。"《诸病源候论·心腹痛病诸候》曰："心腹痛者,由腑脏虚弱,风寒客于其间故也。"《医门法律·中寒门》云："胸痹心痛,然总因阳虚,故阴得乘之。"阐述了本病由阳虚感寒而发作,故天气变化、骤遇寒凉而诱发胸痹心痛。

本病基本病机为心脉痹阻。各种病因最终导致血行瘀滞,心脉不畅,发为本病。病程日久,瘀血不去,新血不生,心气痹阻,心阳不振,可向心肾阳虚转化。本病病位在心,涉及肝、脾、胃、肾等脏。病性总属本虚标实,虚为气虚、阴虚、阳虚而心脉失养,以心气虚为常见;实为寒凝、气滞、痰浊、血瘀痹阻心脉,而以血瘀为多见。若病情进一步发展,瘀血痹阻心脉,则心胸猝然大痛,痛不可自止,而发为真心痛。如心阳阻遏,心气不足,鼓动无力,可发为心悸、脉参伍不调;若心肾阳虚,水邪泛滥,可出现心衰;若心阴阳之气不相顺接,可发生厥脱,乃至猝死。

2) 心悸

(1) 体虚久病:禀赋不足,素体虚弱,或久病失养,劳欲过度,气血阴阳亏虚,以致心失所养,发为心悸。

(2) 饮食劳倦:嗜食膏粱厚味,蕴热化火生痰,或伤脾滋生痰浊,痰火扰心而致心悸。劳倦太过伤脾,或久坐卧伤气,引起生化之源不足,而致心血虚少,心失所养,神不潜藏,而发为心悸。

(3) 七情所伤:平素心虚胆怯,突遇惊恐或情怀不适,悲哀过极,忧思不解等七情扰动,忤犯心神,心神动摇,不能自主而心悸。

(4) 感受外邪:风寒湿三气杂至,合而为痹,痹证日久,复感外邪,内舍于心,痹阻心脉,心之气血运行受阻,发为心悸;或风寒湿热之邪,由血脉内侵于心,耗伤心之气血阴阳,亦可引起心悸。如温病、疫毒均可灼伤营阴,心失所养而发为心悸。或邪毒内扰心神,心神不安,也可发为心悸,如春温、风温、暑温、白喉、梅毒等病,往往伴见心悸。

(5) 药物中毒:药物过量或毒性较剧,损害心气,甚则损伤心质,引起心悸,如附子、乌头,或西药锑剂、洋地黄、奎尼丁、肾上腺素、阿托品等,当用药过量或不当时,均能引发心动悸、脉结代等证候。

心悸的发病,或由惊恐恼怒,动摇心神,致心神不宁而为惊悸;或因久病体虚,劳累过度,耗伤气血,心神失养,若虚极邪盛,无惊自悸,悸动不已,则成为怔忡。心悸的病位主要在心,由于心神失养,心神动摇,悸动不安。但其发病与脾、肾、肺、肝四脏功能失调相关。如脾不生血,心血不足,心神失养则动悸。脾失健运,痰湿内生,扰动心神,心神不安而发病。肾阴不足,不能上制心火,或肾阳亏虚,心阳失于温煦,均可发为心悸。肺气亏虚,不能助心以主治节,心脉运行不畅则心悸不安。肝气郁滞,气滞血瘀,或气郁化火,致使心脉不畅,心神受扰,都可引发心悸。心悸的病性主要有虚实两方面。虚者为气血阴阳亏损,心神失养而致。实者多由痰火扰心,水饮凌心及瘀血阻脉而引起。虚实之间可以相互夹杂或转化。如实证日久,耗伤正气,可分别兼见气、血、阴、阳之亏损,而虚证也可因虚致实,而兼有实证表现,如临床上阴虚生内热者常兼火亢或夹痰热,阳虚不能蒸腾水湿而易夹水饮、痰湿,气血不足、气血运行滞涩而易出现气血瘀滞,瘀血与痰浊又常常互结为患。总之,本病为本虚标实证,其本为气血不足,阴阳亏损,其标是气滞、血瘀、痰浊、水饮,临床表现多为虚实夹杂之证。

2. 治则治法

胸痹具有本虚标实,虚实夹杂,发作期以标实为主、缓解期以本虚为主的病机特点,其治疗应补其不足,泻其有余。本虚宜补,权衡心之气血阴阳之不足,有无兼见肝、脾、肾脏之亏虚,调阴阳补气血,调整脏腑之偏衰,尤应重视补心气、温心阳;标实当泻,针对气滞、血瘀、寒凝、痰浊而理气、活血、温通、化痰,尤重活血通络、理气化痰。补虚与祛邪的目的都在于使心脉气血流通,通则不痛,故活血通络法在不同的证型中可视病情而随证配合。由于本病多为虚实夹杂,故要做到补虚勿忘邪实,祛实勿忘本虚,权衡标本虚实之多少,确定补泻法度之适宜。同时,在胸痹心痛的治疗中,尤其在真心痛的治疗时,在发病的前三四天内,警惕并预防脱证的发生,对减少死亡率、提高治愈率更为重要。必须辨清证候之顺逆,一旦发现脱证之先兆,如疼痛剧烈,持续不解,四肢厥冷,自汗淋漓,神萎或烦躁,气短喘促,脉或速、或迟、或结、或代、或脉微欲绝等,必须尽早使用益气固脱之品,并中西医结合救治。心悸虚证由脏腑气血阴阳亏虚、心神失养所致者,治当补益气血,调理阴阳,以求气血调畅,阴平阳秘,并配合应用养心安神之品,促进脏腑功能的恢复。心悸实证常因于痰饮、瘀血等所致,治当化痰、涤饮、活血化瘀,并配合应用重镇安神之品,以求邪去正安,心神得宁。临床上心悸表现为虚实夹杂时,当根据虚实之多少,攻补兼施,或以攻邪为主,或以扶正为主。

3. 辨证分型与治疗

胸痹与心悸二者虽然临床表现不同,但病因病机相似,根据"异病同治"理论辨证施治。冠心病合并房颤患者中医证候中实证以气滞血瘀、痰浊阻滞为主,虚证以心阳不振、气阴两虚多见。

1)气滞血瘀证

表现:心胸满闷不适,隐痛阵发,痛无定处,心悸,时欲太息,遇情志不遂时容易诱发或加重,或兼有脘腹胀闷,得嗳气或矢气则舒,苔薄或薄腻,脉结而细弦。

治法:理气活血,定悸安神。

方药:柴胡疏肝散合丹参饮加减。常用药:柴胡、香附、枳壳、陈皮、白芍、丹参、川芎、砂仁、檀香等。气滞郁而化火,心悸烦闷,口干便秘者,改用丹栀逍遥散以疏肝清热;瘀血甚者,改用血府逐瘀汤加减。

2)痰浊阻滞证

表现:胸闷重而心痛轻,心悸时发时止,形体肥胖,痰多气短,遇阴雨天而易发作或加重,伴有倦怠乏力,纳呆便溏,口黏,恶心,咯吐痰涎,苔白腻或白滑,脉滑而结代。

治法：通阳泄浊，豁痰开结。

方药：瓜蒌薤白半夏汤加味。常用药：瓜蒌、薤白、半夏、丹参、三七等。痰湿甚者，加茯苓、薏苡仁健脾化湿；兼气滞者，加石菖蒲、枳实以理气宽胸；痰浊郁而化热，改用黄连温胆汤加味；痰热兼有郁火，加海浮石、山栀、天竺黄化痰火之胶结；瘀象明显，加失笑散以行瘀止痛。

3）心阳不振证

表现：胸闷气短，心悸不安，动则尤甚，面色苍白，形寒肢冷，舌淡苔白，脉结而虚弱，或沉细无力，或涩。

治法：温补心阳，安神定悸。

方药：参附汤加减。常用药：人参、附子、桂枝、瓜蒌、炙甘草、龙骨、牡蛎等。气虚寒甚，加黄芪、肉桂以益气助阳；兼肾阳不足，加熟地、山萸肉、仙灵脾以温养肾气。

4）气阴两虚证

表现：胸痛隐隐，时作时休，心悸气短，头晕乏力，动则益甚，气息低微，易汗，舌体胖边有齿痕，脉虚细缓而结代。

治法：益气养阴，宁心定悸。

方药：生脉散合人参养荣汤加减。常用药：人参、黄芪、肉桂、麦冬、五味子、玉竹、丹参、当归、炙甘草等。兼有血瘀者，加川芎、红花、郁金以行气活血；心悸不安、夜寐困难者，加柏子仁、酸枣仁以收敛心气，养心安神。

4. 其他中医疗法

1）中成药口服

通心络胶囊、益心舒胶囊、麝香保心丸、速效救心丸、参松养心胶囊、稳心颗粒等辨病应用。

2）中药针剂

以丹参、三七等中药提取的单体成分，有活血化瘀通络等作用，适用于冠心病合并房颤的静脉输液治疗。

3）针灸治疗

针刺内关穴、膻中穴等可增加心肌收缩力，减少心肌氧耗，改善冠脉循环，调节心律。

参考文献

[1] 马丽媛,王增武,樊静,等.《中国心血管健康与疾病报告2021》概要[J].中国介入心脏病学杂志,2022,30(7):481-496.

[2] 中华医学会心电生理和起搏分会,中国医师协会心律学专业委员会,中国房颤中心联盟心房颤动防治专家工作委员会.心房颤动:目前的认识和治疗建议(2021)[J].中华心律失常学杂志,2022,26(1):15-88.

[3] 中华医学会,中华医学会杂志社,中华医学会全科医学分会,等.稳定性冠心病基层诊疗指南(2020年)[J].中华全科医师杂志,2021,20(3):265-273.

[4] 张澍,霍勇.《内科学·心血管内科分册》[M].北京:人民卫生出版社,2016.

[5] 张一白,宫丽鸿.冠心病合并房颤的中西医治疗研究进展[J].实用中医内科杂志,2022,36(4):140-142.

[6] 中华医学会心血管病学分会,中华心血管病杂志编辑委员会.冠心病合并心房颤动患者抗栓管理中国专家共识[J].中华心血管病杂志,2020,48(7):552-564.

五、瓣膜性房颤

(一) 西医诊治

2019年AHA/ACC/HRS房颤指南和2020年CCS指南将瓣膜性房颤(valvular atrial fibrilation,VAF)定义为二尖瓣中、重度狭窄(风湿性或非风湿性)或任何机械瓣膜置换术后的房颤。除此以外其他房颤,称为非瓣膜性房颤(NVAF)。VAF这一术语的提出,是为了区分血栓栓塞事件的不同风险和适应不同抗凝策略的需要。

有学者认为,瓣膜病本身存在较高的血栓栓塞风险,在合并心房颤动的基础上需较强的抗栓策略,因此所有的心脏瓣膜病合并房颤均是瓣膜性房颤;与此同时,一些学者则提出只有二尖瓣中、重度狭窄能够加重左心房血流瘀滞,影响血流动力学的瓣膜病合并房颤,才能称为瓣膜性房颤。因此,一直以来,对于VAF的定义都存在争议。

对VAF定义的争议,主要体现在非维生素K拮抗剂口服抗凝剂(NOAC)药物防治房颤卒中、栓塞临床疗效及安全性研究的纳入和排除标准中。例如,在比较希美加群与华法林在房颤患者中临床疗效和安全性研究中,将二尖瓣狭窄、瓣膜术后和感染性心内膜炎作为排除标准之一;在比较利伐沙班与华法林在预防脑卒中和栓塞事件的研究中,明确将血流动力学改变的二尖瓣狭窄或任何人工瓣膜的房颤患者排除;在阿哌沙班与华法林比较的研究中将临床上显著中度或重度二尖瓣狭窄,机械心脏瓣膜排除,或将所有的心脏瓣膜病和机械人工瓣膜术后患者作为排除标准之一;比较艾多沙班与华法林的两种抗凝策略,排除了"中度或重度二尖瓣狭窄或机械瓣膜置换术后"患者,而纳入了具有生物人工心脏瓣膜和瓣膜修复术后患者。但 VAF 以外的瓣膜病合并房颤治疗策略与非瓣膜病房颤患者大致相同。

在一项针对 1818 名西班牙裔/拉丁美洲人的的研究中,心脏瓣膜病的患病率为 3.1%,中度或中度以上严重程度的反流或狭窄心脏瓣膜病的患病率为 2.6%。

关于 VAF 患者流行病学的可靠数据是有限的。2017 年欧洲心律协会联合欧洲心脏病学会发布 VAF 相关专家共识,在 RE-LY 试验研究注册中心数据统计基础上发现,46 个国家的 164 个地区中,北美有 2.2%,非洲有 21.5% 以及印度有31.5% 的 AF 患者合并风湿性心脏病。中国房颤注册中心 111 家医院研究数据显示,从 2012 年 7 月到 2012 年 12 月,共有 3562 名(85.6%)非瓣膜性房颤患者和599 名(14.4%)风湿性瓣膜性心房颤动患者。EORP-AF 房颤注册研究中心数据显示,63.5% 的 AF 患者并发心脏瓣膜病,心脏瓣膜病合并房颤患者卒中风险是正常人群的 17 倍。

1. 发病机制

二尖瓣中重度狭窄或心脏机械瓣膜术后引起心脏电重构和结构重构是 VAF发生的先决条件,尤其是风湿性二尖瓣中重度狭窄瓣膜病。有研究显示,风湿性心脏病患者 50% 可诊断出房颤。二尖瓣中度狭窄,左心房流入左心室的舒张期血流压力增加,左心房压力增加,从而导致左心房扩大、增厚,左心房压力和容量负荷过重,导致肺静脉回流障碍,肺静脉、肺毛细血管楔压增高,引起肺淤血,当肺毛细血管楔压高于 25 mmHg,血浆、血细胞渗出毛细血管外,肺水肿产生。长期肺淤血,反射性引起肺小动脉痉挛,肺动脉高压形成,肺动脉压力进一步增加,使右心室后负荷增加,引起右心室肥厚、扩张及房室瓣反流等一系列心脏结构重构,心脏结构变化又进一步导致心脏电重构。

VAF 发生的机制,主要包括触发机制和维持机制。触发机制包括心大静脉、肺静脉、腔静脉、冠状静脉及 Marshall 韧带局灶异常电活动相关。目前肺静脉前庭电位点隔离是射频消融和冷冻消融的主要理论基础,即由局灶性异位活动和折返共同引起。异位心房病灶源于细胞自发除极化,或者继发于心房肌细胞自律性的增强,或者是后除极引发的触发活动。Ca^{2+}异常、炎症信号在促进后除极产生以及房颤发生中起关键作用。由于肺静脉动作电位持续时间较短、静息膜膜电位较低和肌原纤维分布不均匀,肺静脉是触发活动和微折返的脆弱区域,其通过快速持续发放局灶性脉冲,触发并维持房颤,这些脉冲在其外围分解成纤颤波,或形成小的折返环。

维持机制尚未完全阐明,主要与心房折返环形成相关。心房纤维化等结构异常通过局部传导减慢和结构传导障碍促进折返,心房扩张通过维持转子形成和转子湮灭之间的平衡促进折返。此外,还需关注 VAF 可逆的和不可逆的危险因素,在房颤中后期也贡献了不少力量。如可逆的高血压、糖尿病、阻塞性睡眠呼吸暂停、肥胖、吸烟、饮酒、缺乏运动等不良习惯等危险因素,通过激活交感神经和肾素-血管紧张素-醛固酮系统,加速心脏结构和电重构,增强 VAF 易感性。

关于房颤发生机制,有三大假说可供借鉴:

(1)多发子波折返假说:房颤时心房内存在多个折返子波,这些子波不固定,且相互影响,不断的融合、改变,甚至形成新的子波。

(2)局灶激动学说:常见于肺静脉前庭,向四周发放高频冲动,形成"主导折返环",并因周围组织不同的电传导及自律性,或遇到因心肌梗死或其他心脏手术遗留疤痕组织等解剖障碍碎裂为更多的子波,从而产生心房颤动。

(3)转子样激动学说:体表标测系统和心内球囊标测电极显示,其可表现为局灶性或折返性激动,可在"主导折返环"和"小折返子波"之间来回切换。

2. 诊断

VAF 患者诊断,必须有 1 次及 1 次以上心房颤动的心电记录和心脏超声明确诊断的二尖瓣中重度狭窄或心脏机械瓣膜置换术后。

1)临床表现

在采集病史过程中,应尽量全面细致,包括既往有无风湿病、卒中、高血压、糖尿病、血栓事件、阻塞性睡眠呼吸暂停等病史,以及运动、烟酒、体重指数等危险因素。详细记录房颤的首次发生日期、症状、心电图表现。

(1)症状:VAF 的临床表现可表现为心悸,胸闷,憋喘,乏力,咳嗽、咯血、气短,头晕,纳差等。

（2）体征

① 二尖瓣面容：见于严重二尖瓣狭窄的患者，由于心排血量减低，患者两颧呈紫红色，口唇轻度发绀，四肢末梢亦见发绀。

② 心界增大，中度以上二尖瓣狭窄患者心脏浊音界在胸骨左缘第三肋间向左扩大，表示肺动脉和右心室增大。

③ 胸骨左下缘抬举样搏动，提示存在在严重肺动脉高压导致右心室肥厚或扩张，或增大的左心房将右心室推向胸骨，引起胸骨左下缘抬举样搏动。

④ 心脏杂音：二尖瓣狭窄时，心尖区舒张中晚期低调的隆隆样杂音，呈递增型，局限性，左侧卧位、运动或深呼吸时增强，可伴有舒张期震颤；而合并房颤后，其舒张期隆隆样杂音可减轻。二尖瓣明显狭窄伴肺动脉高压时，肺动脉及其瓣环扩张引起相对性肺动脉瓣关闭不全，于二尖瓣听诊区可闻及舒张早期递减型高调叹气样杂音（Graham Steel 杂音）；右心室扩大时，因相对三尖瓣关闭不全，可于胸骨左缘第 4、5 肋间闻及全收缩期吹风样杂音。

⑤ 心音改变：心尖区第一心音亢进，呈拍击样。可在 $80\% \sim 85\%$ 的患者胸骨左缘 $3 \sim 4$ 肋间或心尖区内侧闻及二尖瓣开瓣音，此音紧跟第二心音后，高调短促而响亮，呼气时明显，是隔膜型瓣膜口的主瓣（二尖瓣前叶）在开放时发生震颤所致。拍击样第一心音和二尖瓣开瓣音的存在，高度提示二尖瓣狭窄以及瓣膜仍有一定的柔顺性和活动力，有助于隔膜型二尖瓣狭窄的诊断，如瓣叶钙化僵硬，第一心音减弱，开瓣音消失；肺动脉瓣高压时，肺动脉瓣区第二心音亢进或伴分裂。

⑥ 脉律绝对不齐、脉搏短绌。

⑦ 肺水肿：双肺呼吸音清，可闻及湿啰音。

2）实验室检查

实验室检查包括肝肾功能、血脂、血糖、血常规、凝血功能、BNP/NT-proBNP、心梗标记物、甲状腺功能等。

3）器械检查

（1）心电检查

① 普通心电图：VAF 的诊断必须有心房颤动心电图记录。心电图表现：

A. 正常 P 波消失，代之以大小不等、形态各异的颤动波（f 波），通常以 V_1 和 Ⅱ 导联最明显；

B. f 波可粗大，可细小；f 波频率 $350 \sim 600$ 次/分；

C. 心室率绝对不齐，QRS 波一般不宽，若是前一个 RR 间距偏长，而与后一个

QRS波相距较近时,易出现一个增宽变形的QRS波,可能是心房颤动伴差异性传导;

D. 持续性心房颤动者,如果心电图上出现RR绝对规则且心室率缓慢,常提示合并完全性房室传导阻滞。

② 动态心电图:24小时动态心电图的监测不仅能提高VAF的检出率,还能更好的评价患者心电活动,包括监测患者24小时总心搏数、平均心率、最慢心率、最快心率,大于3秒以上长间歇等,评价窦房结、房室结功能。

③ 心脏植入式电子设备(CIED):与普通心电图和动态心电图相比,心脏植入式电子设备,包括植入式心律转复除颤器(ICD)和起搏器,能够通过随时监测和评估内置存储的EGM提高房颤的检出率。不同的CIED算法不尽相同,一般来说,在所有CIED都通过PP间期去识别房颤心率。

④ 植入式循环记录仪(ILRs):ILR具有专用房颤算法,其假阳性结果低于CIED,常用于手术或导管消融术后房颤的诊断和监测,以提高无症状房颤的检出率,从而有效预防卒中。

(2)影像学检查

① 经胸超声心动图(TTE):超声心动图具有简便易行、实时直观、无创和准确性高等优点,一直是临床了解VAF患者心脏解剖结构和功能病变的首选影像学检查技术。监测和评价患者心脏各腔、瓣膜大小、形态和功能,尤其是左心房前后径、容积指数,二尖瓣、三尖瓣、主动脉瓣、肺动脉瓣形态及功能,以及左心室射血分数等。2D超声心动图可见瓣叶增厚、黏连、钙化,瓣叶活动受限,舒张期瓣叶呈圆拱形。M型超声心动图提示二尖瓣前后叶同向运动,呈"城墙样"改变。彩色多普勒超声可通过测定二尖瓣血流速度,评价跨瓣压差及瓣膜狭窄程度:5～10 mmHg属中度狭窄,>10 mmHg为重度狭窄。近年来,二维斑点追踪技术被发现能较好地预测房颤射频消融成功率。

② 经食管超声心动图(TEE):TEE作为消融术前排除左心房及左心耳血栓金标准,具有操作简单、无创、图像质量高等优点,缺点在于部分患者无法耐受,需全麻,对于食管裂孔疝等食管畸形患者,无法行TEE检查。

③ 心腔内超声心动图(ICE):ICE使用的是5～12 MHz的低频超声,因此心腔内超声的组织穿透力要优于血管内超声。与TEE相比,优势在于空间局限性较小,可经外周血管送入目标心腔或血管结构内进行更近距离的扫描,避免TEE探头对食管黏膜的机械性损伤。缺点是对左心房、左心耳、肺静脉近距离扫描需行房

间隔穿刺,需要使用造影剂及 X 线暴露。

④ 心脏 CT:心脏 CT 是一种用于评价心脏结构和心脏功能的检查方法。房颤消融术前用于明确患者肺静脉解剖,测量左心房大小,与食管等周围组织的解剖关系,以及排除左心耳血栓等。

⑤ 心脏 MRI:核磁共振成像是利用射频电磁波对置于磁场中的含有自旋不为零的原子核的物质进行激发,然后通过感应线圈接收这些核磁共振信号,后期运用数学方法进行处理而建立的一种数字图像。CMRI 时间和空间分辨率较高,能够通过测量 MRI 的信号流空和两心室每搏输出量的差异对瓣膜的反流程度进行定量分析。此外,能准确测量心脏瓣膜的厚度、受累瓣口的大小、赘生物,并评价瓣膜的开放和关闭功能。射频消融术前术后均可行 CMRI 检查,重点留存肺静脉远端的分支结构图像,进行三维重建,以了解肺静脉数量、分支、形态和解剖变异,以及肺静脉近端的直径及位置情况,同时可协助排查左房及左心耳血栓,还可以作为肺静脉消融术后判断有无肺静脉狭窄的参照。

4)鉴别诊断

(1)与非瓣膜性房颤鉴别诊断:主要通过心脏超声,VAF 患者心脏超声有二尖瓣中重度狭窄表现,或者机械瓣膜置换术病史。

(2)与心衰合并房颤鉴别诊断:心衰合并房颤范围极广,VAF 在失代偿期表现为心衰合并房颤,症状上很难鉴别,主要通过询问病史及心脏超声检查。

3. 治疗

1)一般治疗

低盐低脂饮食、戒烟、限酒、运动、吸氧。

2)药物治疗

(1)抗凝治疗

几乎所有的大型 NOAC 研究均将 AVF 列入排除标准,原因主要是由于二尖瓣中、重度狭窄、机械瓣房颤患者栓塞风险高于其他瓣膜病,长期持续的抗凝策略不容置喙,唯一一个 REALING 试验对比 NOAC 和华法林在机械心脏瓣膜患者中抗凝效果的临床试验,最终由于达比加群组血栓栓塞和出血并发症明显高于华法林而提前终止试验。基于该试验结果,后续的 NOAC 试验均将机械心脏瓣膜患者排除在外。因此,目前长期持续使用华法林是 VAF 的没有争议的抗凝策略。INR 需维持在 2.0~3.0,如手术需中断华法林抗凝,可使用普通肝素或低分子肝素进行桥接。

（2）抗心律失常治疗

控制节律是指恢复并维持窦性心律，控制节律的方式包括自然转复、药物复律、电复律和手术复律。节律控制对于房颤早期（1年内）患者意义重大。既往研究资料显示，诊断房颤1年后严重心血管并发症和死亡风险最高。① 初发房颤或既往有阵发性房颤且发作持续时间＜24 h患者，可先观察是否能自行转复；② 既往房颤且发作持续时间≥48 h，且本次发作持续时间＜48 h者，排除复律禁忌证，在抗凝的基础上，积极考虑复律；③ 阵发性房颤且持续时间≥48 h，或房颤发作时间持续不明的患者，可考虑在有效抗凝治疗3周或排除心房血栓后进行复律；④ 持续性房颤加重期主要考虑抗凝治疗和控制心室率，综合评估患者房颤持续时间、心房大小、有无心房血栓以及患者意愿决定是否复律。

药物复律在房颤发作后7天内开始最有可能成功。复律药物以Ⅲ类抗心律失常药物为主，包括胺碘酮、决奈达隆、伊布利特、多非利特以及维纳卡兰。上述药物都可以通过阻断3期复极化钾离子外流，明显延长动作电位时相。

胺碘酮：作为临床常用药，是VAF患者药物复律的首选药物，不仅可以发挥Ⅲ类抗心律失常药物延长动作电位时程和不应期的作用，还有Ⅰ类药物阻断钠通道降低0相除极化速度的作用，同时也具Ⅱ类β受体阻滞作用和Ⅳ类微弱的钙通道阻滞作用。其通过降低窦房结发放冲动的频率，抑制自律性，终止折返，减慢患者心率，终止房颤发作发挥抗心律失常作用。但因其半衰期较长，致肺纤维化、甲状腺功能和肝功能异常等副作用，不适宜长期使用。

决奈达隆：是一种胺碘酮的类似物，其抗心律失常作用不如胺碘酮，同时其也没有胺碘酮肺、肝、甲状腺毒性等不良反应。

伊布利特：通过延长心肌细胞动作电位，延长心房和心室不应期和动作电位时程发挥抗心律失常作用，但只适用于近期发作的房颤或房扑，长期房颤患者疗效欠佳，且其可通过延长QT间期，引发尖端扭转型室速。在给药几小时内应进行严密的心电监护。

多非利特：甲磺酸苯胺衍生物，能选择性抑制钾离子通道，延长动作电位时程和有效不应期，但不影响传导速度，其抗心律失常作用呈剂量依赖型。主要不良反应为尖端扭转型室速，因此，用药期间需严密心电监护。

维纳卡兰：又称心房复极延长剂，因其作用于心房Kv1.5通道，抑制心房细胞复极而得名，但其只对7天内的房颤有效，此外本品可导致严重的低血压，用药时应进行严密监测。需要指出Ic类抗心律失常药物不能用于VAF患者。

无论是否复律,维持房颤患者的心室率在合理范围,对于改善患者症状和维护心功能都非常重要。VAF 患者心率控制药物,β 受体阻滞剂是首选,其次是非二氢吡啶类钙通道阻滞剂。应在实施控制心率过程中评估心率控制是否充分,必要时调整药物治疗,以将心室率保持在生理范围内。一种心率控制药物不理想的情况下,可考虑联合使用地高辛。对于无症状或轻微症状的房颤患者,可实行宽松的心率控制(静息心率＜100 bpm)。当症状持续或发生心动过速介导的心肌病时,严格的心率控制(静息心率＜80 bpm)策略是合理的。在达到严格的心率目标后,建议进行运动测试和/或 24 小时动态心电图来评估运动期间的变时反应并避免心动过缓。

3）手术

导管消融是房颤患者恢复和维持窦性心律的有效手段,肺静脉隔离的是导管消融的基石,目前指南推荐首选射频消融,冷冻消融为辅,两种消融一热一冷,各具优势,也有各自的局限性。无论是"热"的射频还是"冷"的冷冻消融,对消融组织的破坏均缺乏选择性,且依赖于导管的贴靠力,可能会对临近的食管、膈神经、冠状血管等造成损伤。伴随着临床高效且安全的消融需求,脉冲消融研发入市,基于不同组织损伤阈值不同的原理,可选择性对心肌细胞进行消融,理论上更加安全可靠,但尚无高质量的循证医学证据。遗憾的是,目前尚没有针对瓣膜性房颤设计的临床研究去比较三种消融方式的优劣。

（1）射频消融:射频消融主要指通过射频电流对局部心肌通过电场进行加热,使局部组织细胞坏死,以达到热消融的目的。局部组织的温度与弥散产热与对流散热决定,对流散热主要由血液循环完成,一旦局部温度达到 50 ℃,即可造成局部心肌不可逆的损伤。

（2）冷冻消融:经冷冻球囊导管消融是实现肺静脉隔离的标准方法之一,与其他手术方法相比,具有导管稳定型好、疤痕边界连续均匀、疤痕表面心内膜损伤较小、操作简便、手术时间短且患者不适感较少,安全性高、疗效好等优点。其原理是通过低温消融,即节流膨胀效应,指高压流体经过细小的毛细管到达低压区域时,流体膨胀吸热引起温度下降。低温引起靶点心肌细胞坏死,进而隔离肺静脉电传导,起到治疗作用,这是冷冻消融的机制。

决定冷冻消融效果的主要因素:① 最低温度:温度每降低 10 ℃,冷冻深度可增加 0.38 mm;② 降温速度:快速降低使细胞内液未经渗透压作用外移时发生冻结,增加细胞内结冰程度,从未增加细胞的死亡,降温越快,细胞死亡率越高;③ 复温速度:慢速复温过程中,解冻较快的细胞外液回流至细胞内,加重细胞损伤,增加细胞死亡;④ 冷冻时间:冷冻时间越长,损伤范围越大,一般冷冻 2 min 即可形成稳定的透壁损伤;⑤ 冷冻次数:第一次冷冻后,组织的热传导速率会增加,二次冷冻会明显增加损伤范围;⑥ 接触程度和局部血流:没有接触就没有损伤,而局部血流是影响组织温度的重要因素。

(3)脉冲消融:脉冲消融的原理基于应用超快速电脉冲通过形成不可逆的纳米级孔隙来破坏细胞膜的稳定性,最终导致细胞死亡,这种现象称为电穿孔。脉冲消融的优势在于其能选择性消融心肌细胞,而不损伤其周围组织,原因在于心肌细胞坏死阈值低于其他组织(如血管或神经纤维)。目前已被证实,其可通过肺静脉隔离实现房颤消融治疗的同时,又没有热消融的不良反应,包括卒中、肺静脉狭窄、膈神经及食管损伤等。

4)电复律

早期节律控制可降低患者中风和心血管死亡的风险,对于伴有严重血流动力学障碍、预激综合征伴快速心室率的瓣膜性房颤患者首选电复律,有症状的持续性或长期持续性房颤也是电复律适应证,优先选择同步电复律,以恢复窦性心律。但房颤在电复律后,可能出现左心房顿抑和左心耳血栓脱落风险增加。电复律前,INR 值最好维持在 2.0～3.0 之间,且复律后仍需长期口服华法林抗凝治疗。

(二)中医诊治

VAF 的分类是为了区分不同的血栓风险及适应不同抗凝策略的需求,目前尚无 VAF 中医病因病机、辨证分型及治则治法的研究,但可参照"心悸""心动悸""心下悸"的中医诊疗经验,结合实际情况,开展临床研究。

《素问·平人气象论》最早记录"心悸"脉象:"脉绝不至曰死,乍疏乍数曰死。"《伤寒论》将"心动悸"脉象描述为脉结代,并提出以炙甘草主之。心悸的脉象可为结、促、代,《注解伤寒论》云:"脉来缓,时一止复来者,名曰结;脉来数,时一止复来者,名曰促。脉阳盛则促,阴盛则结,此皆病脉。"《证治准绳·伤寒》明确结、促与代脉的区别,并指出代脉预后更差,云:"结、促、代皆动而中止。但自还为结、促,不能自还为代。无常数为结、促,有常数为代。结促为病脉,代为死脉,不可不辨"。此论述与现代临床情况契合,房颤脉象绝对不齐,可快可慢,当房颤脉率齐整时,往往合并三度传导阻滞,预后较差。《丹溪心法》提出虚与痰是心悸的发病基础,有思虑便动属虚,时作时止,痰因火动,所以血虚以及痰火是心悸发病的关键,并提出血虚有火时,朱砂安神丸可主之。《景岳全书》补充了阴虚劳损可致心悸。《医林改错》随后又补充了瘀血内阻可致心悸,并提出血府逐瘀汤主之。

1. 病因病机

多因体虚劳倦、饮食不节、感受外邪、药食不当及七情所伤,以致气血阴阳亏虚,心神失养,或痰、瘀、水饮、湿热阻滞心脉,扰乱心神。《素问·痹论》云:"脉痹不已,复感于邪,内舍于心",指出外邪致悸;《伤寒明理论》云:"心悸之由,不越二种,一者气虚也,二者停饮也",指出气虚和停饮也是导致心悸最主要的两个病因。

1) 体虚劳倦

禀赋不足,或久病体虚,耗损心之气血,血为阴,有时表现为心气阴虚;或劳倦太过,思虑伤脾,气血生化乏源,后天失养,气为阳之渐,气损及阳,导致气血阴阳俱虚,心神失养。

2) 感受外邪

风、寒、湿、热杂至,合而为痹,痹症日久,加之禀赋不足或久病体虚,内舍于心,痹阻心脉,心血瘀阻,心神失养;或痹症日久,瘀而化热,加之风邪携湿、热入侵心脉,炼液为痰,痰火上扰心神。

3) 药食不当

药物过量或药性过刚,耗伤心气,损伤心阴,心神失养;或素食肥甘厚腻,脾胃虚弱,后天失养,气血生化乏源,且湿热内生,扰乱心神。不可过用麻黄、附子、乌头等辛、温、发散之品损伤阴津,不可过用峻下之品,如《注解伤寒论》云:"……言邪气在表也,是当汗出愈。若下之,身重、心悸者,损其津液,虚其胃气。若身重、心悸,而尺脉实者,则下后里虚,邪气乘虚传里也。"

4) 七情所伤

素体体虚,禀赋不足或后天失养,导致心失所养,加之七情不节,虚虚实实,诱发并加重心神动荡。

2. 治则治法

中医认为,瓣膜性房颤属本虚标实之证,本虚以气血亏虚为基础,或兼阴虚、阳虚;标实有痰热、血瘀、水饮,临证需明辨。治疗当以补虚泻实为原则,根据邪正关系,虚则补之,实则泄之,瘀则通之,火则清之。

3. 辨证分型及治疗

1) 气血亏虚证

表现:心悸气短,头晕目眩,失眠健忘,面色无华或㿠白,倦怠乏力,少气懒言,纳呆食少,舌淡红,脉或结或代或促。

治法:益气补血,养心安神。

方药:归脾汤加减。常用药:黄芪、党参、白术、茯苓、酸枣仁、鸡血藤、桑寄生、当归、远志、木香、炙甘草、龙眼肉等。气虚为主则以补中益气汤加味;气阴两虚则以炙甘草汤加味。

2)痰火扰心证

表现:心悸阵作,胸闷烦躁,肢体肥胖,失眠多梦,口干苦,大便秘结,小便短赤,舌红,苔黄腻,脉或结或代或促。

治法:通阳泄浊,清热化痰。

方药:黄连温胆汤加减。常用药:黄连、半夏、竹茹、瓜蒌、薤白、胆南星、人参、茯苓、陈皮、石菖蒲、甘草、山栀等。若烦躁不安、失眠,可加煅龙骨、灵磁石以重镇安神。

3)心血瘀阻证

表现:心悸不安,心中憋闷,可伴有心胸疼痛,时作时休,面唇紫暗,爪甲青紫,舌质紫黯或有瘀斑,脉或结或代。

治法:活血化瘀,理气通络。

方药:桃仁红花煎合桂枝甘草龙骨牡蛎汤。常用药:桃仁、红花、桂枝、丹参、赤芍、川芎、延胡索、香附、青皮、当归、龙骨、牡蛎、甘草等。

4)水饮凌心证

表现:心悸,胸闷痞满,渴不欲饮,小便短少,或下肢浮肿,形寒肢冷,伴恶心、呕吐、流涎,舌淡胖,脉或结或代或促。

治法:振奋心阳,化气行水,宁心安神。

方药:苓桂术甘汤加减。常用药:茯苓、猪苓、泽泻、车前子、桂枝、人参、白术、黄芪、远志、茯神、酸枣仁、炙甘草等。喘促明显,加附子、紫苏子;寒证明显,加干姜、细辛。

4. 其他中医疗法

1)揿针

选取内关穴、三阴交穴、膻中穴、心俞穴,严格消毒后,置入揿针(规格为0.2 mm×0.6 mm),适当按压,以加强对穴位的刺激,每隔3～4 h按压1次,点按10～20下,以患者能承受为度,每次埋针48 h,5次为1个疗程。

2）穴位贴敷

心脉通贴散（主要由冰片、生白芥子、降香、石菖蒲、全虫、川芎、麝香、三七粉等药物组成，具有温阳、化痰、通络、止痛等作用）穴位贴敷。具体操作：选取膻中穴、双心俞穴、双内关穴、三阴交穴，将心脉通散贴敷于以上穴位。每日 1 次，每次 30 min。

参考文献

[1] Jason G, Andrade, Md C, et al. The 2020 Canadian cardiovascular society/Canadian heart rhythm society comprehensive guidelines for the management of atrial fibrillation[J]. Canadian Journalof Cardiology, 2020, 36(12): 1847 - 1948.

[2] January C T, WannLS, Calkins H, et al. 2019 AHA/ACC/HRS focused update of the 2014 AHA/ACC/HRS guideline for the management of patients with atrial fibrillation: A Report of the American College of Cardiology/American Heart Association Task Force on Clinical Practice Guidelines and the Heart Rhythm Society[M]. Heart Rhythm, 2019: e66 - e93.

[3] Ezekowitz M D, Nagarakanti R, Noack H, et al. Comparison of dabigatran and warfarin in patients with atrial fibrillation and valvular heart disease: The RE-LY trial (randomized evaluation of long-term anticoagulant therapy)[J]. Circulation, 2016, 134(8): 589 - 598.

[4] Siontis K C, Yao X X, Gersh B J, et al. Direct oral anticoagulants in patients with atrial fibrillation and valvular heart disease other than significant mitral Stenosis and mechanical valves: A meta-analysis[J]. Circulation, 2017, 135(7): 714 - 716.

[5] Salim S V, Alvaro A, Hugo J A. Heart Disease and Stroke Statistics—2021 update: A report from the American heart association[J]. Circulation, 2021, 143: e254 - e743.

[6] Lip G Y H, Collet J P, Caterina R D, et al. Antithrombotic therapy in atrial fibrillation associated with valvularheart disease: Ajoint consensus document from the European Heart Rhythm Association (EHRA) and European Society of Cardiology Working Group on Thrombosis, endorsed by the ESC Working Group on Valvular Heart Disease, Cardiac Arrhythmia Society of Southern Africa (CASSA), Heart Rhythm Society (HRS), Asia Pacific Heart Rhythm Society (APHRS), South African Heart (SA Heart) Association and SociedadLatinoamericana de EstimulaciónCardíaca y Electrofisiología (SOLEACE)[J]. EPEuropace, 2017, 19(11): 1757 - 1758.

[7] Dawwas G K, Dietrich E, Cuker A, et al. Effectiveness and safety of direct oral anticoagulants versus warfarin in patients with valvularatrial fibrillation: A population-based cohort study [J]. AnnalsofInternal Medicine, 2021, 174(7): 910 - 919.

［8］Sun Y H,Zhu J,Ma C S,et al. Stroke risk status,anticoagulation treatment,and quality-of-life in Chinese patients with atrial fibrillation:China registry of atrial fibrillation (CRAF)［J］. Cardiovascular Therapeutics,2019,2019:7372129.

［9］de Groot N M S,Shah D,Boyle P M,et al. Critical appraisal of technologies to assess electrical activity during atrial fibrillation:A position paper from the European Heart Rhythm Association and European Society of Cardiology Working Group on eCardiology in collaboration with the Heart Rhythm Society,Asia Pacific Heart Rhythm Society,Latin American Heart Rhythm Society and Computing in Cardiology［J］. EP Europace,2022,24(2):313 – 330.

［10］Pilichowska-Paszkiet E,Baran J,Kutakowski P,et al. Echocardiographic assessment of left atrial function for prediction of efficacy of catheter ablation for atrial fibrillation［J］. Medicine,2021,100(38):e27278.

［11］Eikelboom J W,Brueckmann M,van de Werf F. Dabigatran versus warfarin in patients with mechanical heart valves:Reply［J］. Journal of Thrombosisand Haemostasis,2014,12(3):426.

［12］Chiang C E,Wu T J,Ueng K C,et al. 2016 guidelines of the Taiwan heart rhythm society and the Taiwan society of cardiology for the management of atrial fibrillation［J］. Journal of the Formosan Medical Association,2016,115(11):893 – 952.

［13］Hindricks G,Potpara T,Dagres N,et al. 2020 ESC Guidelines for the diagnosis and management of atrial fibrillation developed in collaboration with the European Association for Cardio-Thoracic Surgery (EACTS):The Task Force for the diagnosis and management of atrial fibrillation of the European Society of Cardiology (ESC) Developed with the special contribution of the European Heart Rhythm Association (EHRA) of the ESC［J］. European Heart Journal,2021,42(5):373 – 498.

［14］中华医学会心电生理和起搏分会,中国医师协会心律学专业委员会. 经冷冻球囊导管消融心房颤动中国专家共识［J］. 中华心律失常学杂志,2020,24(2):95 – 108.

［15］Reddy V Y,Neuzil P,Koruth J S,et al. Pulsed field ablation for pulmonary vein isolation in atrial fibrillation［J］. Journal of the American College of Cardiology,2019,74(3):315 – 326.

六、慢性阻塞性肺病合并房颤

（一）西医诊治

慢性阻塞性肺疾病（chronic obstructive pulmonary disease，COPD），简称慢阻肺，以小气道疾病（阻塞性支气管炎）和实质破坏（肺气肿）导致的气流受限为特征，是最常见的慢性肺部疾患，也是世界疾病致死中第三大死因。COPD 的全球患病率在 10％左右，在房颤患者中的患病率更高，经不完全统计，在 65 岁以上的房颤患者中 COPD 的患病率高达 23％。房颤在稳定期 COPD 中的患病率为 4.7％～15.0％；在非常严重的 COPD 中，发病率明显升高，为 20％～30％。与无 COPD 基础疾病的患者相比较，患有 COPD 的患者新发房颤的概率是前者的 2 倍。慢性阻塞性肺疾病合并房颤的发病率及致死率均持续升高，对于此类患者应该及时诊治，早期采取干预措施，改善预后，提高患者生活质量。

对于慢性阻塞性肺疾病和心房纤颤之间的关联性，目前尚不完全明了。COPD 和心房纤颤具有共同的致病高危因素，除此之外，COPD 可能会因其相关的病理生理机制从而引起心房纤颤的发作，如有研究发现，气流受限的严重程度与房颤发生率增加有关。房颤患者是否有慢性阻塞性肺疾病这一基础病，对疾病的发展及预后判断都非常重要，慢性阻塞性肺疾病是心房纤颤患者从阵发性房颤发展为持续性房颤的阴性预后因素，故 COPD 是影响房颤治疗效果的独立因素。在房颤患者中，慢性阻塞性肺疾病的急性加重已被证明与房颤相关风险较高有关。慢性阻塞性肺疾病患者在急性加重后的第一个 90 天住院期间，约 30％的患者存在心律失常，房颤患者占比高达 22.1％。而在 COPD 患者中，心律失常的患病率和发生率是可变的，往往缺乏有关心律失常的类型及细节的研究。随着病情进一步的加重和恶化，左心房扩大，房颤风险也在逐渐增加。CHA_2DS_2-VASc 评分≤1 的患者中，COPD 的存在增加了房颤疾患的风险约 5 倍，而 CHA_2DS_2-VASc 评分≥2 的 COPD 患者预后意义较低。在房颤患者中，COPD 给患者带来更高的诊疗负担、更差的疾病预后及生活质量，国际专业协会建议将纠正低氧血症、纠正酸中毒作为对急性肺部疾病或慢性肺部疾病加重期间发生房颤的患者的初始治疗。但是对于何时评估、如何评估 COPD 患者以及针对性给予房颤伴 COPD 患者长期管理的建议，仍没有明确规定。

1. 发病机制

慢性阻塞性肺疾病的患者通常存在气体交换异常，临床常见的低氧血症、高碳酸血症，均可导致肺血管收缩，继发肺动脉高压，进一步导致右心室肥大和舒张功能障碍。其中慢性低氧血症会导致全身性炎症反应加重和增加氧化应激，从而促进心房组织纤维化的重塑。COPD 终末期则与右心疾病密切相关，临床上常见合并右心肥大、肺原性心脏病等。右心疾病包括右心房纤维化、右心房折返活动、传导异常等，均为诱发持续性房颤提供了理论基础。此外，在一项白细胞弹性蛋白酶诱发兔子致慢性阻塞性肺疾病的实验中，发现白细胞弹性蛋白酶致病后容易增加房性心律失常的发生。慢性阻塞性肺疾病的患者普遍存在呼气末正压，从而肺血管阻力增加导致心室隔膜侵入左心室，左心室流入受损，左心房以及肺静脉压力升高。COPD 的相关合并症，如肥胖、动脉高压，都会严重影响心房结构，最终导致心房结构重塑的过程，而房颤发作的周期性也与慢性阻塞性肺疾病急性加重密切相关，在 COPD 急性加重期的过程中，气流受限及动态充气过度会引起跨壁压力的梯度升高，而过度充气还可以导致肺动脉压力升高、三尖瓣反流，最终影响右心房。

慢性阻塞性肺病合并房颤的发病机制归纳为以下几点：① 新生态氧理论，机体缺氧时，将产生新生态氧，对机体有强氧化作用及心肌细胞毒性，阻碍心肌代谢，导致心肌损害。此外，急性感染时，气管内分泌物增加，管壁刺激，甚至发生心肌细胞重构，心电结构传导改变。② 缺 O_2 或 CO_2 潴留刺激颈动脉化学感受器反射导致房颤。慢性阻塞性肺病加重期导致呼吸衰竭，机体处于缺氧或伴二氧化碳潴留，酸碱失衡，感染加重，电解质紊乱等较多因素都可导致房颤的发生。缺氧状态可诱发窦房结、房室结副交感张力增高，交感活动增强，从而诱发房颤。③ 交感神经过度激活导致房颤：肺功能检查中，FEV_1 下降时，患者呼吸困难症状会明显加重，从而出现精神紧张，交感神经兴奋，则房颤的发生率增高。

2. 诊断

1) 临床表现

（1）症状

慢阻肺的主要症状是慢性咳嗽、咳痰和呼吸困难。早期慢阻肺患者可以没有明显的症状，随病情进展日益显著；咳嗽、咳痰症状通常在疾病早期出现，而后期则以呼吸困难为主要表现。

症状特征及演变:① 慢性咳嗽:是慢阻肺常见的症状,咳嗽症状出现缓慢,迁延多年,以晨起和夜间阵咳为著。② 咳痰:多为咳嗽伴随症状,痰液常为白色黏液浆液性,常于早晨起床时剧烈阵咳,咳出较多黏液浆液样痰后症状缓解;急性加重时痰液可变为黏液脓性而不易咳出。③ 气短或呼吸困难:早期仅在劳力时出现,之后逐渐加重,以致日常活动甚至休息时也感到呼吸困难;活动后呼吸困难是慢阻肺的"标志性症状"。④ 胸闷和喘息:部分患者有明显的胸闷和喘息,此非慢阻肺特异性症状,常见于重症或急性加重患者。

(2)并发症的表现

① 右心功能不全:当慢阻肺并发慢性肺源性心脏病失代偿时,可出现食欲不振、腹胀、下肢(或全身)浮肿等体循环淤血相关的症状。

① 呼吸衰竭:多见于重症慢阻肺或急性加重的患者,由于通气功能严重受损而出现显著的低氧血症和二氧化碳潴留(Ⅱ型呼吸衰竭),此时患者可有明显发绀和严重呼吸困难;当二氧化碳严重潴留,呼吸性酸中毒失代偿时,患者可出现行为怪异、谵妄、嗜睡甚至昏迷等肺性脑病的症状。

② 自发性气胸:多表现为突然加重的呼吸困难、胸闷和(或)胸痛,可伴有发绀等症状。

(3)体征:慢阻肺的早期体征可不明显,随着疾病进展,胸部体检可见以下体征:

① 视诊及触诊:胸廓前后径增大、剑突下胸骨下角(腹上角)增宽;呼吸变浅、呼吸频率增快、呼气时相延长、辅助呼吸肌(如斜角肌和胸锁乳突肌)参加呼吸运动,重症患者可见胸腹呼吸矛盾运动,部分患者在呼吸困难加重时采用缩唇呼吸方式和(或)前倾体位;合并低氧血症时可见患者黏膜和皮肤发绀;触诊可有剑突下心脏抬举感等。

② 叩诊:胸部叩诊可呈过清音,心浊音界缩小,肺肝界降低,均系肺过度充气所致。

③ 听诊:双肺呼吸音减低,呼气延长,可闻及干性啰音或哮鸣音和(或)湿啰音;心音遥远,剑突下心音较清晰响亮。合并肺心病时患者可见下肢水肿、腹水和肝脏肿大并压痛等体征;合并肺性脑病时偶可引出神经系统病理体征。

(4)病史:诊断慢阻肺时,为减少漏诊,应全面采集病史,包括症状、危险因素暴露史、既往史、系统回顾和合并症等。

① 危险因素:个体因素包括遗传因素、年龄和性别、肺生长发育、支气管哮喘

和气道高反应、低体重指数。环境因素包括：烟草、燃料烟雾、空气污染、职业性粉尘、感染、营养状况等。

② 既往史：包括过敏史、呼吸道传染病史等。

③ 家族史：慢性阻塞性肺疾病家族聚集倾向。

④ 发病规律：起病隐匿，缓慢渐进性进展，常伴有反复呼吸道感染及急性加重病史，多中年后发病，秋冬季节症状明显。

⑤ 合并症：心脏病、肿瘤、焦虑、抑郁等。

⑥ 慢性呼吸衰竭和肺源性心脏病史：慢阻肺后期出现低氧血症和（或）高碳酸血症，可合并慢性肺源性心脏病和右心衰竭。

2）实验室检查及其他监测指标

（1）肺功能检查：肺功能检查是目前检测气流受限公认的客观指标，是慢阻肺诊断的"金标准"，也是慢阻肺的严重程度评价、疾病进展监测、预后及治疗反应评估中最常用的指标。慢阻肺的肺功能检查除了常规的肺通气功能检测如 FEV1、FEV1 与 FVC 的比值（FEV1/FVC）以外，还包括容量和弥散功能测定等，有助于疾病评估和鉴别诊断。吸入支气管舒张剂后 FEV1/FVC<70% 是判断存在持续气流受限，诊断慢阻肺的肺功能标准。在临床实践中，如果 FEV1/FVC 在 68%～70% 之间，建议 3 个月后复查是否仍然符合 FEV1/FVC<70% 的条件，减少临界值病例的过度诊断。在明确慢阻肺诊断的前提下，以 FEV1 占预计值百分比来评价气流受限的严重程度。气流受限导致的肺过度充气，使肺总量（TLC）、残气容积（RV）、功能残气量（FRC）、残气容积与肺总量比值（RV/TLC）增高，肺活量（VC）减低。深吸气量（IC）是潮气量与补吸气量之和。在慢阻肺中，IC 的下降与呼气末肺容量增加有关，可作为肺容量变化的简易评估指标。深吸气量与肺总量之比（IC/TLC）可以反映慢阻肺呼吸困难程度，预测死亡风险。肺泡间隔破坏及肺毛细血管床丧失可使弥散功能受损，一氧化碳弥散量（DLCO）降低。

（2）胸部影像学检查

① 胸部 X 线检查：慢阻肺早期 X 线胸片可无明显变化，随后可出现肺纹理增多和紊乱等非特征性改变。主要 X 线征象为肺过度充气，表现为肺野透亮度增高，双肺外周纹理纤细稀少，胸腔前后径增大，肋骨走向变平，横膈位置低平，心脏悬垂狭长，严重者常合并有肺大疱的影像学改变。X 线胸片对确定肺部并发症及与其他疾病（如肺间质纤维化、肺结核等）鉴别具有重要意义。慢阻肺并发肺动脉高压和肺源性心脏病时，X 线胸片表现为：右下肺动脉干扩张，其横径≥15 mm 或右下

肺动脉横径与气管横径比值≥1.07,或动态观察右下肺动脉干增宽>2 mm;肺动脉段明显突出或其高度≥3 mm;中心肺动脉扩张和外周分支纤细,形成"残根"征;圆锥部显著凸出(右前斜位 45°)或其高度≥7 mm;右心室增大。

② 胸部 CT 检查:高分辨率 CT 对辨别小叶中心型和全小叶型肺气肿以及确定肺大疱的大小和数量,有较高的敏感度和特异度,多用于鉴别诊断和非药物治疗前评估。对预测肺大疱切除或外科减容手术等的效果有一定价值。利用高分辨率 CT 计算肺气肿指数、气道壁厚度、功能性小气道病变等指标,有助于慢阻肺的早期诊断和表型评估。

(3)脉搏氧饱和度(SpO_2)监测和动脉血气分析:当患者临床症状提示有呼吸衰竭或右心衰竭时应监测 SpO_2。如果 SpO_2<92%,应该进行动脉血气分析检查。呼吸衰竭的动脉血气分析诊断标准为静息状态下动脉血氧分压(PaO_2)<60 mmHg 或伴动脉血二氧化碳分压($PaCO_2$)>50 mmHg。

(4)心电图和超声心动图检查:用于晚期慢阻肺以及慢阻肺急性加重的鉴别诊断、并发房颤的诊断、评估和治疗。

3)鉴别诊断

(1)与心衰的鉴别:呼吸困难患者,心力衰竭伴射血分数保留和减低是一种重要的鉴别手段。欧洲心脏病学协会指南建议,其他鉴别手段还应包括脑利钠肽和心脏彩超的测定。在心力衰竭患者中已经发现肌肉中的氧气摄取减少、肺通气需求增加和肺扩张受损,这些可以导致患者行动受限,并可能导致房颤发生率增加。此外,在伴发心力衰竭患者中,房颤与心室率过高有关,最大有氧运动能力下降,这可能导致有效的气体交换进一步减少。

(2)COPD 相关房颤和房颤相关症状之间的鉴别:同时伴有房颤者的重叠症状给 COPD 合并或不合并心力衰竭造成诊断挑战。COPD 相关症状可能被误解为房颤引起的症状,这可能会触发非必要的侵入性或药理学节律控制干预。另一方面,房颤相关症状的急性发作可以误诊为 COPD 加重或心力衰竭。对于以呼吸困难或运动不耐受为主要症状的患者均应进行 COPD 诊断问卷,并以手持式肺活量计进行初步筛查,随后进行肺功能测定以确认诊断。COPD 患者通常由于呼气流量限制而导致通气受限,这可以通过肺功能测定来确定。为了确定运动受限的进一步机制,尤其是在患有 COPD 和其他伴随心血管疾病的房颤患者中,除肺活量测定法之外,评估血氧饱和度,脑利钠肽、超声心动图和心肺运动测试可能有助于区分心源性与非心源性运动受限原因和呼吸困难的病因。心肺运动测试对心室功能,心室率及动态过度充气和扩散能力的变化比较敏感。

当前,慢性阻塞性肺病合并房颤的患病率是基于一些交叉-断层研究,通常是通过临床病史或诊断问题形成了慢性阻塞性肺病的诊断基础,但这些诊断并不能把非慢阻肺组精准的排除在外。非随机研究的房颤患者数据表明,慢性阻塞性肺病与心脏复律后房颤复发的增加及导管消融成功率降低有关。对每一位慢性呼吸困难或运动耐受性降低的房颤患者,都应该考虑到 COPD 的存在,且心力衰竭也应被认为是一种重要的鉴别诊断。未来对该类型患者的前瞻性队列研究需要证实慢性阻塞性肺病与房颤之间的关系,以及治疗的益处,并阐明常规 COPD 合并房颤筛查的必要性和成本效益。

3. 治疗

1)支气管扩张剂

支气管扩张剂是 COPD 治疗的基石。对于吸入 β_2 受体激动剂,主要观察到新近应用吸入 β_2 激动剂的患者(30 天内处方)发生心律失常的风险增加,且短效 β_2 激动剂比长效 β_2 激动剂风险更大。应用抗胆碱能药物治疗的患者发生心律失常的风险要小得多,在有些研究中观察到快速性心律失常和房颤发生风险增加。吸入皮质激素似乎不会增加房颤风险,虽然在 COPD 中,经常使用吸入皮质激素联合 β_2 受体激动剂。用于治疗 COPD 的口服药物中,皮质类固醇和茶碱都会增加房颤发生风险。由于临床医师考虑药物的副作用,导致部分药物使用不充分。对于 COPD 合并房颤患者,茶碱类、吸入支气管药物扩张剂、选择性 β_1 受体阻滞剂、他汀类、抗血小板药物的不良反应发生风险均是可接受的。因此,应尽量选择对 COPD 和房颤都有益处的药物,平衡两种疾病的治疗作用和副反应,使临床收益最大化。

2)纠正低氧血症和高碳酸血症

由于低氧血症和高碳酸血症与房颤的发作有关,指南建议在慢性阻塞性肺疾病期间应积极纠正这些异常。在稳定期,COPD 伴房颤的患者应积极筛查呼吸功能不全。目前更倾向于用氧疗来纠正潜在的低氧血症,用无创呼吸机辅助通气来纠正高碳酸血症,尽管这些治疗的效果在新发房颤或房颤进展的患者中尚未确定。

3)生活方式干预

可以在心肺运动测试的指导下提供运动干预,通过物理疗法或特定的心肺康复治疗使患者获益。危险因素的修正和运动带来的获益已经在房颤或慢性阻塞性肺疾病人群中有部分显示。在伴有 COPD 的房颤患者中,采用干预措施,如减肥、戒酒、戒烟和其他生活方式干预措施,是否有抗心律失常作用需进一步研究证实。

4）遵照专业协会建议

2017 年 COPD 诊治指南指出：对于合并房颤的患者，COPD 的治疗应按照 COPD 的常规治疗进行，但应用大剂量 β_2 受体激动剂时需要格外小心。合并 COPD 的患者在心脏电复律术或心导管消融术后维持窦律的几率较未合并 COPD 者小，需要加以考虑。现有证据显示长效 β_2 受体激动剂、抗胆碱能药物（和吸入型糖皮质激素）总体安全性可以。虽然如此，在使用短效 β_2 受体激动剂和茶碱时，仍需谨慎。

2020 年欧洲心脏病学会/欧洲心胸外科学会心房颤动诊断和管理指南提出：建议将风险因素和伴随疾病的识别和管理作为房颤治疗的组成部分（Ⅰ）。阻塞性睡眠呼吸暂停患者应考虑房颤的机会性筛查（Ⅱa）。优化心血管合并症，加强对高血压、COPD 等其他并发症和生活方式的管理，如戒烟、减肥、避免饮酒过量和适当运动。

（二）中医诊治

中医学无慢性阻塞性肺病合并房颤之病名，但中医学强调人体是一个有机的整体，构成人体的脏腑、形体官窍之间在结构上不可分割，在功能上相互协调、相互影响。慢性阻塞性肺疾病可归属于中医学"肺胀"等范畴，是指多种慢性肺系疾病反复发作，日久迁延不愈，导致肺气胀满，不能敛降的一种病证。临床以咳嗽咳痰，胸部膨满，胸闷如塞，或唇甲发绀，心悸浮肿为主要表现。肺为贮痰之器，感受外邪，迁延不愈或失治误治后，痰瘀互结，损伤正气，正虚易反复感邪，诱使本病发作，日久损伤他脏。《难经》云："呼出心与肺，吸入肾与肝，呼吸之间，脾受谷气也。"指出心肺相互联系，相互影响，日久病气相传，肺病累则心病。房颤患者常见的临床症状为心悸、乏力、胸闷，脉诊上可表现为脉律快慢不一、力度强弱不等，可归属为中医"心悸""惊悸""怔忡"等范畴。肺胀是多种慢性肺系疾病后期转归而成，肺气壅塞逐渐加重，胸部膨满，自觉憋闷如塞，从而出现心悸气急。

1. 病因病机

肺胀合并心悸病的病因病机逐渐完善。肺虚为邪气所伤，则发为咳嗽，嗽则气还于肺间，则肺胀，肺胀则气逆，而肺本虚，气不足，复为邪所乘，壅痞不能宣畅，故咳逆短气。《仁斋直指方》中有云："肺主气也……有肺虚挟寒而喘者，有肺实挟热而喘者，有水气乘肺而喘者，有惊扰气郁肺胀而喘者。"《素问·痹论》中有云："脉痹不已，复感与邪，内舍于心"。《伤寒明理论》中对本病病机有相关描述："其气虚者，由阳气虚弱,心下空虚,内动而为悸也;其饮停者,由水停心下,心主火而恶水,水既内停,心不自安,则为悸也"。心之气血阴阳亏虚,痰饮瘀血痹阻心脉或情志不调致心失所养、心神不宁亦是本病的病机。因此心肺气虚是本病的内在病因,外感寒邪、过劳体虚或情志等因素均可为发病的诱因,本虚标实为其病机特点。肺胀久病则肺虚,病情缠绵,反复发作,"虚、瘀、痰"是本病主要的病理因素。痰亦可分为痰热、痰浊、痰瘀、痰饮等,三类病理因素互相影响为其标实,而心、肺等脏腑虚损为其本虚。

五脏之间具有结构的联系性和功能的统一性,相互影响、相互促进,共同维持人体正常生命活动。慢性阻塞性肺病合并房颤,诸血者皆属于心,诸气者皆属于肺,心肺二脏同居于上焦,主运一身之气血,相互促进为用。肺主气,司呼吸,肺气宣发肃降、主治节,需依赖血液的正常运行。本病以心肺为主要病位,涉及五脏。心主血脉失司,肺失宣降,心肺功能的失调与痰、瘀、气有因果关系。心气是推动血液运行的基本动力,血液运行输布全身需要依靠心阳推行,心气、心阳不足,无以推动血行,则血脉阻络,血液不得输布而成血瘀,血不利则为水,导致水停,同时气虚不能化津,津液的运行、输布、转化失常,亦致水停。瘀血水停,壅遏脉道,气积而炼津成痰,痰瘀互阻,心气而衰,发为本病。肺气具有辅心行血的职能,肺气虚则会累及心,影响其心主血脉的功能,导致血行涩滞,运行不畅,出现胸闷、心悸,甚则口唇青紫、舌紫等血瘀征象。肺失治节,心营气血不畅,瘀血内阻,则出现咳喘不宁,病久则心阳衰微。

2. 治则治法

本病是肺胀病变部位由肺肾累及心脏的表现。心主血,全身血液的生成和运行都受心脏的控制,而肺主气,主治节,能助心行血。肺肾阳虚,水湿停聚引发的水肿;心肾阳虚,心肺推动血液运行的功能失常,导致血瘀不畅。根据标本虚实,分别选用。祛邪扶正是本病的治疗原则。一般感邪时偏于邪实,侧重祛邪为主,根据病邪的性质,分别采取祛痰宣肺(辛温、辛凉)、降气化饮(温化、清化)、活血化瘀等法。平时偏于正虚,侧重以扶正为主,根据脏腑阴阳气血的不同,分别以补养心肺、益肾健脾或滋阴温阳。正气欲脱时则应扶正固脱,救阴回阳。祛邪与扶正只有主次之分,一般相辅为用。由于本病常有心神不宁之症状,故可应酌情辅以镇心安神之法。

3. 辨证分型及治疗

辨证论治是中医学认识和治疗疾病的基本原则。近年来,中医药发挥整体论治、灵活机动、个体化精确辨治的优势,配合西药,在改善患者临床症状、减少西药毒副作用、提高患者的生存质量等方面取得了可喜效果。近年来,在本病的辨证分型方面,中医学者也多有探索。

肺胀为病,本虚标实,常见的实证有痰浊、血瘀、痰热蕴肺、痰瘀互结等,虚证有肺气虚、肺肾气虚、肺脾气虚等,虚实夹杂常见肺脾两虚兼痰湿内阻、痰饮伏肺兼肺肾气虚等。根据肺胀本虚标实的特点,治疗应标本兼顾,溯本求源,审因论治,顺其生机,因势利导。

肺胀合并心悸病患者,气流受限程度随之加重,心肺同治可以有效改善慢性阻塞性肺病合并心房颤动患者的临床症状,抑制持续的慢性炎症对心肺功能的损伤,改善并提高患者生活质量。慢性阻塞性肺疾病合并房颤的患者以实证居多,痰瘀互结证最为常见。正所谓"肺胀主因夹痰夹瘀血碍气而病",肺病日久,肺气亏虚,日久阴阳气血俱虚,常因虚致瘀,痰为 COPD 的主要致病因素,"痰""瘀"均为致病的毒邪,影响气血津液的运行。本病的辨证分型以痰浊证、血瘀证居多,虚实夹杂,痰浊、水饮、血瘀为本病的共同致病因素,治疗上也应注意活血化瘀,调畅气机。中华中医药学会肺系病专业委员会在 2012 年修订的慢性肺源性心脏病中医证候诊断标准中,将该范畴归纳为 10 个中医基础证候分型,其中,实证为:痰热证、痰浊证、寒饮证、血瘀证;虚证为:心气虚、脾气虚证、肺气虚证、肺阴虚证、肾气虚证、肾阴虚证。临床疾病的发展是错综复杂的,基础证既可单独存在,又可以复合形式呈现。根据上述病因病机,我们将慢性阻塞性肺病合并房颤作以下分型。

1）寒饮停肺证

表现:咳嗽气喘,痰涎多而稀白,面色苍白或晦暗,形寒肢冷,甚则胸满息促,不能平卧,心悸,头晕目眩,面目浮肿,苔白腻,脉结代濡缓或滑。

治法:解表散寒,温肺化饮。

方药:小青龙汤加减。方中麻黄、桂枝相须为君药,发汗散寒以解表邪,且麻黄又能宣发肺气而平喘咳,桂枝温阳以利内饮之化。干姜温肺化饮的同时其温性亦有助于除表寒、细辛性善走窜,既走表又达里,共为臣药,温肺化饮,兼助麻桂解表。五味子味酸而收敛、酸敛护肺,芍药味酸而敛阴、酸敛合营,方中用此二药是为防诸药温燥之性伤津,为佐药。半夏燥湿化痰,和胃降逆,亦为佐药。炙甘草益气和中,调和诸药,为佐使之用。

2）痰热壅肺证

表现:心悸不安,心慌烦躁,咳逆喘息气粗,胸满,目胀睛突,痰黄或白,黏稠难咯。或伴身热,微恶寒,有汗不多,口渴欲饮,溲赤,便干,舌边尖红,苔黄或黄腻,脉促或滑数。

治法:清肺化痰,降逆平喘。

方药:越婢加半夏汤或桑白皮汤加减。越婢加半夏汤中君以麻黄宣肺平喘,发散风邪;臣以石膏清泄内热;佐以半夏降逆散结,燥化痰湿;更以生姜之辛散,外配麻黄发越水气,内助半夏降逆化饮;大枣补脾制水,与生姜合用,调和营卫;使以甘草调和诸药,且缓麻黄之散,石膏之寒,使攻邪而不伤正。桑白皮汤中桑白皮宣肺化痰,利气平喘,为主药;辅以黄芩、黄连、栀子清肺泻热;贝母、苏子、杏仁、半夏降气消痰,止咳平喘。

3) 痰浊壅肺证

表现:胸膺满闷,心慌气短,喘息,稍劳即著,咳嗽痰多,色白黏腻或呈泡沫,畏风易汗,脘痞纳少,倦怠乏力,舌暗,苔薄腻或浊腻,脉结代而滑。

治法:化痰降气,健脾益肺。

方药:苏子降气汤合三子养亲汤加减。苏子降气汤中紫苏子降气平喘,祛痰止咳,为君药。半夏燥湿化痰降逆,厚朴下气宽胸除满,前胡下气祛痰止咳,三药助紫苏子降气祛痰平喘之功,共为臣药。君臣相配,以治上实。肉桂温补下元,纳气平喘,以治下虚;当归既治咳逆上气,又养血补肝润燥,同肉桂以增温补下虚之效;略加生姜、苏叶以散寒宣肺,共为佐药。甘草、大枣和中调药,是为使药。而三子养亲汤中白芥子长于豁痰,苏子长于降气,莱菔子长于消食,临证当视痰壅、气逆、食滞三者之孰重孰轻而定何药为君,余为臣佐。

4) 痰蒙神窍证

表现:神志恍惚,表情淡漠,谵妄,心悸,烦躁不安,撮空理线,嗜睡,甚则昏迷,或伴肢体动,抽搐,咳逆喘促,咯痰不爽,苔白腻或黄腻,舌质暗红或淡紫,脉细滑数。

治法:涤痰、开窍、熄风。

方药:涤痰汤加减。另可配服至宝丹或安宫牛黄丸以清心开窍。方中半夏、橘红、枳实、茯苓燥湿祛痰,理气降逆;胆星、竹茹清热化痰;人参、甘草、生姜、大枣益气健脾,治痰之源;菖蒲化湿开窍。

5) 心肺气虚证

表现:心悸,胸闷气短,咳嗽,吐痰清稀,声低懒言,神疲乏力,自汗,且活动后加重。面色淡白,舌淡,苔白,脉弱而代。

治法:补益心肺。

方药:养心汤合补肺汤加减。方中当归身、生地黄、熟地黄滋阴养血;茯神、五味子、柏子仁、酸枣仁养心安神;人参、麦门冬益气养阴;黄芪益气补肺;紫菀、桑白皮消痰止咳,降气平喘;炙甘草补养心气,调和诸药。

6)肺肾气虚证

表现:呼吸浅短难续,声低气怯,甚则张口抬肩,倚息不能平卧,咳嗽,痰白如沫,咯吐不利,胸闷心慌,形寒汗出,或腰膝酸软,小便清长,或尿有余沥,舌淡或黯紫,脉沉细数无力,或有结代。

治法:补肺纳肾,降气平喘。

方药:参芪补肺汤加减。本方为四君子汤、生脉散、六味地黄汤加减而成。

7)阳虚水泛证

表现:心悸,喘咳,咯痰清稀,面浮,下肢浮肿,甚则一身悉肿,腹部胀满有水,脘痞,纳差,尿少,怕冷,面唇青紫,苔白滑,舌胖质黯,脉沉细而结代。

治法:温肾健脾,化饮利水。

方药:真武汤合五苓散加减。方中附子大辛大热,温肾暖土,以助阳气;桂枝一药二用,既外解太阳之表,与附子相合,益阳气而助膀胱气化;茯苓甘淡渗利,健脾渗湿,以利水邪;泽泻,取其甘淡性寒,直达膀胱,利水渗湿;猪苓甘淡渗利,增强利水蠲饮之功;白术健脾燥湿,以扶脾之运化;生姜辛温,既助桂枝、附子之温阳祛寒,又伍茯苓、白术以温散水气;其用白芍者,一者取其利小便,一者取其缓急止腹痛,或取其敛阴缓急,以解身之颤动。

4. 其他中医疗法

1)中药注射剂

参麦注射液能改善窦房结功能,提高自律性,加速和修复传导系统,并可通过改善血氧饱和度,降低二氧化碳分压,降低血黏度,提高免疫力,从而延缓病程进展,对治疗慢性阻塞性肺病合并房颤具有显著疗效。川芎嗪注射液能通过降低血黏度,扩张肺动脉,改善肺循环,减低心肌耗氧量,从而纠正心律失常。丹红注射液能改善血流的高凝状态,改善心肺功能,对预防呼吸衰竭有重要的作用,同时也可以改善微循环。

2)针灸、中药穴位敷贴

针灸、中药穴位敷贴对慢性阻塞性肺病合并房颤也有一定的疗效。

参考文献

[1] Agustí A,Hogg J C. Update on the pathogenesis of chronic obstructive pulmonary disease [J]. The New England Journal of Medicine,2019,381(13):1248 – 1256.

[2] WHO. Mortality and global health estimates[EB/OL]. https://www. who. int/data/gho/data/themes/mortality-and-global-health-estimates.

[3] Rodríguez-Mañero M,López-Pardo E,Cordero A,et al. A prospective study of the clinical outcomes and prognosis associated with comorbid COPD in the atrial fibrillation population [J]. International Journal of Chronic Obstructive Pulmonary Disease,2019,14:371 – 380.

[4] Romiti G F,Corica B,Pipitone E,et al. Prevalence,management and impact of chronic obstructive pulmonary disease in atrial fibrillation:A systematic review and meta-analysis of 4,200,000 patients[J]. European Heart Journal,2021,42(35):3541 – 3554.

[5] Perticone M,Sciacqua A,Tripepi G,et al. Competitive interaction between chronic obstructive pulmonary disease and CHA2DS2-VASc score in predicting incident atrial fibrillation[J]. International Journal of Cardiology,2018,255:74 – 79.

[6] Şahan E,Bulut S. Relationship between disease severity and atrial fibrillation in chronic obstructive pulmonary disease[J]. Turk Kardiyoloji Dernegi Arsivi:Turk Kardiyoloji Derneginin Yayin Organidir,2021,49(7):517 – 521.

[7] Calkins H,Hindricks G,Cappato R,et al. 2017 HRS/EHRA/ECAS/APHRS/SOLAECE expert consensus statement on catheter and surgical ablation of atrial fibrillation:Executive summary[J]. Journal of Interventional Cardiac Electrophysiology,2017,50(1):1 – 55.

[8] Desai R,Patel U,Singh S,et al. The burden and impact of arrhythmia in chronic obstructive pulmonary disease:Insights from the National Inpatient Sample[J]. International Journal of Cardiology,2019,281:49 – 55.

[9] Elia D,Caminati A,Zompatori M,et al. Pulmonary hypertension and chronic lung disease: Where are we headed? [J]. European Respiratory Review:an Official Journal of the European Respiratory Society,2019,28(153):190065.

[10] Khalid K,Padda J,Komissarov A,et al. The coexistence of chronic obstructive pulmonary disease and heart failure[J]. Cureus,2021,13(8):e17387.

[11] Hiram R,Naud P,Xiong F,et al. Right atrial mechanisms of atrial fibrillation in a rat model of right heart disease[J]. Journal of the American College of Cardiology,2019,74(10):1332 – 1347.

[12] Chan C S,Lin Y S,Lin Y K,et al. Atrial arrhythmogenesis in a rabbit model of chronic obstructive pulmonary disease[J]. Translational Research:the Journal of Laboratory and Clinical Medicine,2020,223:25 – 39.

［13］ Ponikowski P，Voors A A，Anker S D，et al. 2016 ESC Guidelines for the diagnosis and treatment of acute and chronic heart failure：The Task Force for the diagnosis and treatment of acute and chronic heart failure of the European Society of Cardiology（ESC）Developed with the special contribution of the Heart Failure Association（HFA）of the ESC［J］. European Heart Journal，2016，37（27）：2129－2200.

［14］ Keteyian S J，Ehrman J K，Fuller B，et al. Exercise testing and exercise rehabilitation for patients with atrial fibrillation［J］. JournalofCardiopulmonary Rehabilitation and Prevention，2019，39（2）：65－72.

［15］ Qin xia，Zhang M D，et al. Indacaterol/glycopyrronium affects lung function and cardiovascular events in patients with chronic obstructive pulmonary diseases：A meta-analysis［J］. Heart & Lung，2021，50（4）：532－541.

［16］ Heubel A D，Kabbach E Z，Schafauser N S，et al. Noninvasive ventilation acutely improves endothelial function in exacerbated COPD patients［J］. Respiratory Medicine，2021，181：106389.

［17］ Middeldorp M E，Pathak R K，Meredith M，et al. PREVEntion and regReSsive Effect of weight-loss and risk factor modification on Atrial Fibrillation：The REVERSE-AF study［J］. EP Europace，2018，20（12）：1929－1935.

［18］ 王巍伟，马迎民，方秋红. 慢性阻塞性肺疾病住院患者死因及合并症分析［J］. 北京医学，2012，34（11）：962－964.

［19］ 田保珍. 慢性肺源性心脏病并发症的防治［J］. 医学信息（下旬刊），2010，23（10）：42.

［20］ 丁淑婧. 参松养心胶囊治疗房性早搏 室性早搏疗效观察［J］. 实用医技杂志，2014，21（6）：646－647.

七、心力衰竭合并房颤

（一）西医诊治

心力衰竭（简称心衰）和房颤是 21 世纪最难攻克的两大心血管难题，二者常互为因果，形成恶性循环，并发心衰和房颤的患者临床表现更为严重，预后更差。中国心衰注册研究显示，住院心力衰竭患者中房颤发生率高达 24.4%，房颤的发生率与纽约心功能分级(NYHA)相关,随着心功能分级的升高,房颤患病率呈上升趋势。心衰合并房颤患者的治疗一直是学术界研究的热点之一。

美国Framingham心脏研究报告显示,心衰患者房颤的年发生率约为54%,房颤患者心衰的年发生率约为33%。全球房颤注册研究显示,有33%的阵发性房颤患者存在心衰,44%的持续性房颤患者存在心衰,56%的永久性房颤患者存在心衰。心衰和房颤存在很多共同的危险因素,而且在病理生理上互为因果,即存在年龄、冠心病、高血压、吸烟、肥胖、糖尿病等共同的危险因素时,会促进另一种疾病的发生。心衰患者普遍存在RAAS系统过度激活,神经、内分泌系统功能紊乱。左心室充盈压和后负荷增加,左心房容量负荷及压力升高,导致左心房增大及纤维化,导致心房肌不应期改变和各向差异传导,引起房颤。此外,心衰患者中容易存在钙超载,可导致后除极和心律失常。房颤时左心房收缩功能下降,充盈受损,房室失同步,心脏输出量可下降25%,房颤发生时心室传导异常或过快,可引起左室功能受损,从而引起心动过速性心肌病。

1. 发病机制

1937年,有学者首次提出心房颤动可促成并加重心力衰竭,自此以来,房颤和心衰这两种疾病发病机制研究在各自领域取得了重大进展。目前已明确心衰发生、发展的分子基础是心肌重塑,它的特征是:① 病理性的心肌细胞肥大伴有胚胎基因再表达;② 心肌细胞凋亡;③ 心肌细胞外基质过度纤维化或降解增加。而神经内分泌抑制剂治疗可延缓或逆转心肌重塑,因此,"慢性心力衰竭是一不可逆的、终末期过程的观点已被新的概念所取代,即慢性衰竭心脏的功能和结构的内源性缺陷,可能有真正的生物学基础的改善"。

在房颤合并心衰发病机制上,一方面两种疾病危险因素重叠,包括高龄、肥胖、吸烟、高血压、糖尿病、冠心病、慢性肾脏病、甲状腺功能亢进、睡眠呼吸暂停综合征等;另一方面,这两种疾病互为因果并相互促进其发展。首先,房颤会诱发心衰。房颤发生后,由于心房的电活动出现紊乱,心房失去了规律的收缩,变为频率在350～600次/分的无规律颤动,使心房丧失了泵血功能;同时房颤的快心室率还会缩短心室充盈时间,导致舒张功能障碍,最终出现房室失同步,心脏每搏输出量减少,加重心功能不全;此外,抗心律失常药物在控制和治疗房颤的同时,其副作用常会引起心肌收缩力减弱而加重心功能的损害。其次,心衰加重房颤。心衰时心室向外周泵血减少,导致心室和心房的容量/压力负荷增加,心房内径扩大,出现心房结构和电生理特性的改变,为房颤的发生提供了结构和电学基础;同时,心衰时由于外周循环血液量的减少加重肾脏缺血,从而激活 RAAS 系统,其中的 Ang Ⅱ 可进一步促进心房间质纤维化,导致心房重构。

2. 诊断

1) 临床表现

(1) 症状:心力衰竭早期或纽约心功能Ⅰ级的患者可以没有症状。随着疾病的进展可出现明显的症状。

① 左心衰竭主要症状:A. 呼吸困难:有劳力性呼吸困难、端坐呼吸、阵发性夜间呼吸困难等肺循环淤血表现。B. 咳嗽、咯痰、咯血:痰常呈白色浆液性泡沫样,有时痰中带血丝,重症可出现大咯血。C. 乏力、疲倦、头晕、心悸:是由心排血量减少,器官、组织灌注不足及代偿性心率加快所致。D. 肾功能异常:左心衰患者可出现肾血流量明显减少,而引起血尿素氮、肌酐增高。

② 右心衰竭主要症状:A. 胃肠道及肝脏淤血,可致腹胀、纳差、恶心、呕吐等。B. 严重肝脏淤血,可引起黄疸,且因肝功能异常加重消化道症状。C. 长期肾淤血,可导致肾功能减退,表现为夜尿增多、少尿和蛋白尿。D. 右心衰竭常继发于肺动脉高压、肺淤血或肺部疾病。因肺通气或通气/血流比例失常,引起呼吸困难。

(2) 体征:心力衰竭的早期体征可不明显,随着疾病进展,胸部以下体征。

① 左心衰竭体征:A. 肺部体征:因肺毛细血管契压(PCWP)增高,液体渗入肺泡致两肺底闻及湿性啰音,与体位变化有关。心源性哮喘时两肺可满布粗大湿啰音及哮鸣音,可见双侧或单侧胸腔积液体征。B. 心脏血管体征:心脏扩大、心率加快、肺动脉瓣区第二心音增强,相对性二尖瓣关闭不全的杂音,心尖区可以闻及舒张期奔马律、交替脉等。

② 右心衰竭体征:A. 心脏体征:除原有的心脏病体征外,右心衰竭时可有右心室增大、相对性三尖瓣关闭不全,出现收缩期杂音。B. 颈静脉怒张、搏动及肝颈静脉回流征阳性。C. 肝肿大并压痛等体征。D. 下垂部位凹陷性水肿。E. 胸腔或腹腔积液。F. 发绀。

(3) 病史和分类:心力衰竭的诊断和评估依赖于病史、体格检查、实验室检查、心脏影像学检查和功能检查。心力衰竭患者常有高血压、冠心病、糖尿病、肥胖、代谢综合征、甲状腺功能亢进、使用心脏毒性药物史、酗酒史、风湿热史、心肌炎史、心肌病家族史等病史。心力衰竭临床上有多种分类方法。按照病因及病程发展速度,分为急性心力衰竭与慢性心力衰竭两大类;按照发生病理改变的部位,分为左心衰竭、右心衰竭与全心衰竭;按照收缩及舒张功能障碍分型,可分为收缩性心力衰竭与舒张性心力衰竭。按照 LVEF 值可将心衰分为射血分数保留的心衰(HFpEF),LVEF≥50%;射血分数中间值的心衰(HFmrEF),LVEF 40%~49%;射血分数降低的心衰(HFrEF),LVEF<40%。

2)实验室检查及其他监测指标

(1)利钠肽及肌钙蛋白检测:利钠肽为心力衰竭诊断及预后判断的重要指标,临床常用 BNP 及 NT-proBNP。BNP<100 ng/L、NT-proBNP<300 ng/L 时通常可排除急性心衰。BNP<35 ng/L、NT-proBNP<125 ng/L 时通常可排除慢性心衰,利钠肽升高为 BNP>35 ng/L 和/或 NT-proBNP>125 ng/L。心力衰竭患者治疗后 BNP 及 NT-proBNP 仍然升高则提示预后不良。心脏及肺、肾多种病变均可引起利钠肽水平升高,故特异性不高。肌钙蛋白检测有助于明确基本病因。肌钙蛋白升高同时伴有利钠肽升高,为心力衰竭预后的强预测因子。

(2)胸部 X 线检查:心脏外形和各房室大小的形态改变有助于基础心脏病的诊断。肺淤血时,肺门及上肺血管影增强;慢性肺淤血时可见 Kerler B 线;肺泡性肺水肿时,肺门影似蝴蝶状;肺动脉高压时,肺动脉影增宽;有些患者可见胸腔积液。

(3)心电图检查:所有心衰以及怀疑心衰患者均应行心电图检查,明确心律、心率、QRS 形态、QRS 宽度等。心衰患者一般有心电图异常,心电图完全正常的可能性极低。怀疑存在心律失常或无症状性心肌缺血时应行 24 h 动态心电图。

(4)超声心动图检查:经胸超声心动图是评估心脏结构和功能的首选方法,可提供房室容量、左右心室收缩和舒张功能、室壁厚度、瓣膜功能和肺动脉高压的信息。LVEF 可反映左心室收缩功能,推荐改良双平面 Simpson 法。超声心动图是目前临床上唯一可判断舒张功不全的成像技术,但单一参数不足以准确评估,建议多参数综合评估。HFpEF 主要的心脏结构异常包括左心房容积指数>34 ml/m²、左心室质量指数≥115 g/m²(男性)或 95 g/m²(女性);主要的心脏舒张功能异常指标包括 E/e'≥13、e'平均值(室间隔和游离壁)<9 cm/s;其他间接指标包括纵向应变或三尖瓣反流速度。

(5)放射性核素检查:包括放射性核素心血池显影及核素心肌灌注和代谢显像,用于评估心室腔大小,心脏的收缩、舒张功能,心肌缺血及心肌存活情况。

(6)心脏磁共振(CMRI):CMRI 是测量左右心室容量、质量和射血分数的"金标准",当超声心动图未能作出诊断时,CMRI 是最好的替代影像检查。CMR 也是复杂性先天性心脏病的首选检查方法。对于扩张型心肌病患者,在临床和其他影像学检查不能明确诊断的情况下,应考虑采用延迟钆增强(LGE),以鉴别缺血性与非缺血性心肌损害。LGE 和 T_1 成像是评估心肌纤维化的首选影像检查。对于疑似心肌炎、淀粉样变、结节病、Chagas 病、Fabry 病、致密化不全心肌病和血色病的患者,推荐采用 CMRI 来显示心肌组织的特征。

(7) 6 min 步行试验:用于评估患者的运动耐力。6 min 步行距离不到 150 m 为重度心衰,150～450 m 为中度心衰,450 m 以上为轻度心衰。

(8) 血流动力学测定:采用漂浮导管经静脉直至肺小动脉,测定各部位的压力及血液含氧量,计算心脏指数(CI)及 PWCP,直接反映左心室功能,主要用于急性重症心力衰竭患者检测。CI 正常值为 2.5～4 L/(min・m²);PCWP 正常值为 6～12 mmHg。

3) 心力衰竭的诊断标准(Framingham 诊断标准)

(1) 主要标准:夜间阵发性呼吸困难或端坐呼吸;颈静脉怒张;肺部啰音;胸片显示心脏增大;急性肺水肿;第三心音奔马律;静脉压增高>16 cmH₂O;循环时间延长≥25 s;肝颈回流征阳性。

(2) 次要标准:双侧踝部水肿;夜间咳嗽;日常劳动时发生呼吸困难;肝脏增大;胸腔积液;肺活量较既往最大测值降低 1/3;心动过速(HR≥120 次/min)。

(3) 主要或次要标准:治疗 5 天以上时间,体重减轻≥4.5 kg。

(4) 判断方法:同时存在以上 2 项主要指标或 1 项主要指标加 2 项次要指标;次要指标只有在不能用其他疾病解释时才可作为心衰的诊断要点。

4) 房颤诊断标准

房颤常见的症状包括心悸、胸闷、头晕、乏力等,常伴焦虑不安,重者可诱发或加重心衰,出现晕厥甚至发生休克。体征是第一心音强弱不等,节律绝对不齐,脉搏短绌。心电图:p 波消失,代之以 f 波(频率为 350～600 次/分),RR 间期绝对不规则。

5) 鉴别诊断

(1) 基于呼吸困难的鉴别:主要与呼吸系统疾病如 COPD、呼吸衰竭等引起的呼吸困难相鉴别。慢性心力衰竭患者多有双肺底湿啰音,心脏扩大,心尖区可以闻及舒张期奔马律,血浆 BNP 升高,彩超示心脏增大、二尖瓣相对关闭不全等。COPD 常有反复咳嗽、咯痰病史,有桶状胸,叩诊呈过清音等肺气肿表现;呼吸衰竭常有肺部疾病史,并存在肺部相应体征,血浆 BNP 正常,肺功能测定异常等。

（2）基于水肿的鉴别：主要与肝源性、肾源性水肿如肝硬化、慢性肾炎水肿相鉴别。心力衰竭患者多有基础心脏病史，表现有肝肿大、腹水和下肢水肿，颈静脉充盈和肝颈静脉回流征阳性，心脏扩大，心尖区闻及舒张期奔马律。肝硬化患者多有慢性肝炎或其他肝病史，除腹水和下肢水肿外，可出现腹壁静脉曲张、蜘蛛痣等表现。慢性肾炎常伴有贫血、高血压、肾功能损害，以及尿液检查异常改变等。

3. 治疗

心力衰竭合并房颤治疗主要有两方面：心衰的治疗及房颤的治疗。

1）心力衰竭的治疗

（1）一般治疗

① 去除诱发因素：各种感染、肺梗死、心律失常、电解质紊乱、贫血、肾功损害等。

② 监测体质量：每日测定以早期发现体液潴留。3 天内体重突然增加 2 kg 以上，应该考虑已有水、钠潴留，需要利尿或加大利尿剂的剂量。

③ 调整生活方式：限钠，但不主张严格限制且不将其扩大到稳定期患者；限水，轻中度患者常规限制无益，严重低钠血症控制在 2 L/d，严重心衰限制在 1.5～2.0 L/d。

④ 心理治疗：定期用量表筛查和评估焦虑、抑郁，建议患者保持积极乐观的心态，给予心理支持，必要时使用抗焦虑或抗抑郁药物；因三环类抗抑郁药物可导致低血压、心功能恶化和心律失常，应避免使用。

（2）药物治疗

① 利尿剂：利尿剂是心衰的基础治疗，适合明显体液潴留或伴有肾功受损患者。首选袢利尿剂（呋塞米或托拉塞米），噻嗪类适用于轻度体液潴留，肾功能正常的患者。新型利尿剂托伐普坦是血管加压素 V2 受体抑制剂，仅排水不利钠，顽固性水肿或低钠血症效果佳。

② ACEI：ACEI 是被证实可降低心衰患者病死率的第一类药物，是目前公认的治疗心衰的基石。所有 LVEF 下降的患者须终身使用。常用的 ACEI 有：卡托普利、依那普利、贝那普利、赖诺普利、福辛普利、培哚普利等。

③ ARB：ARB 耐受性好，长期使用可改善血流动力学，降低心衰的死亡率和因心衰再住院率。临床常用缬沙坦、替米沙坦、坎地沙坦、氯沙坦、奥美沙坦等。推荐用于不能耐受 ACEI 的 HFrEF 患者，特别是使用 ACEI 后发生血管神经性水肿的患者。

④β受体阻滞剂:尽早使用,NYHA 心功能Ⅳ级患者应在血流动力学稳定后使用。治疗心衰的生物学效应需持续用药 2～3 个月才逐渐产生,故起始剂量须小,每隔 2～4 周可剂量加倍,逐渐达到房颤管理指南推荐的目标剂量或最大可耐受剂量,并长期使用。慢性收缩性心衰患者宜终身服用。常用的有美托洛尔、比索洛尔、卡维地洛。

⑤醛固酮受体拮抗剂:研究证实在使用 ACEI/ARB、β受体阻滞剂的基础上加用醛固酮受体拮抗剂,可使 NYHA 心功能Ⅱ～Ⅳ级的 HFrEF 患者获益,降低全因死亡、心血管死亡、猝死和心衰住院风险。LVEF≤35%、使用 ACEI/ARB/ARNI 和 β受体阻滞剂治疗后仍有症状的 HFrEF 患者或合并糖尿病者。通常醛固酮受体拮抗剂应与襻利尿剂合用,避免同时补钾及食用高钾食物,除非有低钾血症。常用药物有依普利酮、螺内酯。

ACEI、β受体阻滞剂及醛固酮受体抑制剂在相关指南中成为慢性心衰的"金三角"基本治疗方案。

⑥ ARNI:ARNI 有 ARB 和脑啡肽酶抑制剂的作用,后者可升高利钠肽、缓激肽和肾上腺髓质素及其他内源性血管活性肽的水平。ARNI 的代表药物是沙库巴曲缬沙坦钠。PARADIGM-HF 试验显示,与依那普利相比,沙库巴曲缬沙坦钠使主要复合终点(心血管死亡和心衰住院)风险降低 20%,包括心脏性猝死减少20%。适应证:对于 NYHA 心功能Ⅱ～Ⅲ级、有症状的 HFrEF 患者,若能够耐受ACEI/ARB,指南推荐以 ARNI 替代 ACEI/ARB,以进一步减少心衰的发病率及死亡率。

⑦ SGLT2i:SGLT2i(钠-葡萄糖协同转运蛋白 2 抑制剂)在一系列大型心血管结局及肾脏结局的研究中显示了心血管及肾脏获益。主要有恩格列净心血管结局研究(EMPA-REGOUTCOME)、卡格列净心血管评估研究(CANVAS)、达格列净对心血管事件的影响(DECLARE-TIMI 58)、达格列净心力衰竭不良结局预防(DAPA-HF)研究。这类药用于射血分数降低的心力衰竭(HFrEF)成人患者,可降低心血管死亡和因心力衰竭住院的风险,同时还可以改善心衰症状。

2021 年欧洲心脏病学会在心衰协会联合会议上发布了最新的心衰指南,将心衰治疗从"金三角"标准方案扩展为"新四联"标准方案,即在金三角治疗基础上加用钠-葡萄糖协同转运蛋白 2 抑制剂,可以更有效缓解心衰进展。目前心衰治疗中常用的 SGLT2i 为达格列净或恩格列净。

⑧ 地高辛:适用于应用利尿剂、ACEI/ARB/ARNI、β受体阻滞剂和醛固酮受

体拮抗剂仍持续有症状的 HFrEF 患者,尤其适合 HFrEF 伴有快速心室率的房颤患者。

(3) 非药物治疗

① 心脏再同步治疗(CRT):CRT 广泛用于心脏失同步的心衰患者。心衰患者在药物优化治疗至少 3 个月后仍存在以下情况应该进行 CRT 治疗,以改善症状及降低病死率:A. 窦性心律,QRS 时限≥150 ms,左束支传导阻滞(LBBB),LVEF≤35%的症状性心衰患者;B. 窦性心律,QRS 时限≥150 ms,非 LBBB,LVEF≤35%的症状性心衰患者;C. 窦性心律,QRS 时限 130~149 ms,LBBB,LVEF≤35%的症状性心衰患者;D. 窦性心律,130 ms≤QRS 时限<150 ms,非 LBBB,LVEF≤35%的症状性心衰患者;E. 需要高比例(>40%)心室起搏的 HFrEF 患者;F. 对于 QRS 时限≥130 ms,LVEF≤35%的房颤患者,如果心室率难控制,为确保双心室起搏可行房室结消融;G. 已植入起搏器或 ICD 的 HFrEF 患者,心功能恶化伴高比例右心室起搏,可考虑升级到 CRT。

药物控制心室率不理想的房颤伴心衰,且经导管消融失败或不适合房颤消融,需要房室结消融控制心室率的患者,CRT 时应首选希氏束起搏(HBP)。此外,慢性房颤伴心衰,需要高比例心室起搏(起搏频率>40%)的患者,亦可首选 HBP。HBP 能成功纠正希氏浦肯野系统传导病变(尤其是 LBBB),理论上比双心室起搏更符合生理性。HBP 尚处于起步阶段,尚需开展大规模临床试验证实其近期及远期疗效。

② 植入式心律转复除颤器(ICD)治疗:ICD 常用于心衰患者心脏性猝死的一级或二级预防。心衰患者植入 ICD 适应证:A. 二级预防:慢性心衰伴低 LVEF,曾有心脏停搏、心室颤动(室颤)或伴血流动力学不稳定的室性心动过速(室速)。B. 一级预防:对于缺血性心脏病患者,优化药物治疗至少 3 个月,心肌梗死后至少40 天及血运重建至少 90 天,预期生存期>1 年,LVEF≤35%,NYHA 心功能Ⅱ或Ⅲ级,推荐 ICD 植入,减少心脏性猝死和总死亡率;LVEF≤30%,NYHA 心功能Ⅰ级,推荐植入 ICD,减少心脏性猝死和总死亡率。对于非缺血性心衰患者,优化药物治疗至少 3 个月,预期生存期>1 年,LVEF≤35%,NYHA 心功能Ⅱ或Ⅲ级,推荐植入 ICD,减少心脏性猝死和总死亡率;LVEF≤35%,NYHA 心功能Ⅰ级,可考虑植入 ICD。

③ 主动脉内球囊反搏(IABP):IABP 可有效改善心肌灌注,降低心肌耗氧量,增加心输出量。适应证如下:A. 急性心肌梗死或严重心肌缺血并发心源性休克,

且不能由药物纠正;B. 伴血流动力学障碍的严重冠心病(如急性心肌梗死伴机械并发症);C. 心肌缺血或急性重症心肌炎伴顽固性肺水肿;D. 作为左心室辅助装置或心脏移植前的过渡治疗。

④ 机械通气:A. 无创呼吸机辅助通气:有呼吸窘迫者(呼吸频率>25 次/min,SpO_2<90%)应尽快给予无创通气。可采用持续气道正压通气和双水平气道正压通气两种模式。无创通气不仅可减轻症状,而且可降低气管内插管的概率。无创正压通气可使血压下降,使用时应监测血压,低血压患者需谨慎使用。B. 气道插管和人工机械通气:适用于呼吸衰竭导致低氧血症(PaO_2<60 mmHg)、$PaCO_2$>50 mmHg 和酸中毒(pH 值<7.35),经无创通气治疗不能改善者。

⑤ 肾脏替代治疗:高容量负荷如肺水肿或严重外周水肿,且存在利尿剂抵抗的患者可考虑超滤治疗。难治性容量负荷过重合并以下情况时可考虑肾脏替代治疗:液体复苏后仍然少尿;血钾>6.5 mmol/L;pH 值<7.2;血尿素氮>25 mmol/L,血肌酐>300 mmol/L。肾脏替代治疗可能造成与体外循环相关的不良反应,如生物不相容、出血、凝血、血管通路相关并发症、感染、机械相关并发症等,应避免造成新的内环境紊乱。

⑥ 机械循环辅助装置:对于药物治疗无效的急性心衰或心源性休克患者,可短期(数天至数周)应用机械循环辅助治疗,包括经皮心室辅助装置、体外生命支持装置(ECLS)和体外膜肺氧合装置(ECMO)。其中 ECLS 或 ECMO 可作为急重症心衰或心源性休克的过渡治疗,以便进一步评估是否需要接受心脏移植或长期机械循环辅助治疗。

(4) 手术治疗

① 心脏移植:是终末期心衰的有效治疗方法,要适用于严重心功能损害而无其他治疗方法的重度心衰患者。

② 左心室辅助装置:主要用于心脏移植前的过渡治疗和严重心衰患者的替代治疗。

2) 心力衰竭合并房颤的治疗

房颤是心衰患者最常合并的心律失常,二者具有共同的危险因素,常同时存在,相互促进,互为因果。Framingham 心脏研究显示,在新发心衰患者中超过半数合并房颤,在新发房颤患者中超过 1/3 患有心衰,二者同时存在时死亡风险更高。

(1) 心室率控制:研究表明对心衰患者进行心室率控制与节律控制预后相似,与心室率控制相比,节律控制并不能降低慢性心衰患者的病死率和发病率。目前建议心室率控制以减少运动和静息时的症状为目的,可以控制在 60～100 次/min,不超过 110 次/min。根据患者的症状、心脏瓣膜病、心功能、是否合并预激综合征等情况决定心室率控制目标。具体建议如下:① NYHA 心功能Ⅰ～Ⅲ级的患者,首选口服 β 受体阻滞剂;若对 β 受体阻滞剂不能耐受、有禁忌证、反应欠佳,HFrEF患者可用地高辛,HFpEF 患者可用非二氢吡啶类钙通道阻滞剂(维拉帕米、地尔硫草);以上均不耐受者可以考虑胺碘酮,或在 β 受体阻滞剂或地高辛的基础上加用胺碘酮。② NYHA 心功能Ⅳ级的患者,应考虑静脉应用胺碘酮或洋地黄类药物。

用药注意事项:① 房颤合并预激综合征的患者避免使用地高辛、非二氢吡啶类钙通道阻滞剂或胺碘酮;② 急性失代偿性心衰的患者,应避免使用非二氢吡啶类钙通道阻滞剂;③ 避免 β 受体阻滞剂、地高辛及胺碘酮三者联用,因其具有导致严重心动过缓、三度房室传导阻滞和心脏骤停的风险;④ LVEF≤40%的心衰患者应避免使用决奈达隆及长期口服Ⅰ类抗心律失常药物。

(2) 节律控制:节律控制是指尝试恢复并且维持窦性心律,即在适当抗凝和心室率控制的基础上进行心脏电复律、抗心律失常药物治疗和射频消融治疗等。

适应证:① 有可逆继发原因或明显诱因的房颤患者;② 经心室率控制和心衰治疗后仍有症状的慢性心衰患者;③ 房颤伴快速心室率,导致或怀疑导致心动过速性心肌病的患者;④ 药物治疗不理想或不耐受,拟行房室结消融和起搏器或CRT 治疗的患者。若房颤导致血流动力学异常,需要紧急电复律;如无需紧急恢复窦性心律,且房颤首次发作、持续时间<48 h 或经食管超声心动图未见心房血栓证据,应电复律或药物复律。胺碘酮和多非利特可用于心衰患者转复房颤和维持窦性心律。对于存在心衰和/或 LVEF 下降的房颤患者,当症状和/或心衰与房颤相关时,可选择导管消融。

(3) 预防血栓栓塞:心衰合并房颤时血栓栓塞风险显著增加,抗凝治疗需要权衡获益与出血风险,可使用 CHA_2DS_2-VASc 和 HAS-BLED 评分分别评估患者血栓栓塞和出血风险。对于肥厚型心肌病合并房颤的患者,无需进行 CHA_2DS_2-VASc 评分,应直接给予口服抗凝药物进行治疗。

(二) 中医诊治

慢性心力衰竭根据其临床表现不同分属于中医学"心悸""喘证""水肿""心水"等范畴。部分左心衰夜咳、咯血、右心淤血性肝硬化、胸腔积液、腹腔积液则当属中医的"咳嗽""血证""癥积""悬饮""臌胀"等范畴。现代中医为了临床研究的规范化,将心力衰竭的中医病名统一称为"心衰病"或"心水病",并制定了相应的 ICD 编码。2014 年我国还公布了"慢性心力衰竭中医诊疗专家共识",这为探讨慢性心衰病因病机及辨证施治规律提供了新的依据。心房颤动属于中医学"心悸""怔忡"等范畴,"医圣"张仲景在《伤寒论》中有"脉结代,心动悸,炙甘草汤主之"的记载,而《金匮要略》中也有关于"心下悸""脐下悸"的论述。房颤合并心衰的患者中医表现有时以喘证、心水病表现为主,有时亦可以心动悸表现为主。二者可以同时出现,亦可以一种病证表现为主。

1. 病因病机

1)病因

房颤合并慢性心力衰竭的病因可与外邪侵袭,饮食不节,情志失调,劳逸失度,年老久病,禀赋异常,妊娠分娩等有关。此外,心脏自病或他脏之病及心,均可先损心体、后伤心用而发为房颤与心衰共病。

房颤心衰共病,由于个体所涉脏腑及气血阴阳虚损情况的不同,可以表现为多种病理变化及不同证候,为此必须辨证论治。

2)病机

(1)病理变化

病理变化主要为心之气血阴阳虚损,脏腑功能失调,心体失养,心血不运,血脉瘀阻。

无论何种因素,均致心体受损,心之气血阴阳皆伤,心失所养,而成衰竭之象。心衰之人,心主血,运血功能下降,不能鼓动血液流行。血行失畅,引起肺、脾、肾、肝诸脏功能失调。瘀血在肺,则肺气不降,不能平卧,呼吸短促。肝藏血,若心病及肝,肝失疏泄之机,血结于内则见右胁下癥块。心主火,肾主水,阴阳互根,肾为血之源,水火既济之脏。心病及肾,水不化气,气滞而为水肿。脾为统血之脏,火不生土,则脾失运化而腹胀、纳呆、呕恶及水湿泛溢肌肤等证。因此,心病日久可影响肺肾肝脾诸脏,正所谓"主不明则十二官危"。另一方面,病因部分已经提及,肺肾肝脾诸病日久亦可累及于心,加重病情。由此可见,房颤合并慢性心衰为临床常见多脏共病,交相为患,故主病之脏在心,与肺肾肝脾互为因果。从本病的病理发展来看,初起以心气虚为主,进而可发展成气阴两虚或气阳两虚,病情进一步加重可见心肾阳衰、心阳暴脱等危重证候。

审证求因,房颤心衰共病以心系证候为主,但因内脏之间的整体关系,往往与肺、肾、肝、脾因果相关,其中,尤以心肺、心肾关系密切。心气虚是本病的病理基础,阳虚是疾病发展的标志,阴虚是本病常见的兼症。

（2）病理因素

房颤心衰共病的病理因素为瘀血、水饮。瘀血是心衰病理的中心环节,水饮是心衰的主要病理产物。

病理性质总属本虚标实,本虚可引起标实,而标实又可加重本虚,从而形成虚实夹杂,气血水相互为患的病理特点。气虚、血瘀和水饮三者在心衰中的病理关系,可以从"血不利则为水""水化于气,亦能病气""水病则累血,血病则累气"的理论得到进一步的认识。具体而言,心之阳气亏虚,营运无力,血脉不利而成瘀。关于水的形成,《血证论》云:"血积既久,其水乃成""瘀血化水,亦发水肿"。此外,阳气不足,气化不利,输布失职,亦可致水饮潴留。瘀阻络脉,脏腑失养,则心气更虚。水为阴邪,水饮内停,凌于心,则心阳（气）被戕;射于肺,则肺气不利;困于脾,则化源不足;泛于肾,则命火益虚。气、血、水在生理上相互依存、为用,病理上则相互影响、互为因果、相兼为病。

总之,房颤心衰共病的病理性质为本虚标实,气血阴阳亏虚为本,瘀血、水饮为标。气血水三者相互作用,瘀从气虚来,水自阳虚生,血不利为水,而瘀水又可阻遏心之气阳,长此以往,形成因虚致实,因实更虚的恶性病理循环,使病情反复迁延。

（3）病理转归

房颤心衰共病病位在心,初起以心气虚为主,心气虚则心主血脉功能失常,产生气虚血瘀的表现;随着疾病的进展或气虚及阴,进一步发展成心脏气阴两虚之证;或气虚及阳,则心脏气阳两虚,鼓动无力;进一步则因心阳式微,不能归藏、温养于肾,致肾阳不足,主水无权,水液泛滥而外溢肌肤、上凌心肺,则肿、喘、悸三证并见,成心肾阳虚,甚者引起暴喘而心阳欲脱。

2. 治则治法

传统认为,心衰属本虚标实之证,本虚以气虚为基础,或兼阴虚或兼阳虚,终可至阴阳两虚;标实有痰浊、血瘀、水停、气滞,临证当明辨。治疗当以补虚泻实为原则,根据邪正关系,或补或攻或攻补兼施。分别以补益心气,温补心阳,滋养心阴,以心为主兼顾五脏,并可配活血、理气、化痰、利水、逐饮之法。

3. 辨证分型及治疗

房颤合并心力衰竭的辨证论治没有统一的分型治疗标准。在辨治心衰过程中,如脉诊见有迟、结、涩、数、促、疾、脱等几种脉象,是房颤共病的常见脉证。2002年《中药新药临床研究指导原则》,把心衰分为7个证型,分别为心肺气虚证、痰饮阻肺证、气虚血瘀证、气阴两虚证、心肾阳虚证、阳虚水泛证和阴竭阳脱证。《中医内科学》将心衰分为气滞心胸证、寒凝心脉证、瘀血痹阻证、痰浊闭阻证、心气不足证、心阴亏损证和心阳不振证 7 个证型。陈可冀教授运用病证结合的方法，以中医理论为指导、四诊合参为基础，将心衰分为 3 型：气虚血瘀，中阳亏虚、水饮内停，肾阳虚衰、水饮泛滥。据此，我们临床常采用的辨证分型如下：

1）气虚血瘀证

表现：气短喘息，乏力，心悸，倦怠懒言，活动易劳累，自汗，语声低微，咳嗽咯痰，腹胀痞满，胁下积块，肢肿尿少，面色或口唇紫暗。舌质紫黯（或有瘀斑、瘀点或舌下脉络迁曲青紫），舌体不胖不瘦，苔白、白滑或白腻，脉沉、细或虚无力，或滑。

治法：益气活血。

方药：保元汤合桃红饮加减。前方益气温阳为主，后方活血化瘀为主。常用药：人参、黄芪、肉桂、生姜、甘草、桃仁、红花、川芎、当归等。血瘀较重者，加三七、丹参、地龙；心悸、自汗，加龙骨、牡蛎；喘咳、咯痰，加葶苈子、半夏；尿少肢肿，加茯苓、泽泻、车前子；胁下癥块，膈下逐瘀汤加减。

2）气阴两虚证

表现：心悸气短，动则尤甚，乏力，五心烦热，失眠，口渴咽干，自汗、盗汗，面颧暗红，咳嗽咯痰带血，下肢浮肿，舌质黯红或紫黯（或有瘀斑、瘀点或舌下脉络迁曲青紫），舌体瘦，少苔，或无苔，或剥苔，或有裂纹，脉细数无力或结代。

治法：益气养阴活血。

方药：生脉散合血府逐瘀汤加减。前方益气养阴，后方活血通脉。常用药：人参、麦冬、五味子、生地黄、黄精、玉竹、桃仁、红花、柴胡、当归、川芎、赤芍等。若兼口干，心烦内热著者，加生地黄、地骨皮、知母；胸闷、胸痛者，加炒枳壳、元胡、檀香；若胁下癥块者，加三棱、莪术；失眠多梦者，加炒枣仁、夜交藤；兼水停者，加白术、泽泻、茯苓皮、猪苓、益母草、炒葶苈子。

3）阳气亏虚证

表现：心悸气喘，难以平卧，肢体浮肿，或伴腹水，脘痞腹胀，尿少，乏力，怕冷喜温，腰背或肢体冷感，冷汗，面色或口唇紫暗，纳差，恶心，舌质紫黯（或有瘀斑、瘀点或舌下脉络迁曲青紫），舌体胖大，或有齿痕，脉细、沉、迟无力或结代。

治法：益气温阳、活血利水

方药：真武汤合血府逐瘀汤加减。常用药：熟附子、生姜、桂枝、茯苓、白术、当归、生地、桃仁、红花、赤芍、怀牛膝、川芎、柴胡等。若血瘀明显，水肿不退，加毛冬青、泽兰、益母草、车前子、冬瓜皮、五加皮;腰背冷,可加淫羊藿、鹿角片;脘痞腹胀、恶心食,少加砂仁、川椒、姜半夏、大腹皮、木香;大便溏泄者,加干姜或炮姜;气短喘促明显,加参蛤散;若痰多,可加苏子、白芥子、莱菔子;痰热痰多,可加桑白皮、杏仁、瓜蒌皮、浙贝母。

4)阴阳两虚证

表现:心悸,动则气短,时尿少肢肿,或夜卧高枕,腰膝酸软,头晕耳鸣,四肢不温,步履无力,或口干咽燥,手足心热,盗汗,心烦少寐,咯吐泡沫痰液或带血,舌淡红质胖,苔少,或舌红胖,苔薄白乏津,脉结代或沉细无力或数。

治法:益阴助阳

方药:左归丸、右归丸合生脉散加减。阳虚较甚,选右归丸合生脉散,常用药:熟地黄、山药、山茱萸、枸杞子、菟丝子、鹿角片、制附子、肉桂、红参、麦冬、五味子等;阴虚较甚,选左归丸合生脉散,常用药:生地黄、熟地黄、山茱萸、枸杞子、菟丝子、鹿角片、山药、茯苓、泽泻、生晒参、麦冬、五味子等。兼见尿少肢肿,加车前子、防己、黑丑;气急、夜难平卧,加葶苈子、白芥子、苏子;胁下癥积,加鳖甲煎丸和三棱、莪术等。

5)心阳暴脱证

表现:心悸喘促,倚息不得平卧,大汗淋漓,兼见四肢厥逆,尿少肢肿,唇甲青紫,面色青灰,喉中痰鸣,咯吐涎沫,舌淡苔白,脉动沉微欲绝。

治法:温阳益气固脱

方药:参附龙牡汤加味。常用药:人参、炮附子、煅龙骨、煅牡蛎、干姜、炙甘草。动则喘甚,加胡桃肉、坎脐或紫河车、紫石英、沉香补肾纳气;若大汗不止,加山茱萸、补骨脂、五味子养阴固脱;阴伤口干,烦热汗黏,舌红,加麦冬、玉竹养阴;若肢冷如冰,加桂枝、鹿角片;暴喘汗多,心阳欲脱,用参附汤送服蛤蚧粉。中药注射剂可选用参附注射液等。

4. 其他中医疗法

1)单方、验方

(1)葶苈子:1日用量6～10 g,入煎剂;若用粉剂,1次1～2 g,水冲服,1日3次。

(2)福寿草:粉碎过筛,1次用量25 mg,水冲服,1日1～3次。

(3)人参粉:1次用量3～5 g,温开水送服,每日3次。

(4)北五加皮:研末,每日3～6 g,水煎服或冲服。

（5）万年青：每日 10～15 g，水煎，分 3 次口服。

（6）丽参虫草汤：高丽参 15 g，冬虫夏草 10 g。适用于各种心脏病发展而来的房颤伴心力衰竭，表现为心阳不足、肺肾两亏的患者。取上述两药加水 150 ml，每次炖 1 小时，日服 2 次，每天 1 剂，连服 8 周。

（7）南京市中医院专利协定方"黄羊健心饮"：适用于房颤伴心衰，以达心肾同治，阴阳并调。

2）中成药口服

芪苈强心胶囊、芪参益气滴丸、心宝丸、生脉胶囊、冠心舒通胶囊、参附强心丸，均可辨证应用，以辅助治疗心衰合并房颤。

3）中药针剂

参麦注射液，适用于失代偿的心衰偏气虚或阴虚者。

参附注射液，治疗慢性心衰失代偿急性加重期偏阳虚者；心脉隆注射液有益气活血，通阳利水功效，可用于改善气阳两虚，瘀血内阻的慢性充血性心力衰竭引起的心悸、浮肿、气短、面色晦黯、口唇发绀等症状。

4）保健食疗

（1）洋参益心膏：西洋参 30 g，麦冬 150 g，炒酸枣仁 120 g，龙眼肉 250 g。水煎浓缩，兑适量炼蜜收膏。每日早、晚各服 15～30 g。适用于心衰伴房颤患者心阴不足证。

（2）桂圆百合粥：龙眼肉、百合各 15～30 g，大枣 6 枚，糯米 100 g，白糖适量。将上 5 味共煮为粥。每日早、晚服食。适用于慢性心衰有气虚、阴虚或血虚，表现为心悸气短者。

参考文献

［1］ Dr，Renate B，Schnabel，et al. 50 year trends in atrial fibrillation prevalence，incidence，risk factors，and mortality in the Framingham Heart Study：A cohort study［J］. The Lancet，2015，386（9989）：154-162.

［2］ Chiang C E，Naditch-Brûlé L，Murin J，et al. Distribution and risk profile of paroxysmal，persistent，and permanent atrial fibrillation in routine clinical practice：Insight from the real-life global survey evaluating patients with atrial fibrillation international registry［J］. Circulation Arrhythmia and Electrophysiology，2012，5（4）：632-639.

［3］ Wang T J，Larson M G，Levy D，et al. Temporal relations of atrial fibrillation and congestive heart failure and their joint influence on mortality：The Framingham Heart Study［J］. Circulation,2003,107(23):2920-2925.

[4] Go A S,Hylek E M,Phillips K A,et al. Prevalence of diagnosed atrial fibrillation in adults: National implications for rhythm management and stroke prevention:The AnTicoagulation and Risk Factors in Atrial Fibrillation (ATRIA) Study[J]. JAMA,2001,285(18):2370-2375.

[5] Phillips E,Levine S A. Auricular fibrillation without other evidence of heart disease:a cause of reversible heart failure[J]. The American Journal of Medicine,1949,7(4):478-489.

[6] Braunwald E,Bristow M R. Congestive heart failure:Fifty years of progress[J]. Circulation, 2000,102(20Suppl 4):Ⅳ14-Ⅳ23.

[7] Luong C,Barnes M E,Tsang T S M. Atrial fibrillation and heart failure:Cause or effect? [J]. Current Heart FailureReports,2014,11(4):463-470.

[8] 中华医学会心血管病学分会心力衰竭学组,中国医师协会心力衰竭专业委员会,中华心血管病杂志编辑委员会,等. 中国心力衰竭诊断和治疗指南 2018[J]. 中华心血管病杂志,2018,46(10):760-789.

[9] Zinman B,Wanner C,LachinJ M,et al. Empagliflozin,cardiovascular outcomes,andmortality in type 2 diabetes[J]. New England Journal of Medicine,2015,373(22):2117-2128.

[10] Neal B,Perkovic V,Mahaffey K W,et al. Canagliflozin and cardiovascular andrenal events in type 2 diabetes[J]. New England Journal of Medicine,2017,377(7):644-657.

[11] Wiviott S D,Raz I,Bonaca M P,et al. Dapagliflozin and cardiovascular outcomes in type 2 diabetes[J]. The New England Journal of Medicine,2019,380(4):347-357.

[12] 中华中医药学会发布. 肿瘤中医诊疗指南:ZYYXH/T136～156—2008[M]. 北京:中国中医药出版社,2008.

[13] 冠心病中医临床研究联盟,中国中西医结合学会心血管疾病专业委员会,中华中医药学会心病分会,等. 慢性心力衰竭中医诊疗专家共识[J]. 中医杂志,2014,55(14):1258-1259.

[14] 郑筱萸. 中药新药临床研究指导原则:试行[M]. 北京:中国医药科技出版社,2002:70-80.

[15] 张伯礼,薛博瑜. 中医内科学[M]. 2 版. 北京:人民卫生出版社,2012.

[16] 李立志. 陈可冀治疗充血性心力衰竭经验[J]. 中西医结合心脑血管病杂志,2006,4(2):136-138.

八、甲状腺功能亢进症合并房颤

(一) 西医诊治

甲状腺功能亢进症(简称甲亢),指甲状腺呈现高功能状态,持续产生和释放过多的甲状腺激素所致的一组疾病。其共同特征为甲状腺激素分泌增加而导致的高代谢和交感神经系统的兴奋性增加,病因不同者,各有其不同的临床表现。甲亢与甲状腺毒症有区别,甲状腺毒症指组织暴露于过量的甲状腺激素而引起的特殊的代谢变化和组织功能的病理生理改变;甲亢则指甲状腺组织产生和释放激素过多,甲状腺毒症更强调后果。摄入过量的外源性甲状腺激素可以导致甲状腺毒症,但甲状腺功能无亢进,此时用甲状腺毒症来描述这种疾病状态比甲状腺功能亢进这种描述更恰当。

在甲状腺功能亢进的患者中,房颤是除了窦性心动过速之外最常见的心律失常。甲亢合并房颤属于甲亢性心脏病的一种类型。

甲亢患病率受调查人群的年龄、性别、种族等因素影响而存在差异。甲亢类型中以 Graves 病最为常见,其发病特点是女性患病率高于男性,高发年龄为 30～60 岁,但也可以发生在任何年龄段。美国第三次健康及营养状况调查(1988—1994年)在全美人群中抽样调查了 17353 名居民(年龄≥12 岁),促甲状腺刺激(TSH)诊断切点值为<0.39 mU/L,结果显示,甲亢患病率为 0.5%,亚临床甲亢患病率为 0.7%。我国尚缺乏全国性调查资料,2010 年我国 10 个城市甲状腺疾病患病率调查,共抽样 15008 名居民(年龄≥15 岁),以 TSH<0.27 mU/L 为诊断切点,甲亢、亚临床甲亢和 Graves 病患病率分别为 0.89%、0.72%和 0.61%。

甲亢患者中房颤的发生率为 5%～20%。近些年,由于甲亢的早期诊断和及时治疗,甲亢患者中房颤的发生率显著降低。尽管甲亢易发生在女性人群中,但是在甲亢患者中,男性患者更易发生房颤(2.86%),而女性患者的房颤发生率为1.36%。甲亢患者中房颤的发生亦是随着年龄的增长而增加,70 岁以上的患者中房颤的发生率为 8%。

1. 发病机制

甲亢的发病机制因病因不同而异。Graves 病为自身免疫性疾病,在具有遗传易感的人群(特别是女性)中,环境因素如吸烟、高碘饮食、应激、感染、妊娠等可促进发病,细胞免疫及体液免疫均参与发病过程。该病的特征性自身抗体是促甲状腺刺激受体抗体(TRAb),这是一组多克隆抗体,主要包括甲状腺刺激性抗体(TSAb)和甲状腺刺激阻断性抗体(TSBAb),TSAb 是诱发 Graves 病的主要致病抗体,通过激活 TSH 受体,促进甲状腺合成和分泌过多的甲状腺激素,导致甲亢,而 TSBAb 可阻断 TSH 与受体的结合,与甲状腺功能减退症(甲减)发生有关。

甲亢导致房颤的主要原因:(1)甲亢时高水平的甲状腺激素引起心房肌细胞动作电位时程及有效不应期缩短,易于在心房内形成较多细小折返环,成为诱发房颤的电生理学基础;(2)高水平的甲状腺激素使得心房局部血管紧张素 II 含量增加,诱导心房肌肥大,使得心房发生结构重构;(3)高水平的甲状腺激素使心肌 β-肾上腺素能受体数量上调,使肾上腺素能神经占优势的心房对交感系统儿茶酚胺的反应性和敏感性增加。在甲状腺激素的作用下,心房出现电重构、结构重构和自主神经重构,是导致房颤发生的重要原因。

亚临床甲亢和甲亢患者有同等的房颤发病率,亚临床甲亢发病率较高,也是房颤发作的一个危险因素。另有研究甲亢源性房颤患者未经治疗或仅给予抗甲亢治疗后,56%的患者可以恢复窦性心律,但是转复率与年龄、房颤持续时间负相关。然而有观察发现,高达 40%的甲亢源性房颤患者即使给予抗甲亢治疗后房颤仍持续发作,提示有导致房颤持续发作的病理机制存在。有关甲亢源性房颤的发病机制未完全明确,有研究提示高甲状腺素可能间接激活 RAS,进一步导致心房肌细胞肥大、凋亡,心房肌纤维化。甲亢时,RAS 活性明显增强,RAS 介导了甲状腺素的部分心血管效应,高甲状腺素水平也可过度激活 RAS。

甲状腺激素是机体不可或缺的激素之一,对维持正常代谢水平、细胞生长发育到重要作用。心肌层中富含甲状腺激素受体(TRs),甲状腺激素与 TRs 结合形成的激素-受体复合物产生一系列基因效应、联合非基因效应,从而维持正常的心血管生理。房颤是甲亢患者常见的心律失常,甲亢时分泌过量的甲状腺激素进入血液,血液中异常增高的甲状腺激素水平可能通过多种机制促进房颤的发生发展,如对心脏电生理和心肌组织产生一系列病理改变,心脏传导系统紊乱、组织结构发生重构、血流动力学改变和心脏功能的下降。可能机制如下:

1）甲状腺激素的基因效应

三碘甲状腺原氨酸（T_3）为甲状腺激素的生物活性成分，甲状腺激素对心脏的主要作用即是由 T_3 介导的。T_3 的基因组效应是由 T_3 与特定的 TRs 结合而产生的。TRs 属于核受体超家族成员，由细胞中的 TRα 和 TRβ 基因编码。T_3 进入细胞核与 TR 结合后，首先形成一种"激素-受体复合物"，再进一步作用于与之相对应的靶基因启动子附近区域的甲状腺激素应答元件，激活该 DNA 上游增强子序列，调节靶基因的转录核受体的表达，进而产生相应的 mRNA，最终调节蛋白质或酶的合成，产生生物效应。

PI3K/Akt/mTOR 信号通路在细胞生长过程中发挥关键性的调节和控制作用，T_3 可通过结合 TR 后，激活 PI3K/Akt/mTOR 信号通路而发挥促进心肌细胞分化、发育的效应肌球蛋白重链（MHC）基因编码 α-MHC 和 β-MHC 蛋白，是肌球蛋白的基本组成单位，α-MHC 具有较高活性，促进 ATP 转化为 ADP，而 β-MHC 蛋白转化能力较弱。T_3 激活 TR 后，可上调 α-MHC 基因转录，而对 β-MHC 基因转录起抑制效应，以调整球蛋白组成比例，增强心肌收缩能力。心肌细胞肌浆网上的钙激酶负责在舒张期对钙离子进行再提取，而受磷蛋白则抑制钙激酶作用，T_3 结合 TR 后，能够上调钙激酶表达并下调受磷蛋白的表达，从而降低舒张期心肌细胞内钙浓度，增强心脏的舒张功能。此外，T_3 还可调节细胞膜 Na^+-K^+ ATP 酶、$β_1$ 肾上腺素能受体、苹果酸酶等心脏基因的转录，而这些 T_3 效应基因是心肌收缩力重要的决定因素。

2）甲状腺激素的非基因效应

甲状腺激素通过基因组和非基因组效应影响心血管的结构与功能，甲状腺激素对心血管的影响部分为非基因效应，其直接作用于心脏和血管，因而具有发挥效应快速的特点。在机体高甲状腺激素水平时，可对心血管系统产生直接、迅速的影响，导致高氧耗、高代谢产物、动脉平滑肌舒张等，引起外周血管阻力（PVR）下降，PVR 下降后可引起肾脏血流灌注降低，激活 RAS 系统，导致水钠潴留；另外甲状腺激素可上调红细胞生成素，导致血容量升高，共同造成左心室舒张末期容积增加，使心输出量明显增加，造成机体持续高循环动力状态引起一系列病变同时心室率增快、心肌舒张功能增强、对机体高代谢状态的适应性改变均导致血流动力学的改变。氧化应激在甲状腺激素所致的心脏重构中起着重要作用。甲状腺激素能够刺激一氧化氮合酶（NOs）的三种表型，使动脉和血管平滑肌细胞产生更多的一氧化氮介导氧化应激，促进高血压、心脏肥大等改变。而维生素 E、NOs 抑制剂等抗氧化剂的使用可用以逆转这一病理过程。另外甲状腺激素能激活全身的 RAS 系统,心脏本身具有完整的 RAS 成分,研究表明,高甲状腺激素介导的心脏局部的 RAS 系统激活,是产生一系列病变的重要原因之一。

3) 甲状腺激素导致心房重构

根据房颤的病理生理改变特点,甲亢导致房颤的主要机制是导致心房重构。心房重构是指在某些因素的作用下,心房组织发生的一系列适应性变化,以保障内环境稳定。心房重构与刺激因素的持续时间和强弱直接相关,主要包括结构重构、电生理重构、离子通道重构和神经重构。研究显示,心房重构早期主要表现为离子通道和电生理方面异常,具有一定的可逆性;晚期则表现为心房结构重构,具有不可逆性。

2. 诊断

1) 临床表现

(1) 症状和体征:甲亢合并房颤患者以代谢亢进和神经、循环、消化等系统兴奋性增高为主要临床表现,同时合并有心房颤动的临床表现。

① 高代谢症候群:是最常见的临床表现,包括乏力、怕热、多汗、皮肤温暖、潮湿、低热、体重下降等。

② 神经系统:易激惹、失眠、紧张、焦虑、烦躁、常常注意力不集中,伸舌或双手平举可见细震颤、腱反射活跃。

③ 眼部表现:分为两种类型,一类为非浸润性(单纯性)突眼,病因与甲状腺毒症所致的交感神经兴奋性增高有关,眼球轻度突出,可见眼裂增宽、瞬目减少等眼征。另一类为浸润性突眼,即 Graves 眼病,病因与眶后组织的炎症反应有关。双眼球明显突出,可超过中国人群眼球突出度参考值(女性16.0 mm,男性18.6 mm)3 mm 以上,少数患者为单侧突眼。眼部可有异物感、胀痛、畏光、流泪、复视、视力下降等症状,查体可见眼睑肿胀、结膜充血水肿、眼球活动受限,严重者眼球固定、眼睑闭合不全、角膜外露而形成角膜溃疡、全眼炎,甚至至失明。

④ 甲状腺:Graves 病患者甲状腺多呈弥漫性肿大,质地软或坚韧,无压痛,上、下极可触及震颤,闻及血管杂音。结节性毒性甲状腺肿患者可触及甲状腺结节性肿大。甲状腺自主性高功能腺瘤患者可扪及孤立结节。

⑤ 心血管系统:患者感心悸、气促、活动后加剧。心率增快、心律绝对不齐,第一心音强弱不等、心尖部第一心音亢进、可闻及收缩期杂音,脉搏短绌。严重者可发生心肌缺血、心脏增大、心力衰竭。

⑥ 消化系统:常表现为食欲亢进、大便次数增多或腹泻、肠鸣音活跃。少数患者可出现恶心、呕吐等症状,或出现转氨酶升高、黄疸等肝功能异常表现。

⑦ 血液系统:部分患者有轻度贫血,外周血白细胞和血小板计数可有轻度降低。

⑧ 胫前黏液性水肿:是 Graves 病的特征性皮肤表现,发生率大约为 5%。常见于胫骨前下 1/3 部位,皮损多为对称性,早期皮肤增厚、变粗、毛囊角化,可见广泛大小不等的红褐色或暗紫色突起不平的斑块或结节,后期皮肤如橘皮或树皮样,可伴继发性感染和色素沉着。

⑨ 内分泌系统:女性常表现为月经量减少、周期延长,甚至闭经。男性可出现乳房发育、阳痿等症状。由于骨代谢转换加速,可引起低骨量或骨质疏松症。

(2)甲亢特殊临床表现和类型

① 甲状腺危象:也称甲亢危象,是甲状腺毒症急性加重致多系统损伤的一组综合征。通常发生于未经治疗或治疗不当的 Graves 病患者中,多数有一定的诱因,例如感染、创伤、精神应激、手术、妊娠等。典型症状为高热、大汗、烦躁、面部潮红、心动过速、呕吐、腹泻,部分患者可发生心律失常、肺水肿、充血性心力衰竭、黄疸等,病情进一步加重可出现休克、谵妄、昏迷,甚至危及生命。

② 甲亢性心脏病:过量甲状腺激素可导致心动过速,心脏收缩功能增强、排血量增多,造成心脏负荷加大、心肌氧耗量增加、冠状动脉供血相对不足,可引起心脏异常改变,在具有潜在缺血性心脏病的患者容易发生。甲亢患者有至少 1 项下述心脏异常症状者,可诊断为甲亢性心脏病:A. 心脏增大;B. 心律失常;C. 充血性心力衰竭;D. 心绞痛或心肌梗死。诊断时需排除同时存在其他原因引起的心脏改变,甲亢控制后上述心脏情况好转或明显改善。

③ 甲亢性肌病:急性肌病可表现为数周内出现言语及吞咽困难、发音不准,重者出现呼吸肌麻痹、危及生命。慢性肌病发生于 80% 的 Graves 病患者,起病缓慢,以近端肌肉群受累为主,表现为进行性肌无力,登楼、抬肩、蹲位起立困难,常有肌肉萎缩。大约 1% 的 Graves 病患者可合并重症肌无力,表现为双侧上睑下垂、眼球运动障碍和复视等。低钾性周期性麻痹多发生于 20～40 岁青年男性。常见诱因为过度运动、寒冷、摄入大量糖类食物、酗酒、使用胰岛素等,典型临床表现为反复发作的四肢对称性弛缓性瘫痪,以下肢瘫痪更为常见。发作可持续数小时至数日,补钾即能缓解症状。严重低钾血症可造成呼吸肌麻痹,引起呼吸困难。

④ 淡漠型甲亢:发病隐匿,多见于老年人,高代谢症状、眼征和甲状腺肿大均

不明显。主要表现为神志淡漠、抑郁、头晕、乏力、心悸、食欲减退甚至厌食、腹泻、明显消瘦等。

2）其他相关病史

（1）既往史：包括既往有无甲状腺疾病、自身免疫性疾病、垂体和肾上腺疾病、糖尿病、心血管疾病、结核病、肝脏疾病及胃肠道疾病等。

（2）药物应用史：是否有甲状腺激素、含碘造影剂、胺碘酮或其他含碘药物等应用史。

（3）个人史：碘摄入情况，是否吸烟，发病前是否受过精神刺激或创伤，睡眠状况是否良好，月经及生育状况，目前是否处在妊娠状态等。

（4）家族史：一级亲属是否有自身免疫甲状腺疾病史。

3）实验室检查

（1）甲状腺功能评估指标

① TSH 测定：临床甲亢、亚临床甲亢和非甲亢性甲状腺毒症患者 TSH 均低于正常值下限。

② 甲状腺激素测定：在一般情况下，临床甲亢患者血清 TT_3、FT_3、TT_4、FT_4 均升高，T_3 型甲亢仅 TT_3、FT_3 升高，亚临床甲亢患者甲状腺激素水平正常。由于血清中 TT_4 和 TT_3 主要与甲状腺球蛋白结合，所以 TT_4 和 TT_3 测定受甲状腺球蛋白水平的影响。妊娠、病毒性肝炎等可使甲状腺球蛋白水平升高、血清 TT_4 和 TT_3 水平升高。反之，低蛋白血症、应用糖皮质激素等可使甲状腺球蛋白水平下降，血清 TT_4 和 TT_3 水平下降。FT_3、FT_4 不受甲状腺球蛋白影响，较 TT_3、TT_4 更能直接反映甲状腺功能状态，尤其适用于甲状腺球蛋白水平存在变化的患者。

（2）甲状腺自身抗体

① TRAb 测定：Graves 病患者 TRAb 阳性率达 $80\% \sim 100\%$，多呈高滴度阳性，对诊断、判断病情活动及评价停药时机有一定意义，并且是预测复发的最重要指标，但无法区分 TSAb 和 TSBAb。

② 甲状腺过氧化物酶抗体（TPOAb）和甲状腺球蛋白抗体（TgAb）测定：Graves 病患者可见 TPOAb、TgAb 阳性；如同时存在桥本甲状腺炎，TPOAb、TgAb 多呈高滴度阳性。

4）影像学检查

（1）超声检查：Graves 病患者甲状腺弥漫性或局灶性回声减低，在回声减低处，血流信号明显增加，呈"火海征"。甲状腺上动脉和腺体内动脉流速增快、阻力减低。甲状腺自主高功能腺瘤患者的甲状腺结节一般大于 2.5 cm,边缘清楚,结节内血流丰富。多结节性毒性甲状腺肿患者可见多个甲状腺结节。

（2）[131]I 摄取率:用于鉴别甲亢(碘甲亢除外)和非甲亢性甲状腺毒症。Graves 病患者[131]I 摄取率升高、多有高峰前移。多结节性毒性甲状腺肿和甲状腺自主高功能腺瘤患者[131]I 摄取率升高或正常。

（3）甲状腺核素显像:甲状腺自主高功能腺瘤提示为热结节,周围萎缩的甲状腺组织仅部分显影或不显影。多结节性毒性甲状腺肿为多发热结节或冷、热结节。

（4）眼眶 CT/MRI:怀疑浸润性突眼的患者可行 CT 或 MRI 评价眼外肌的大小和密度、眼球位置等,并有助于排除其他病因所致的突眼。

5）诊断标准和诊断流程

（1）甲亢诊断标准:① 高代谢症状和体征。② 甲状腺肿大。③ 血清甲状腺激素水平升高,TSH 水平降低。

具备以上 3 项,并除外非甲亢性甲状腺毒症,甲亢诊断即可成立。

（2）房颤诊断标准:房颤常见的症状包括:心悸、乏力、胸闷、运动耐量下降、活动后气促。心电图:p 波消失,代之以 f 波,RR 间期绝对不规则。

6）鉴别诊断

须与下列疾病作鉴别:① 单纯性甲状腺肿,除甲状腺肿大外,并无上述症状和体征。虽然有时[131]I 摄取率增高,T_3 抑制试验大多显示可抑制性。血清 T_3、rT_3 均正常。② 神经症。③ 自主性高功能性甲状腺结节,扫描时放射性集中于结节处,而结节外放射性降低。经 TSH 刺激后重复扫描,可见结节外放射性较前增高。④ 其他:结核病和风湿病常有低热、多汗、心动过速等。以腹泻为主要表现者常被误诊为慢性结肠炎。老年甲亢的表现多明不典型,常有淡漠、厌食、明显消瘦,容易被误诊为癌症。

单侧浸润性突眼症即使伴有甲状腺毒症,仍需与眶内和颅底肿瘤鉴别,如眶内肿瘤、颈动脉-海绵窦瘘、海绵窦血毒栓形成、眶内浸润性病变和眶内肿瘤等。

甲亢伴有肌病者,需与家族性周期瘫痪和重症肌无力鉴别。

3. 治疗

甲状腺功能亢进合并房颤治疗主要有两方面——甲亢的治疗及房颤的治疗。

1）甲亢治疗

甲亢的常用的治疗方法有三种:抗甲状腺药物、放射性核素碘和手术治疗。对治疗方法的选择取决于患病的不同时期和严重程度、患者所处的特殊时期和医生的经验。应该对患于者进行全面评估,提供的治疗建议需充分考虑患者的意愿。在治疗的初期,应注意休息和营养物质的补充。在代谢水平恢复正常以及之后的一段时间内,患者都需要较多的热卡、蛋白质及多种维生素,应予以适当补足。下面对甲亢的各种治疗方法进行分述:

(1)药物治疗:抗甲状腺药物治疗对于症状严重的患者,首先应失该应用抗甲状腺药物抑制甲状腺激素的合成和释放,缓解症状。常用的抗甲状腺药物有硫脲类药物丙硫氧嘧啶(PTU)、甲巯咪唑(他巴唑)和卡比马唑(甲亢平)。

① 适应证:抗甲状腺药物适用于:A. 症状较轻,甲状腺轻、中度肿大的患者;B. 20 岁以下的青少年以及儿童患者;C. 妊娠妇女(选用 PTU);D. 甲状腺次全切除后复发又不适合放射性治疗的患者;E. 手术前准备;F. 放射性[131]I 治疗前后的辅助治疗。抗甲状腺药物不适合用于周围血白细胞持续$<3\times10^9/L$ 或对该类药物有过敏反应及其他毒副作用的患者。

② 剂量和疗程:由于有丙硫氧嘧啶的肝细胞损害的原因致肝移植的报道,除了在妊娠前 3 个月、甲状腺危象、对甲巯咪唑治疗反应小且拒绝行放射碘或手术治疗的患者应考虑使用丙硫氧嘧啶外,对 Graves 病患者的药物治疗应选用甲巯咪唑。常用的丙硫氧嘧啶的初始剂量为每日 300~400 mg,常分 3 次使用;甲巯咪唑则为 30~40 mg,可以单次或分 2~3 次服用。这样的剂量对绝大部分的患者而言是有效的,但是在某些特别严重、疗效较差、甲状腺增大明显的患者中,药物可能降解较快,可以增加剂量。

由于抗甲状腺药物主要是抑制甲状腺激素的合成而不是抑制其释放,因此只有在甲状腺储存的激素消耗完以后法,如才能见到明显的临床效果。一般在服药 2~3 周后患者的心悸、烦躁、乏力等症状可以有所缓解,4~6 周后代谢状态可以恢复正常,此为用药的"初始阶段"。有些因素会影响治疗效果,如不规则的服药、服用碘剂或进食含碘较多的食物、精神压力或感染等应激状态等,应及时地帮助患者排除这些干扰因素对治疗的影响。

当患者症状显著减轻,高代谢症状消失,体重增加,T_4 和 T_3 尤其是 TSH 接近正常时,可以根据病情逐渐减少药物用量(减量阶段)。在减量过程中,每 2~4 周左右随访一次,每次减少甲巯咪唑 5 mg 或者丙硫氧嘧啶 50 mg,不宜减药量过快。每次随访时要监测患者的代谢状况以及检测超敏促甲状腺激素(s-TSH)和 T_3、T_4 水平,尽量维持甲状腺功能的正常和稳定。剂量的递减应根据症状体征以及实验室检查的结果及时做出相应的调整,约需 2~3 个月。如果减量后症状和 T_3、T_4 有所反跳,则需要重新增加剂量并维持一段时间。很多患者只需要治疗剂量的 1/3 或更少就能维持正常的甲状腺功能。也可以在使用抗甲状腺药物的同时使用甲状腺素来维持正常的甲状腺功能(维持阶段),为期约 1～2 年,个别患者需要延长维持治疗疗程。

(2)其他辅助治疗药物:小部分 Graves 病患者可因为无法耐受抗甲状腺药物的毒性反应而不适合用此类药物,或因为妊娠或先期摄碘过多而不适用^{131}I 治疗,或者由于合并其他疾病而有手术高风险时,可以考虑用下列药物:

①锂盐:碳酸锂可以阻抑 TRAbs 与配体的作用,从而抑制甲状腺激素的分泌,并不干扰放射性碘的聚集。对抗甲状腺药物和碘制剂过敏的患者,可以每 8 小时 1 次用 300～400 mg 碳酸锂来暂时控制甲亢症状。但因其不良反应较明显,可以导致肾性尿崩症、精神抑制等,故临床较少应用。

②碘及含碘物:极少用于单独治疗,此类药物可以抑制过氧化物酶的活性,减少了酪氨酸的有机化抑制甲状腺内激素的合成;超生理剂量的碘能抑制甲状腺滤泡内溶酶体的释放,抑制了甲状腺从甲状腺球蛋白上的水解和滤泡中甲状腺激素的释放,从而减低血液循环中甲状腺激素的水平(急性 Wolff-Chaikoff 效应)。这种短暂的减少甲状腺激素的作用对于长期的甲状腺毒症治疗并无裨益,只用于甲亢危象或危象前期、严重的甲亢性心脏病或外科的紧急需要时,与硫脲类药物联用。

③β受体阻断药:可以迅速阻断儿茶酚胺的作用,改善甲亢患者的心悸、烦躁、多汗、手抖等交感系统兴奋的症状,普萘洛尔还能减少 T_4 向 T_3 转换,因此常常作为辅助治疗的药物或应用于术前准备,尤其是应用在较严重的甲亢或心悸等症状较重的患者中。常用普萘洛尔,每天 30～60 mg(分 3～4 次),但哮喘或严重心衰以及有低血糖倾向者禁用。

(3)手术:甲亢的药物治疗保留了患者的甲状腺,而甲状腺次全手术是切除患者的部分甲状腺,因此其优缺点恰与药物治疗相反。甲状腺次全切除术治疗 Graves 病可以减少本病的复发。由于甲状腺次全切除术后仍然有 2% 左右的复发率,国外有行甲状腺全切除术的趋势。

①手术适应证:A. 药物治疗疗效反应不好,或者有明显毒性反应,或者药物治疗后复发的,甲状腺较大且不适合放射性^{131}I 治疗的患者;B. 甲状腺显著肿大,对邻近器官有压迫症状者;C. 结节性甲状腺肿伴功能亢进者;D. 胸骨后甲状腺肿伴亢进;E. 伴有甲状腺结节不能除外恶性病变者。

②手术禁忌证:A. 曾进行过甲状腺手术者;B. 伴有严重的心、肺等重要器官

疾病不能耐受手术者;C. 妊娠期妇女尤其是妊娠中晚期的妇女,因麻醉和手术本身可能导致早产。

③ 手术并发症的发生率与术前准备是否得当以及手术的熟练程度有关,常见的并发症有:A. 术后出血;B. 喉返神经受损;C. 甲状旁腺的损伤或切除;D. 甲状腺功能减退。

(4) 放射性[131]I治疗

在不少国家已作为 Graves 病的首选治疗,与甲亢的手术治疗一样,放射性[131]I治疗也破坏了部分的甲状腺。

① 原理:甲状腺是唯一的具有高选择性聚[131]I功能的器官。[131]I衰变时产生的射线中,99%为 β 射线。β 射线在组织内的射程仅约 2 mm,故其辐射效应仅限于局部而不影响邻近组织。[131]I 在甲状腺组织内的半衰期平均约为 3~4 天,因而其辐射可使大部分甲状腺滤泡上皮细胞遭受破坏,甲状腺激素因此而减少,甲状腺高功能得到控制。

② 适应证和禁忌证:有关适应证和禁忌证尚有争议。在近半个世纪的国内外放射性[131]I治疗经验已经证实,[131]I 治疗不会增加甲状腺肿瘤、白血病等恶性肿瘤的发生率。在接受过放射性[131]I治疗的患者的后代中,也没有发现基因缺陷的发生率增加。

目前我国比较认同的适应证有:

A. 成人 Graves 甲亢伴甲状腺肿大 I 度以上;

B. 抗甲状腺药物(ATD)治疗失败或过敏;

C. 甲亢手术后复发;

D. 甲亢性心脏病或甲亢伴其他病因的心脏病;

E. 甲亢合并白细胞和(或)血小板减少或全血细胞减少;

F. 老年甲亢;

G. 甲亢并糖尿病;

H. 毒性多结节性甲状腺肿;

I. 自主功能性甲状腺结节合并甲亢。

相对适应证:

A. 在某些特殊情况下[131]I可应用于青少年和儿童甲亢,用 ATD 治疗失败、拒绝手术或有手术禁忌证。[131]I治疗在很小的儿童(<5 岁)中应避免。

B. 甲亢合并肝、肾等脏器功能损害。禁忌证:妊娠和哺乳期妇女。由于担心儿童甲状腺癌的潜在风险,对于儿童,还是尽可能避免^{131}I 治疗。

③ 治疗方法和剂量可以根据甲状腺的大小、临床估测及其摄^{131}I 率等来计算放射性^{131}I 的剂量,但是由于个体差异,此种计算的方法并没有减少治疗后甲减或甲亢的发生率。因此,现在临床较多是根据触诊法以及甲状腺显像或超声测定来进行估测,给予 5～15 mCi(1Ci＝3.7×10^{10}Bq)的固定剂量,称为适度剂量法。该法疗效确切,迟发性甲减易于处理,我国多数医院使用该方法,缺点是甲减的发生和进展隐匿,需长期随访。

④ ^{131}I 治疗前后,对轻中度的甲亢患者,足够长的抗甲状腺药物的停用期是必要的,必须在治疗前 3～5 天停药,停用碘剂含碘药物需达到 7 天。对于重度的甲亢患者,如静息心率达到 120 次/分,伴有 T$_3$、T$_4$ 水平的显著升高,在放射性^{131}I 治疗前,应以抗甲状腺药物及普萘洛尔治疗 4～8 周,待临床症状好转后再予以治疗,从而减少放射性^{131}I 治疗后可能发生的甲亢危象。因服^{131}I 后有一过性的甲状腺激素升高,故视情况可在用^{131}I 治疗后一周继续予以抗甲状腺药物治疗。

2) 房颤的治疗

房颤的治疗在前面章节中已详细介绍,在此不再赘述。但甲亢患者发生房颤后心律转复并不是首要治疗目标,因为导致房颤发生的因素还是持续存在,房颤还可能再次发生,因此在进行抗甲状腺治疗的同时,控制心室率是首要治疗目标,且可通过联合应用地高辛、地尔硫䓬和 β 受体阻滞剂使心室率得到很好的控制。心室率目标不应低于 60～70 次/分,因为适当使心室率增快可以保持高心输出量从而维持高代谢状态。因此,心律转复可推迟到甲状腺激素水平正常 4 个月以后,因为当甲状腺激素水平逐渐下降后,合并房颤的患者 56% 会转复为窦性心律。未转复为窦性心律的患者可进行电转复。有研究表明在随访的第 10 年和第 14 年,窦性心律的维持率分别为 56.7% 和 47.6%。对于发生于甲亢患者的阵发或持续性房颤,如果经充分的控制甲亢并且抗心律失常药治疗无效,可选择行射频消融术。

房颤患者存在高度栓塞风险,致死致残率高,有抗凝治疗的必要性,以降低患者卒中风险,使其获益。有研究发现,在甲状腺切除术后患者中,通过甲状腺素替代治疗,其甲状腺功能逐渐上升,部分达到轻度甲亢状态,检测其血管性血友病因子、Ⅷ因子、血小板黏附时间等,相关指标都明显趋向于高凝状态改变。甲亢患者高凝及低纤溶状态考虑为甲状腺激素对凝血相关因素合成等直接影响,部分为甲状腺自身免疫参与。目前的房颤抗凝指南并未将甲亢作为栓塞风险评定的因素之一,但近期有学者对该问题提出质疑,并建议房颤 CHA$_2$DS$_2$-VAS$_c$ 评分将甲亢作为栓塞风险评定因素之一,期待进一步的结果。

针对甲状腺功能亢进合并房颤患者,积极纠正其甲状腺功能已为广大临床医生所接受。鉴于甲状腺功能状态可能对凝血功能产生影响,故有必要在治疗过程中动态随访两者,对其治疗进行动态调整,使患者获益。

(二) 中医诊治

甲状腺功能亢进合并房颤中医学多属于"瘿病""心悸""怔忡"等范畴。《肘后方》首先用昆布、海藻治疗瘿病。《千金要方》及《外台秘要》记载了数十个治疗瘿病的方剂,其中常用到海藻、昆布、羊靥、鹿靥等药,表明此时对含碘药物及用甲状腺作脏器疗法已有相当的认识。《外科正宗·瘿瘤论》提出瘿瘤的主要病理是气、痰、瘀壅结的观点,采用的主要治法是"行散气血""行痰顺气""活血消坚",该书所载的海藻玉壶汤等方,至今仍为临床所习用。《素问·举痛论》云:"惊则心无所倚,神无所归,虑无所定,故气乱矣"。《素问·痹论》亦云:"脉不已,复感于邪,内舍于心","心者,脉不通,烦则心下鼓",并对心悸脉象的变化有深刻认识,记载脉律不齐是本病的表现。《素问·三部九候论》说:"参伍不调者病。"《素问·平人气象论》说:"脉绝不至曰死,乍疏乍数曰死。"这是认识到心悸时严重脉律失常与疾病预后关系的最早记载。心悸的病名,首见于汉代张仲景的《金匮要略》和《伤寒论》,称之为"心动悸""心下悸""心中悸"及"惊悸"等,并认为其主要病因有惊扰、水饮,虚劳及汗后受邪等,如在《金匮要略·惊悸吐衄下血胸满瘀血病脉证治》篇有"寸口脉动而弱,动则为惊,弱则为悸"的论述,并记载了心悸时表现的结、代、促脉及其区别,提出了基本治则,并以炙甘草汤等为治疗心悸的常用方剂。成无己《伤寒明理论·悸》中提出心悸病因不外气虚、痰饮两端。《丹溪心法》认为心悸的发病应责之虚与痰,认为血虚和痰火是怔忡致病的根本原因,《丹溪心法·惊悸怔忡》云:"惊悸者血虚,惊悸有时,从朱砂安神丸"。《医林改错·心慌》则认为瘀血内阻亦能导致心悸怔忡。

1. 病因病机

1) 病因

(1) 体虚劳倦

禀赋不足,体质虚弱,或久病耗损心之气,或劳倦伤脾,生化之源气血阴阳亏乏,脏腑功能失调,致心神失养,发为心悸。如《丹溪心法·惊悸怔忡》所言:"惊悸,人之所主者心,心之所养者血,心血一虚,神气不守,此惊悸之所肇端也。"

妇女的经、孕、产、乳等生理特点与肝经气血有密切关系,遇情志、饮食等致病因素,常引起气郁痰结、气滞血瘀及肝郁化火等病理变化,故女性易患瘿病、心悸。另外,素体阴虚之人,痰气郁滞之后易于化火,更加伤阴,常使病机复杂,病程缠绵。

（2）七情所伤

平素心虚胆怯,突遇惊恐,忤犯心神,心神动摇,不能自主而心悸。如《素问·举痛论》所说:"惊则心无所倚,神无所归,虑无所定,故气乱矣。"《济生方·惊悸论治》指出:"夫惊悸者,心虚胆怯之所致也。"

长期忧思不解,心气郁结,阴血暗耗,不能养心而心悸;或火生痰,痰火扰心,心神失宁而心悸。此外,大怒伤肝,大恐伤肾,怒则气逆,恐则精却,阴虚于下,火逆于上,动撼心神亦可发为惊悸。忿郁恼怒或忧愁思日久,使肝气失于条达,气机郁滞,则津液不得正常输布,易于凝聚成痰,气滞痰凝,壅结颈前,则形成瘿病。正如《诸病源候论·瘿候》说:"瘿者,由忧恚气结所生。"如痰热内蕴,复加郁怒,胃失和降,痰火互结,上扰心神,亦可导致心悸、瘿病的发生。

（3）感受外邪

风、寒、湿之邪由血脉内侵于心,耗伤心气心阴,亦可引起心悸。如《素问·痹论》篇指出:"脉痹不已,复感于邪,内舍于心","心痹者,脉不通,烦则心下鼓"。温病、疫毒均可灼伤营阴,心失所养,或邪毒内扰心神,往往伴见心悸。

2）病机

本病的主要病机为本虚标实,病变部位主要在心肝脾。病理性质以实证居多,气滞、痰凝、血瘀三者合而为患。肝郁则气滞,脾伤则气结,气滞则津停,脾虚则酿生痰湿,痰气交阻,血行不畅,则气、血、痰壅结而成。在本病的病变过程中,常发生病机转化,如痰气郁结日久可化火,形成肝火亢盛证;火热内盛,耗伤阴津,导致阴虚火旺之候,其中以心肝阴虚最为常见;气滞或痰气郁结日久,则深入血分,血液运行不畅,形成痰结血瘀之候。重症患者则阴虚火旺的各种症状常随病程的延长而加重,在损伤肝阴的同时,也会伤及心阴,出现心悸、烦躁、脉数等症。由实致虚,可见气虚、阴虚等虚候或虚实夹杂之候。

2. 治疗原则

本病治疗应分虚实,实证以行气、祛痰、清火、化瘀;虚证则应养血、宁心、平肝、滋阴为主。但本病以虚实错杂多见,且虚实的主次、缓急各有不同,故治当相应兼顾。

3. 辨证分型及治疗

1）肝火旺盛证

表现:心慌,烦热,容易出汗,性情急躁易怒,眼球突出,手指颤抖,面部烘热,口苦,或伴有颈前喉结两旁轻度或中度肿大,一般柔软光滑,舌质红,苔薄黄,脉弦数而结代。

治法:清肝泻火,消瘿散结。

方药:栀子清肝汤加减。常用药:柴胡疏肝解郁;栀子、丹皮清泄肝火;当归养血活血;白芍柔肝;牛蒡子散热利咽消肿;生牡蛎、浙贝母化痰软坚散结;玄参滋阴降火。肝火旺盛,烦躁易怒,脉弦数者,可加龙胆草、黄芩、青黛、夏枯草;手指颤抖者,加石决明、钩藤、白蒺藜、天麻平肝熄风;兼见胃热内盛而见多食易饥者,加生石膏、知母;火郁伤阴,阴虚火旺而见烦热,多汗,消瘦乏力,舌红少苔,脉细数者,可用二冬汤合消瘰丸加减。若是痰结化热之瘿病,可用消瘰丸加减。

2)痰火扰心证

表现:心悸时发时止,受惊易作,胸闷烦躁,失眠多梦,口干苦,大便秘结,小便短赤,舌红,苔黄腻,脉弦滑或促。

治法:清热化痰,宁心安神。

方药:黄连温胆汤加减。常用药:黄连、山栀苦寒泻火,清心除烦;竹茹、半夏、胆南星、全瓜蒌、陈皮清化痰热,和胃降逆;生姜、枳实下气行痰;远志、菖蒲、酸枣仁、生龙骨、生牡蛎宁心安神。痰热互结,大便秘结者,加生大黄;心悸重者,加珍珠母、石决明、磁石重镇安神;火郁伤阴,加麦冬、玉竹、天冬、生地养阴清热;兼见脾虚者,加党参、白术、谷麦芽、砂仁益气醒脾。

3)阴虚火旺证

表现:心悸易惊,心烦失眠,五心烦热,口干,盗汗,思虑劳心则症状加重,伴耳鸣腰酸,头晕目眩,急躁易怒,舌红少津,苔少或无,脉象细数而涩。

治法:滋阴清火,养心安神。

方药:天王补心丹合朱砂安神丸加减。常用药:生地、玄参、麦冬、天冬滋阴清热;当归、丹参补血养心;人参、炙甘草补益心气;黄连清热泻火;朱砂、茯苓、远志、枣仁、柏子仁安养心神;五味子收敛耗散之心气;桔梗引药上行,以通心气。

4)心肝阴虚证

表现:颈前喉结两旁结块或大或小,质软,病起较缓,心悸不宁,心烦少寐,易出汗,手指颤动,眼干,目眩,倦怠乏力,舌质红,苔少或无苔,舌体颤动,脉弦细数。

治法:滋阴降火,宁心柔肝。

方药:天王补心丹合一贯煎加减。常用药:生地、沙参、玄参、麦冬、天冬养阴清热;人参、茯苓益气宁心;当归、枸杞子养肝补血;丹参、酸枣仁、柏子仁、五味子、远志养心安神;川楝子疏肝理气。虚风内动,手指及舌体颤抖者,加钩藤、白蒺藜、鳖甲、白芍;脾胃运化失调致大便稀溏,便次增加者,加炒白术、炒薏苡仁、怀山药、炒麦芽;肾阴亏虚而见耳鸣、腰酸膝软者,酌加龟板、桑寄生、牛膝,女贞子;病久正气伤耗,精血不足,而见消瘦乏力,妇女月经量少或经闭,男子阳痿者,可酌加黄芪、太子参、山茱萸、熟地、枸杞子、制首乌等。

5)气郁痰阻证

表现:心慌,胸闷,喜太息,或兼胸胁窜痛,病情常随情志波动,颈前喉结两旁结块肿大,质软不痛,颈部觉胀,苔薄白,脉弦而结。

治法:理气舒郁化痰。

方药:四海舒郁丸加减。常用药:昆布、海带、海藻、海螵蛸、海蛤壳、浙贝母化痰软坚,消瘿散结;郁金、青木香、青皮、陈皮疏肝理气。肝气不舒明显而见胸闷、胁痛者,加柴胡、枳壳、香附、延胡索、川楝子。

6)心血不足证

表现:多见于老年人,症见心悸气短,头晕目眩,失眠健忘,面色无华,倦怠乏力,纳呆食少,舌淡红,脉细弱,或涩。

治法:补血养心,益气安神。

方药:归脾汤加减。常用药:黄芪、人参、白术、炙甘草益气健脾,以资气血生化之源;熟地黄、当归、龙眼肉补养心血;茯神、远志、酸枣仁宁心安神;木香理气醒脾,使补而不滞。见气阴两虚之证,以炙甘草汤加减以益气滋阴,补血复脉;兼阳虚而汗出肢冷,加附子、黄芪、煅龙骨、煅牡蛎;兼阴虚,重用麦冬、地黄、阿胶;失眠多梦,加合欢皮、夜交藤、五味子、柏子仁、莲子心等养心安神;若热病后期损及心阴而心悸者,以生脉散加减。

7)痰结血瘀证

表现:心慌,胸闷,纳差,颈前喉结两旁结块肿大,按之较硬或有结节,肿块经久未消,舌质质黯或紫,苔薄白或白腻,脉弦或涩。

治法:理气活血,化痰消瘿。

方药:海藻玉壶汤加减。常用药:海藻、昆布、海带化痰软坚,消瘿散结;青皮、陈皮、半夏、胆南星、浙贝母、连翘、甘草理气化痰散结;当归、赤芍、川芎、丹参养血活血。胸闷不舒,加郁金、香附、枳壳理气开郁;结块较硬或有结节者,可酌加黄药子、三棱、莪术、露蜂房、僵蚕、穿山甲等,以增强活血软坚,消瘿散结的作用;若结块坚硬且不可移者,可酌加土贝母、莪术、山慈姑、天葵子、半枝莲等。

参考文献

[1] 林果为,王吉耀,葛均波.实用内科学[M].15 版.北京:人民卫生出版社,2017.

[2] 中华医学会,中华医学会杂志社,中华医学会全科医学分会,等.甲状腺功能亢进症基层诊疗指南(2019 年)[J].中华全科医师杂志,2019,18(12):1118-1128.

[3] Dizaye K,Mustafa Z A. The effect of eplerenone on the renin-angiotensin-aldosterone system of rats with thyroid dysfunction[J]. Journalof Pharmacy and Pharmacology,2019,71(12): 1800-1808.

[4] Neggazi S,Canaple L,Hamlat N,et al. Thyroid hormone receptor alpha deletion in ApoE-/-mice alters the arterial renin-angiotensin system and vascular smooth muscular cell cholesterol metabolism[J]. Journalof Vascular Research,2018,55(4):224-234.

[5] 王冰,张再重,王邓超,等.甲状腺功能亢进时血中血管紧张素(1—7)、血管紧张素Ⅱ比值变化及其意义[J].临床外科杂志,2017,25(3):219-222.

[6] Cheng Z,Zhang MM,Hu J Q,et al. Cardiac-specific Mst1 deficiency inhibits ROS-mediated JNK signalling to alleviate Ang Ⅱ-induced cardiomyocyte apoptosis[J]. Journal of Cellularand Molecular Medicine,2019,23(1):543-555.

[7] Rahman F,Kwan G F,Benjamin E J. Global epidemiology of atrial fibrillation[J]. Nature Reviews Cardiology,2014,11(11):639-654

[8] Flamant F. Futures challenges in thyroid hormone signaling research[J]. Frontiers in Endocrinology,2016,7:58.

[9] Moran C,Chatterjee K. Resistance to thyroid hormone due to defective thyroid receptor alpha [J]. Best Practice & ResearchClinicalEndocrinology & Metabolism,2015,29(4):647-657.

[10] Paul M,Yen. Thyroid hormone action at the cellular,genomic and target gene levels[J]. Molecular and Cellular Endocrinology,2006,246(1/2):121-127.

[11] Krüger M,Sachse C,Zimmermann W H,et al. Thyroid hormone regulates developmental titin isoform transitions via the phosphatidylinositol-3-kinase/AKT pathway[J]. Circulation Research,2008,102(4):439-447.

[12] Dillmann W. Cardiac hypertrophy and thyroid hormone signaling[J]. Heart Failure Reviews,2010,15(2):125-132.

[13] GraisI M,Sowers J R. Thyroid and the heart[J]. The American Journal of Medicine,2014,127(8):691-698.

[14] Iwasaki Y K,Nishida K,Kato T,et al. Atrial fibrillation pathophysiology:Implications formanagement[J]. Circulation,2011,124(20):2264-2274

[15] Köroğlu S,Tuncer C,Acar G,et al. Relation of inflammatory and oxidative markers to the occurrence and recurrence of persistent atrial fibrillation[J]. Turk Kardiyoloji Dernegi Arsi-

vi：Turk Kardiyoloji Derneginin Yayin Organidir,2012,40(6)：499 - 504.

[16] Anilkumar N,Sirker A,Shah A M. Redox sensitive signaling pathways in cardiac remodeling,hypertrophy and failure[J]. Frontiers in Bioscience (Landmark Edition),2009,14(8)：3168 - 3187.[PubMed]

[17] Lino C A,Silva I B,Shibata C E,et al. Maternal hyperthyroidism increases the susceptibility of rat adult offspring to cardiovascular disorders[J]. Molecular and Cellular Endocrinology,2015,416：1 - 8.

[18] Horacek J,Maly J,Svilias I,et al. Prothrombotic changes due to an increase in thyroid hormone levels[J]. European Journal of Endocrinology,2015,172(5)：537 - 542.

[19] Polmear J L,Hare M J L,CatfordS R,et al. Use of anticoagulation in thyroid disease[J]. Australian Family Physician,2016,45(3)：109 - 111.

[20] 黎国兴,李骊华. 甲状腺功能亢进与心房颤动相关性的研究进展[J]. 西部医学,2017,29(7)：1023 - 1027.

[21] 周仲瑛. 中医内科学[M]. 北京：中国中医药出版社,2003.

九、房颤并发脑卒中

(一) 西医诊治

脑卒中,又称"卒中""中风""脑血管意外",是一种急性脑血管疾病,是由于脑部血管突然破裂或因血管阻塞导致血液不能流入大脑而引起脑组织损伤的一组疾病,包括缺血性卒中和出血性卒中。根据《全国第三次死因回顾抽样调查报告》,脑血管病目前已跃升为中国患者死亡原因之首,其中脑卒中是单病种致残率最高的疾病。缺血性卒中的发病率高于出血性卒中,占脑卒中总数的 $60\%\sim70\%$ 。血栓栓塞性并发症是心房颤动致死、致残的主要原因,而脑卒中则是最为常见的表现类型。房颤增加缺血性卒中的风险,在非瓣膜病心房颤动患者中,缺血性脑卒中的年发生率约为 5% ,是无心房颤动患者的 $2\sim7$ 倍,而瓣膜病心房颤动脑卒中的发生率是无心房颤动患者的 17 倍,并且随着年龄的增长,这种风险进一步增高,发生脑卒中的风险在不同的心房颤动类型(阵发性、持续性、永久性)中是类似的,心房颤动所致脑卒中占所有脑卒中的 20%，可致近 20% 的致死率及近 60% 的致残率。房颤相关缺血性卒中早期复发风险、出血风险均增加。发生缺血性卒中的房颤患者急性肾损伤、出血、感染及重度残疾的发生率也较高。接受非维生素 K 拮抗剂口服抗凝药(NOAC)治疗的房颤患者缺血性卒中的年发病率为 1%～2%。无论是否抗凝治疗，亚裔房颤患者均较非亚裔患者更易发生缺血性卒中，同时出血性卒中发生风险亦较高。

1. 发病机制

心房颤动引起卒中的机制目前尚未完全明确，现认为左心耳血栓是心房颤动所致栓塞的主要来源，血栓易附于梳状肌，一旦发生脱落，栓子随着血流达靶器官则引起栓塞。此外，血管炎症引起的内皮功能障碍造成心房内呈高凝状态，从而增加血栓形成风险。

2. 诊断

1) 临床特征

各个年龄均可发病，多有心脏病史，在活动中急骤发病，神经功能缺损常较严重，出现大脑皮质受损症状(如失语或者视野缺损)，发作时即达到症状最高峰。同时可伴有其他系统性血栓栓塞的征象，包括肾脏和脾脏的楔形梗死、Osler 结节及蓝趾综合征等。

2) 辅助检查

(1) 结构神经影像学

① 头颅 CT/MRI 显示单个或多个分布于大脑皮质和皮质下的梗死灶，亦可累及小脑和脑干，常超过单条血管支配区，且呈现为不同时期发生的病变，易发生出血转化。

② 血管和心脏评估：旨在发现高风险心源性栓塞证据，并除外大动脉斑块脱落。目前，心源性栓塞性卒中(cardioembolic stroke, CES)潜在病因采用的具体检查方案尚有争议。

A. 超声检查：通过经胸超声心动图和(或)经食道超声心动图发现高风险的心源性栓塞、升主动脉和主动脉弓处斑块(厚度≥4 mm)，或经食道超声心动图声学造影、经胸超声心动图声学造影和对比增强经颅多普勒超声声学造影发现心脏存在着右向左分流；经颅多普勒微栓子监测显示微栓子信号；反复进行经颅多普勒/对比增强经颅多普勒超声声学造影显示闭塞大血管的快速再通；颈动脉超声通常显示无颈动脉或椎动脉粥样硬化性狭窄。

B. 心电图检查：12 导联心电图发现心房颤动或近期心肌梗死等异常，或经远程、24 h Holter 心电监测、长程心电监测（＞24 h）筛查出心律失常，尤其是阵发性心房颤动。

C. 血管神经影像学/脑血管造影：主动脉弓 CT 血管造影可见主动脉弓硬化斑，厚度≥4 mm 或者伴有溃疡/附壁血栓（即复杂性主动脉斑块）；CT 血管造影常显示颅内同一大血管（如大脑中动脉）呈现多发（≥2 处）狭窄，即多节段血栓征；CT 血管造影/MRI 血管造影或数字减影血管造影可显示同一颅内大血管（如大脑中动脉）主干或分支多发狭窄或突然中断，而其近心端血管（如颈内动脉）无明显的动脉粥样硬化性狭窄；头颅 CT 血管造影/MRI 血管造影或高分辨 MRI 通常示无颅内血管斑块。

（2）血生化检查：B 型利尿钠、N-末端 B 型利钠肽前体检测有助于与非 CES 的鉴别诊断。

（3）临床量表：CHA_2DS_2-VASc 评分评估非瓣膜性心房颤动发生脑卒中的风险，反常栓塞风险评分可判断脑卒中与卵圆孔未闭的相关性。

3）鉴别诊断

（1）动脉粥样硬化性脑梗死：由动脉粥样硬化所致，患者有动脉粥样硬化的危险因素（高血压、糖尿病、高胆固醇血症、吸烟等），多于安静休息时发病，症状多在数小时或更长时间内逐渐加重，可能有病情反复，影像学检查示脑动脉主干或皮质分支动脉狭窄（≥50％）或闭塞，可资鉴别。

（2）小动脉闭塞性脑梗死：由高血压、糖尿病等引起小动脉脂质透明变性、纤维素坏死所致，主要表现为单纯感觉性卒中、构音障碍-手笨拙综合征、共济失调性轻偏瘫、感觉运动性卒中等，头颅 MRI 示皮质下直径小于 15 mm 的梗死灶，常位于基底节、丘脑、内囊、放射冠和脑桥，可与房颤合并脑梗死区别。

（3）脑静脉血栓形成：由于静脉窦内血栓导致静脉性脑梗死及颅内压增高，也可侵犯脑部浅及深静脉，主要表现为头痛、痫性发作、颅内压升高症状，伴局灶性神经功能缺损（运动及感觉障碍、颅神经麻痹、失语及小脑体征），脑磁共振静脉成像或数字减影血管造影示静脉窦内充盈缺损，可资鉴别。

（4）原发性中枢神经系统血管炎：是一种罕见的主要累及脑实质、脊髓和软脑膜中小血管的炎性疾病，最常表现为亚急性起病，进行性加重的精神症状和认知功能减退等脑病表现，还包括头痛、癫痫、局灶性神经功能缺损，脑 MRI 可表现为皮质及皮质下多发梗死，磁共振血管成像或数字减影血管造影示颅内血管多发的、节段性的、向心性狭窄或闭塞，可资鉴别。

（5）肺动静脉瘘：是由肺动脉、肺静脉及两者间的薄壁瘤囊共同构成的病理性交通所致，通常表现为呼吸困难、乏力和咯血，常有脑卒中、TIA、偏头痛等并发症，查体可见发绀、杵状指，心脏听诊可闻及病变部位的杂音，CT肺血管成像示肺动静脉畸形，可资鉴别。

4）危险分层

危险分层对指导CES治疗和减少复发与死亡较为重要，当作出CES诊断后仍无法明确CES病因时，应立即对患者的栓塞风险进行评估。CES的初步评估和危险评估流程见图2-2。

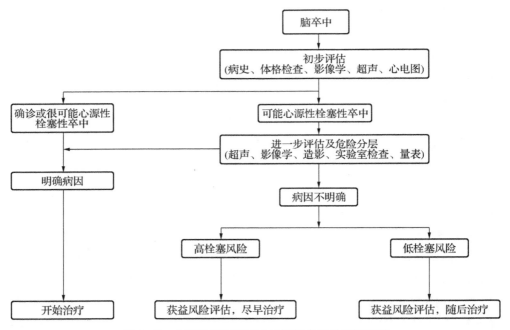

图2-2　心源性栓塞性卒中诊断和危险分层流程图

鉴于目前尚缺乏可靠的进行危险分层的依据，本共识采用美国超声心动图学会杂志推荐的标准，高栓塞可能性和低栓塞可能性的危险因素见表2-4。

表 2－4　心源性栓塞性卒中危险分层

分层	因素	疾病
高栓塞可能性	心内血栓	① 房性心律失常:瓣膜性心房颤动、非瓣膜性心房颤动、心房扑动;② 缺血性心脏病:近期心肌梗死、慢性心肌梗死,尤其是伴左心室壁瘤;③ 非缺血性心肌病;④ 人工瓣膜和装置
	心内肿瘤	① 黏液瘤;② 乳头状弹力纤维瘤;③ 其他肿瘤
	主动脉粥样硬化	① 血栓栓塞;② 胆固醇晶体栓子
	心房颤动	心房颤动
	超声自发显影	左心房超声自发显影
低栓塞可能性	心内血栓潜在前体	① 左心房超声自发显影(无心房颤动);② 无管腔内血块的左心室壁瘤;③ 二尖瓣脱垂
	心内钙化	① 二尖瓣环钙化;② 钙化性主动脉(瓣)狭窄
	瓣膜畸形	① 纤维化;② 主动脉瓣纤维样赘生物
	间隔缺损或畸形	① 卵圆孔未闭;② 房间隔瘤;③ 房间隔缺损

3. 治疗

1) 心房颤动患者并发脑卒中风险评估与抗凝策略

合理的抗凝治疗是预防心房颤动相关脑卒中的有效措施,但同时亦将增加出血风险。因此,在确定患者是否适于抗凝治疗前应评估其获益与风险,只有预防栓塞事件的获益明显超过出血的风险时,方可启动抗凝治疗。心房颤动患者发生缺血性脑卒中的风险与其临床特征密切相关,根据基线特征对患者进行危险分层是制定正确抗凝策略的基础。

(1) 非瓣膜病心房颤动脑卒中的风险评估与抗凝策略

非瓣膜病心房颤动根据血栓栓塞(脑卒中)风险评估决定抗凝策略。CHA_2DS_2-VASc 评分为 1 分(除外女性性别得分)者,根据获益与风险衡量,可考虑采用口服抗凝药。若评分为 0 分,不需要抗凝及抗血小板药物。女性性别在无其他脑卒中危险因素存在时不增加脑卒中风险。

(2) 瓣膜病合并心房颤动的脑卒中风险评估与抗凝策略

风湿性二尖瓣狭窄、机械瓣或生物瓣置换术后 3 个月内或二尖瓣修复术后 3 个月内合并的心房颤动为栓塞的主要危险因素,具有明确抗凝指征,无需再进行栓塞危险因素评分。二尖瓣关闭不全、三尖瓣病变、主动脉瓣病变、人工生物瓣置换术3个月后、二尖瓣修复3个月后合并心房颤动，这些瓣膜病合并心房颤动患者需要根据 CHA_2DS_2-VASc 评分评估血栓栓塞风险。

2）出血风险评估与抗凝策略

抗凝治疗可增加出血风险，但在很好地控制 INR、合理选择药物及剂量、很好地控制其他出血危险因素（如高血压）等规范治疗的情况下，颅内出血的发生率为 $0.1\%\sim0.6\%$，比既往有明显降低。在治疗前以及治疗过程中应注意对患者出血风险的动态评估，确定相应的治疗方案。出血风险评估见表 2-5。

表 2-5　出血风险评估

危险因素分类	具体危险因素
可纠正的危险因素	（1）高血压（尤其是收缩压>160 mmHg） （2）服用维生素 K 拮抗剂时不稳定的 INR 或 INR 达到治疗目标范围值的时间<60% （3）合并应用增加出血倾向的药物如抗血小板药物及非甾体抗炎药 （4）嗜酒（≥8 个饮酒量/周）
潜在可纠正的危险因素	（1）贫血 （2）肾功能受损（血肌酐>200 μmol/L） （3）肝功能受损（慢性肝病或显著肝功能异常的生化证据（如胆红素>2 倍正常上限，天冬氨酸转氨酶/丙氨酸转氨酶/碱性磷酸酶>3 倍正常上限） （4）血小板数量或功能降低
不可纠正的危险因素	（1）年龄（>65 岁） （2）大出血史 （3）既往脑卒中病史 （4）需要透析治疗的肾脏病或肾移植术后 （5）肝硬化 （6）恶性疾病 （7）遗传因素
出血危险因素的生物标志物	（1）高敏肌钙蛋白 （2）生长分化因子-15 （3）血肌酐/估测的肌酐清除率

出血风险增高者亦常伴有栓塞风险增高，若患者具备抗凝治疗适应证，同时出血风险亦高时，需对其进行更为谨慎的获益风险评估，纠正导致出血风险的可逆性

因素,严密监测,制订适宜的抗凝治疗方案。这些患者接受抗凝治疗仍能净获益,因而不应将出血风险增高视为抗凝治疗的禁忌证。在非瓣膜病心房颤动导致的脑卒中事件中,其中 70％为致命性或致残性事件。在抗凝所致的大出血并发症中,除颅内出血外,大多数并不具有致命性。对缺血性脑卒中风险高同时伴有出血风险的患者,应在严密监测下进行抗凝治疗;对出血风险高而脑卒中风险较低的患者,应慎重选择抗栓治疗的方式和强度,并应考虑患者的意愿。

3)心房颤动并发脑卒中患者的抗凝治疗

(1)缺血性脑卒中的抗凝治疗:抗凝治疗可有效预防心房颤动患者发生脑卒中。心房颤动相关脑卒中早期复发率高,脑卒中后 7～14 天内应用非口服抗凝药未降低脑卒中复发,但显著增加出血,并且死亡率及致残率两者相似。目前对心房颤动患者脑卒中后的急性期抗凝治疗的安全性和有效性研究较少。荟萃分析显示,心房颤动患者脑卒中急性期使用抗凝治疗效果并不优于阿司匹林,出血风险却显著增加。研究显示,大面积缺血性脑卒中后即刻应用非口服抗凝药增加出血风险,且未能降低脑卒中复发率;小面积脑卒中、短暂性脑缺血后即刻应用或持续应用抗凝治疗获益大于风险。

缺血性脑卒中后,必须在(复发性)脑卒中风险超过继发性出血转化的风险时才能做出(重新)开始口服抗凝药物治疗的推荐。启用抗凝药的时机取决于脑卒中的严重性,在未启用抗凝药物前,可应用抗血小板药物。现在缺乏应用 NOAC 时出现 TIA 或脑卒中后重启抗凝药物的大量研究数据,应由多学科团队(包括神经内科、影像科、心内科,必要时血液科等)根据患者的情况进行个体化处理,目前的推荐只是基于专家共识。重启 NOAC 与华法林的临床实践相类似。具体建议如下:

① TIA 患者,可继续服用 NOAC,也可推迟 1 天服用。

② 轻度脑卒中美国国立卫生院神经功能缺损评分(national institute of healthstroke severity scale,NIHSS)＜8 分的患者,如果没有临床恶化或有临床改善,预计抗凝不会显著增加患者继发性出血转化的风险,可以在缺血性脑卒中后≥3 天开始口服抗凝药。

③ 中度脑卒中(NIHSS 8～15 分)患者,通过再次脑成像(使用 CT 或 MRI 检查)排除继发性出血转化的风险后,可以在缺血性脑卒中后≥6 天开始抗凝治疗。

④ 重度脑卒中(NIHSS＞16 分)患者,(重新)启用抗凝治疗之前 24 小时内通过头颅 CT 或 MRI 除外出血转化的风险,可以在缺血性脑卒中后≥12 天开始抗凝治疗。

⑤ 不建议给正在使用抗凝治疗的脑卒中患者进行溶栓治疗。

⑥ 心房颤动相关脑卒中长期口服抗凝药（华法林、NOAC）明确获益。NOAC 在减少颅内出血、出血性脑卒中方面更具优势。

（2）出血性卒中后抗凝治疗：对于房颤合并出血性脑卒中患者，与不重启抗凝或开始启动抗血小板治疗相比，重启抗凝治疗净临床获益明显，显著降低了随后的缺血性卒中发生率和全因死亡率。目前在缺乏随机对照临床研究证据的情况下，针对发生抗凝药相关颅内出血的患者何时重启抗凝治疗需要个体化考虑。一项包括 2777 名房颤合并脑出血患者的临床观察性研究显示，在出血事件发生后 7～8 周重启抗凝，不仅能明显降低栓塞事件发生率和总体死亡风险，还不增加再发脑出血的风险。2018 年 NOAC 应用指南指出，发生颅内出血的房颤患者若出现以下因素：严重颅内出血、多发性脑内微出血灶、无可逆的出血原因、老年、抗凝中断时出血、足量或不足剂量 NOAC 治疗时发生的出血、不可控制的高血压、长期饮酒、PCI 术后需要双联抗血小板治疗等，则需要多团队决策综合评估是否更倾向于抗凝。若出血的原因及相关危险因素可以纠正，新的颅内出血风险低，总体倾向于抗凝，则可在 4～8 周后重启抗凝，对于年龄 75 岁及以上的老年患者优先考虑 NOAC 抗凝。若颅内出血的病因不可纠正，倾向于不抗凝，可考虑行左心耳干预，比如左心耳封堵或切除。

（3）抗凝药物的选择：首先应评估抗凝治疗的风险与获益，明确抗凝治疗是有益的。抗凝药物的选择需根据相应的适应证、产品特征与患者相关的临床因素，同时也要考虑患者的意愿。

华法林是心房颤动脑卒中预防及治疗的有效药物。华法林在瓣膜病心房颤动中已经成为标准治疗。非瓣膜病心房颤动患者脑卒中及血栓栓塞一级、二级预防荟萃分析显示，华法林与安慰剂相比可使脑卒中的相对危险度降低 64％、缺血性脑卒中相对危险度降低 67％、每年所有脑卒中的绝对风险降低 3.1％、全因死亡率显著降低 26％。大样本的队列研究显示：在出血高风险人群中应用华法林，净效益更大。由于华法林的吸收、药物动力学及药效学受遗传和环境因素（例如药物、饮食、各种疾病状态）影响，在非瓣膜病心房颤动中的应用始终不甚理想。我国心房颤动注册研究显示：脑卒中高危患者（$CHA_2DS_2-VASc \geq 2$ 分）口服抗凝药的比例仅为 10％左右，远低于欧美国家（50％～80％）。即使接受华法林抗凝治疗，抗凝达标率（INR 2.0～3.0）也低，大多维持 INR＜2.0。在四项评价 NOAC 的Ⅲ期临床研究的亚组分析显示，亚洲人群华法林治疗组脑卒中发生率高于非亚洲人群，且大出血及颅内出血发生率亚洲心房颤动患者也高于非亚洲患者。

NOAC(包括达比加群、利伐沙班、阿哌沙班及艾多沙班)克服了华法林的缺点,临床研究证实,NOAC 在减少脑卒中及体循环栓塞疗效上不劣于华法林,甚至优于华法林;大出血不多于华法林,或少于华法林。所有 NOAC 颅内出血的发生率均低于华法林。NOAC 使用简单,不需要常规监测凝血指标,较少食物和药物相互作用。在四项评价 NOAC 的Ⅲ期临床研究的亚组分析显示,亚洲人群应用 NOAC 与总体人群的疗效和安全性相符,数值上似更优。具有抗凝指征的非瓣膜病心房颤动患者,基于 NOAC 较华法林的全面临床净获益增加,优先推荐 NOAC,也可选用华法林。自体主动脉瓣狭窄、关闭不全、三尖瓣关闭不全、二尖瓣关闭不全患者合并心房颤动亦可应用 NOAC。

对于风湿性二尖瓣狭窄、机械瓣置换术后、生物瓣置换术后 3 个月内或二尖瓣修复术后 3 个月内合并心房颤动患者的抗栓治疗,由于尚无证据支持 NOAC 可用于此类患者,故应选用华法林。

4) 左心耳封堵

通过封堵左心耳,可有效降低卒中风险,无需终身抗凝,也不用担心用药出血,可一次性解决房颤患者的血栓管理。

多项临床研究(PROTECT AF,CAP,PREVAIL)证实,左心耳封堵术预防非瓣膜性房颤患者卒中的有效性和安全性。PROTECT AF 研究平均 3.8 年的随访结果表明,与华法林比较,左心耳封堵术(Watchman 封堵组)可以降低所有卒中风险 32%,降低心血管病死亡风险 60%,降低全因死亡率 34%。EWOLUTION 研究结果显示,应用 Watchman 封堵左心耳,缺血性卒中的发生率仅为 1.1%,与预期风险相比下降了 84%,大出血率为 2.6%,比预期风险降低了 48%。

2015 中国房颤指南中将左心耳封堵术列为Ⅱa 类适应证,其应用需满足以下任一描述:

(1) 不适合长期规范抗凝治疗者:有华法林应用禁忌证或无法长期服用华法林,中度肾功能不全等。

(2) 不愿服用抗凝药者:经常旅行或运动,认知能力差的患者(易忘服药或服药过量)。

(3) 高出血风险者:HAS-BLED 评分≥3 分;有出血倾向和有出血史的患者;有 PCI 史需要抗凝联合抗血小板治疗的患者。

5）脑梗死急性期治疗

（1）改善脑血液循环

① 静脉溶栓：静脉溶栓治疗是目前最主要的恢复血流的措施，常用药物有重组组织型纤溶酶原激活剂（rt-PA，阿替普酶）、尿激酶和替奈普酶等。阿替普酶和尿激酶是我国目前使用的主要溶栓药，现认为有效抢救缺血半暗带组织的时间窗为 4.5 小时内或 6.0 小时内。对于轻型非致残性脑卒中、症状迅速改善、发病3.0～4.5 小时内、NIHSS＞25、痴呆、孕产妇、既往疾病遗留有较重的神经功能残疾、使用抗血小板药物、惊厥发作（与此次脑卒中发生相关）、颅外段颈部动脉夹层、未破裂且未经治疗的颅内小动脉瘤（＜10 mm）、少量脑内微出血（1～10 个）、近两周有未伤及头颅的严重外伤、使用违禁药物的患者，可在充分评估、沟通的前提下考虑静脉溶栓治疗。

口服抗凝剂且 INR＞1.7 或 PT＞15 秒；48 小时内使用凝血酶抑制剂或Ⅹa 因子抑制剂，或各种实验室检查异常（如 APTT、INR、血小板计数、ECT、TT 或Ⅹa因子活性测定等）为静脉溶栓禁忌证。

② 血管内介入治疗：包括血管内机械取栓、动脉溶栓、血管成形术等。

（2）早期二级预防

① 抗血小板治疗：阿司匹林或氯吡格雷预防房颤患者卒中的有效性远不如华法林，氯吡格雷与阿司匹林合用减少房颤患者卒中、非中枢性血栓栓塞、心肌梗死和心血管死亡复合终点的有效性也不如华法林。此外，抗血小板治疗、尤其是双联抗血小板治疗可增加出血风险，与口服抗凝药物有相似的出血风险。因此，不推荐抗血小板治疗用于房颤患者血栓栓塞的预防。

② 他汀治疗：急性缺血性脑卒中发病前服用他汀类药物的患者，可继续使用他汀治疗；根据患者年龄、性别、脑卒中亚型、伴随疾病及耐受性等临床特征，确定他汀治疗的种类及他汀治疗的强度。

（3）其他药物治疗：包括降纤、改善侧支循环、扩张血管、神经保护等治疗。

（4）早期康复治疗：早期开始的康复治疗应包括床上关节活动度练习、床上良肢位的保持、床上坐位训练、体位转移训练、站立训练和行走训练等，随后活动水平进一步增加，早期康复还应当包括鼓励患者重新开始与外界的交流。

（二）中医诊治

中医学对于房颤并发脑卒中并没有明确概念表述，卒中可归属于中医学"中风"等范畴,而房颤则多归属于"心悸""怔忡"等范畴。卒中是由于正气亏虚,饮食、情志、劳倦内伤等引起气血逆乱,产生风、火、痰、瘀,导致脑脉痹阻或血溢脑脉之外为基本病机,以突然昏仆、半身不遂、口舌歪斜、言语謇涩或不语、偏身麻木为主要临床表现,也可在中医文献中见到中风伴有心悸、胸闷等症状的记载。根据脑髓神机受损程度的不同,有中经络、中脏腑之分,并有相应的临床表现。本病多见于中老年人。四季皆可发病,但以冬春两季最为多见。

《内经》虽没有明确提出中风病名,但所记述的"大厥""薄厥""仆击""偏枯""风痱"等病证,与中风病在卒中昏迷期和后遗症期的一些临床表现相似。对本病的病因病机也有一定认识,如《灵枢·刺节真邪》曰:"虚邪偏客于身半,其入深,内居营卫,营卫稍衰,则真气去,邪气独留,发为偏枯。"此外,还认识到本病的发生与个人的体质、饮食、精神刺激等有关,如《素问·通评虚实论》中明确指出:"凡治消瘅、仆击、偏枯、痿厥、气满发逆,肥贵人,则高梁之疾也。"另外还明确指出中风的病变部位在头部,是由气血逆而不降所致,如《素问·调经论》说:"血之与气,并走于上,则为大厥,厥则暴死。"清代医家叶天士、沈金鳌、尤在泾、王清任等丰富了中风病的治法和方药,形成了比较完整的中风病治疗法则。晚清及近代医家张伯龙、张山雷、张锡纯进一步认识到本病的发生主要是阴阳失调,气血逆乱,直冲犯脑,至此对中风病因病机的认识及其治疗日臻完善。近年来对中风病的预防、诊断、治疗、康复、护理等方面逐步形成了较为统一的标准和规范,治疗方法多样化,疗效也有了较大提高。

1. 病因病机

1)积损正衰

"年四十而阴气自半,起居衰矣"。年老体弱,或久病气血亏损,脑脉失养。气虚则运血无力,血流不畅,而致脑脉瘀滞不通;阴血亏虚则阴不制阳,内风动越,携痰浊、瘀血上扰心神、清窍,突发本病。正如《景岳全书·非风》说:"卒倒多由昏愦,本皆内伤积损颓败而然。"

2)劳倦内伤

烦劳过度,伤耗阴精,阴虚而火旺,或阴不制阳,易使阳气鸱张,引动风阳,内风旋动,则气火俱浮,或兼挟痰浊、瘀血上壅清窍脉络。

3)脾失健运

过食肥甘醇酒,致使脾胃受伤,脾失运化,痰浊内生,郁久化热,痰热互结,壅滞经脉,上蒙清窍;或素体肝旺,气机郁结,克伐脾土,痰浊内生;或肝郁化火,烁津成痰，痰郁互结，携风阳之邪，窜扰经脉，发为本病。此即《丹溪心法·中风》所谓"湿土生痰，痰生热，热生风也"。饮食不节，脾失健运，气血生化无源，气血精微衰少，脑脉失养，再加之情志过极、劳倦过度等诱因，使气血逆乱，脑之神明不用，而发为中风。

4）情志过极

七情所伤，肝失条达，气机郁滞，血行不畅，瘀结脑脉；暴怒伤肝，则肝阳暴涨，或心火暴盛，风火相煽，血随气逆，上冲犯脑。凡此种种，均易引起气血逆乱，上扰脑窍而发为中风。尤以暴怒引发本病者最为多见。

综观本病，由于患者脏腑功能失调，气血素虚或痰浊、瘀血内生，加之劳倦内伤、忧思恼怒、饮酒饱食、用力过度、气候骤变等诱因，而致瘀血阻滞、痰热内蕴，或阳化风动、血随气逆，或血溢脉外，引起昏仆不遂，发为中风。其病位在脑，与心、肾、肝、脾密切相关。其病机有虚（阴虚、气虚）、火（肝火、心火）、风（肝风）、痰（风痰、湿痰）、气（气逆）、血（血瘀）六端，此六端多在一定条件下相互影响，相互作用。病性多为本虚标实、上盛下虚，在本为肝肾阴虚、气血衰少，在标为风火相煽、痰湿壅盛，瘀血阻滞，气血逆乱。而其基本病机为气血逆乱，上犯于脑，横逆经络，或致经络气血不通，可见肢体乏力麻木、言语蹇涩，或致痰湿蒙蔽心窍，脑之神明失用，可见神昏谵语、癫狂。

2. 治则治法

中风病急性期标实症状突出，房颤合并脑卒中可伴有心动悸、憋喘不能卧、四肢浮肿等症，急则治其标，治疗当以祛邪为主，常用平肝熄风、定悸安神，清化痰热、宁心安神，化痰通腑、豁痰开窍，活血通络、醒神开窍等治疗方法。闭、脱二证当分别治以祛邪开窍醒神和扶正固脱、救阴回阳。内闭外脱则醒神开窍与扶正固本可以兼用。在恢复期及后遗症期，多为虚实夹杂，邪实未清而正虚已现，治宜扶正祛邪，常用育阴熄风、益气活血等法。

3. 辨证分型及治疗

1）中经络

（1）风痰瘀血，痹阻脉络证

表现：半身不遂，口舌歪斜，舌强言謇或不语，偏身麻木，心悸胸闷，头晕目眩，舌质黯淡，舌苔薄白或白腻，脉结代。

治法：活血化瘀，化痰通络。

方药：桃红四物汤合涤痰汤加减。常用药：桃仁、红花破血之品为主，力主活血化瘀;熟地、当归甘温滋阴补肝、养血调经;芍药养血和营,以增补血之力;川芎活血行气、调畅气血,以助活血之功;人参、茯苓、甘草补心益脾而泻火;陈皮、南星、半夏利气燥湿而祛痰;菖蒲开窍通心,枳实破痰利膈,竹茹清燥开郁。加减:气虚者,加黄芪;头晕甚者,加钩藤、石菖蒲;阴虚者,加麦冬、白芍。

（2）肝阳暴亢,风火上扰证

表现:半身不遂,偏身麻木,舌强言謇或不语,或口舌歪斜,眩晕头痛,面红目赤,口苦咽干,心动悸,心烦易怒,尿赤便干,舌质红或红绛,脉弦数有力或结。

治法:平肝熄风,宁心安神,补益肝肾。

方药:天麻钩藤饮加减。常用药:天麻、钩藤平肝熄风,为君药。石决明咸寒质重,功能平肝潜阳,并能除热明目,与君药合用,加强平肝熄风之力;川牛膝引血下行,并能活血利水,共为臣药。杜仲、寄生补益肝肾以治本;栀子、黄芩清肝降火,以折其亢阳;益母草合川牛膝活血利水,有利于平降肝阳;夜交藤、朱茯神宁心安神。加减:眩晕头痛剧者,可酌加羚羊角、龙骨、牡蛎等,以增强平肝潜阳熄风之力;若肝火盛,口苦面赤,心烦易怒,加龙胆草、夏枯草,以加强清肝泻火之功;脉弦而细者,宜加生地、枸杞子、何首乌以滋补肝肾;心烦失眠者,加枣仁、柏子仁、莲子心以宁心安神。

（3）痰热腑实,风痰上扰证

表现:半身不遂,口舌歪斜,言语謇涩或不语,偏身麻木,腹胀便干便秘,心悸呕恶,咯痰或痰多,舌质黯红或黯淡,苔黄或黄腻,脉弦滑或偏瘫侧脉弦滑而大。

治法:通腑化痰。

方药:大承气汤合黄连温胆汤加减。常用药:大黄泻热通便,荡涤肠胃。芒硝助大黄泻热通便,并能软坚润燥,二药相须为用,峻下热结之力甚强。积滞内阻,则腑气不通,故以厚朴、枳实、陈皮行气散结,消痞除满,并助硝、黄推荡积滞以加速热结之排泄;半夏降逆和胃,竹茹清热化痰、除烦止呕;黄连清心泻火;茯苓利水渗湿,杜生痰之源;甘草和中调药。加减:若兼气虚者,宜加人参补气,防泻下气脱;兼阴津不足者,加玄参、生地以滋阴润燥;兼心悸不安者,加生龙骨、生牡蛎、珍珠母、石决明镇心安神。

（4）气虚血瘀证

表现:半身不遂,口舌歪斜,口角流涎,言语謇涩或不语,偏身麻木,面色㿠白,气短乏力,心悸,气短喘息,乏力,面色不华,自汗,便溏,手足肿胀,舌质暗淡,舌苔薄白或白腻,脉沉细、细缓或结代。

治法:益气活血,扶正祛邪。

方药:补阳还五汤加减。常用药:生黄芪,补益元气,意在气旺则血行,瘀去络通,为君药。当归尾活血通络而不伤血,用为臣药。赤芍、川芎、桃仁、红花协同当归尾以活血祛瘀;地龙通经活络,力专善走,周行全身,以行药力。加减:语言不利者,加石菖蒲、郁金、远志等以化痰开窍;口眼㖞斜者,可合用牵正散以化痰通络;痰多者,加制半夏、天竺黄以化痰;阳虚甚而汗出肢冷,脉结或代者,加附片、肉桂;阴虚甚者,加麦冬、阿胶、玉竹;自汗、盗汗者,加麻黄根、浮小麦。

(5)阴虚风动证

表现:半身不遂,口舌歪斜,舌强言謇或不语,偏身麻木,眩晕耳鸣,心悸、心烦失眠,五心烦热,自汗盗汗,胸闷,舌质红绛或暗红,少苔或无苔,脉细弦或细弦数或结。

治法:滋养肝肾,熄风定悸。

方药:镇肝熄风汤加减。常用药:怀牛膝归肝肾经,入血分,性善下行,故重用以引血下行,并有补益肝肾之效为君。代赭石之质重沉降,镇肝降逆,合牛膝以引气血下行,急治其标;龙骨、牡蛎、龟板、白芍益阴潜阳,镇肝熄风,共为臣药。玄参、天冬下走肾经,滋阴清热,合龟板、白芍滋水以涵木,滋阴以柔肝;诸药合用,以滋阴养血,熄风定悸,茵陈、川楝子、生麦芽清泄肝热,疏肝理气,以遂其性,以上俱为佐药。甘草调和诸药,合生麦芽能和胃安中,以防金石、介类药物碍胃为使。加减:心中烦热甚者,加石膏、栀子以清热除烦;心烦失眠者,加酸枣仁、柏子仁以宁心安神;痰多者,加胆南星、竹沥水以清热化痰;尺脉重按虚者,加熟地黄、山茱萸以补肝肾;中风后遗有半身不遂、口眼歪斜等不能复元者,可加桃仁、红花、丹参、地龙等活血通络。

2)中腑脏

(1)痰热内闭清窍(阳闭)证

表现:起病骤急,神昏或昏愦,半身不遂,鼻鼾痰鸣,肢体强痉拘急,项背身热,躁扰不宁,甚则手足厥冷,频繁抽搐,偶见呕血,舌质红绛,舌苔黄腻或干腻,脉弦滑数。

治法:清热化痰,醒神开窍。

方药:羚角钩藤汤配合灌服或鼻饲安宫牛黄丸、紫雪丹。常用药:鲜生地、白芍药、生甘草三味酸甘化阴,滋阴增液,柔肝舒筋,与羚羊角、钩藤等清热凉肝熄风药并用,标本兼顾,可以加强熄风解痉之功;邪热亢盛,每易灼津成痰,故用川贝母、鲜竹茹以清热化痰;热扰心神,又以茯神木平肝、宁心安神。生甘草调和诸药。若热邪内闭,神志昏迷者,配合紫雪丹、安宫牛黄丸等清热开窍之剂同用。

(2)痰湿蒙塞心神(阴闭)证

表现:素体阳虚,突发神昏,半身不遂,肢体松懈,瘫软不温,甚则四肢逆冷,面白唇暗,痰涎壅盛,舌质黯淡,舌苔白腻,脉沉滑或见代脉。

治法:温阳化痰,醒神开窍。

方药:涤痰汤配合灌服或鼻饲苏合香丸。常用药:半夏、陈皮、茯苓健脾燥湿化痰;胆南星、竹茹清化痰热;石菖蒲化痰开窍;人参扶助正气。苏合香丸芳香化浊,开窍醒神。加减:寒象明显,加桂枝温阳化饮;兼有风象者,加天麻、钩藤平肝熄风。

(3)元气败脱,神明散乱(脱证)证

表现:突然神昏或昏愦,肢体瘫软,手撒肢冷汗多,重则周身湿冷,二便失禁,舌痿,舌质紫黯,苔白腻,脉沉缓、结代或微。

治法:益气回阳固脱。

方药:参附汤。常用药:人参甘温大补元气;附子大辛大热,温壮元阳。

4. 其他中医疗法

1)中药针剂

阳闭可用清开灵注射液 40 ml 加入 5%葡萄糖注射液 250～500 ml,静滴,每日 2 次。可配合灌服牛黄清心丸,每次 1～2 丸,每日 3～4 次。痰多化热、痰浊蒙窍可予醒脑静注射液静滴治疗。缺血性中风病可辨证选用脉络宁注射液、川芎嗪注射液、丹参注射液治疗。脱证可用生脉注射液、参附注射液静脉滴注。

2)其他疗法

针灸、推拿、穴位贴敷、中药外洗、经颅磁刺激、气压治疗等,对房颤并发脑卒中均可辨证选用。

参考文献

[1] Lévy S,Maarek M,Coumel P,et al. Characterization of different subsets of atrial fibrillation in general practice in France:The ALFA study. The College of French Cardiologists[J]. Circulation,1999,99(23):3028 - 3035.

[2] Zhou Z Q,Hu D Y. An epidemiological study on the prevalence of atrial fibrillation in the Chinese population of mainland China[J]. Journal of Epidemiology,2008,18(5):209 - 216

[3] Paciaroni M,Agnelli G,Micheli S,et al. Efficacy and safety of anticoagulant treatment in

acute cardioembolic stroke: A meta-analysis of randomized controlled trials[J]. Stroke,2007, 38(2):423 - 430.

[4] Saxena R,Lewis S,Berge E,et al. Risk of early death and recurrent stroke and effect of heparin in 3169 patients with acute ischemic stroke and atrial fibrillation in the international stroke trial[J]. Stroke:Journal of the American Heart Association,2001,32:2333 - 2337.

[5] von Kummer R,Broderick J P,Campbell B C V,et al. The Heidelberg bleeding classification: Classification of bleeding events after ischemic stroke and reperfusion therapy[J]. Stroke, 2015,46(10):2981 - 2986.

[6] Alkhouli M,Alqahtani F,Aljohani S,et al. Burden of atrial fibrillation-associated ischemic stroke in the United States[J]. JACC:Clinical Electrophysiology,2018,4(5):618 - 625.

[7] Macha K,Marsch A,Siedler G,et al. Cerebral ischemia in patients on direct oral anticoagulants[J]. Stroke,2019,50(4):873 - 879.

[8] Chiang C E,Okumura K,Zhang S,et al. 2017 consensus of the Asia Pacific Heart Rhythm Society on stroke prevention in atrial fibrillation[J]. Journalof Arrhythmia,2017,33(4):345 - 367.

[9] Kamel H,Okin P M,Elkind M S V,et al. Atrial fibrillation and mechanisms of stroke:Time for a new model[J]. Stroke,2016,47(3):895 - 900.

[10] Killu A M,Granger C B,Gersh B J. Risk stratification for stroke in atrial fibrillation:Acritique[J]. European Heart Journal,2019,40(16):1294 - 1302.

[11] 吕佳,胡平成,杨琳,等. 老年不同亚型急性脑梗死患者出血性转化影响因素的研究[J]. 中华老年医学杂志,2019,38(1):18 - 23.

[12] Saric M,Armour A C,Arnaout M S,et al. Guidelines for the use of echocardiography in the evaluation of a cardiac source of embolism[J]. Journal of the American Society of Echocardiography:Official Publication of the American Society of Echocardiography,2016,29(1): 1 - 42.

[13] Chen Z,Shi F,Zhang M,et al. Prediction of the multisegment clot sign on dynamic CT angiography of cardioembolicstroke[J]. AJNR American Journal of Neuroradiology,2018,39 (4):663 - 668.

[14] Nielsen P B,Larsen T B,Skjøth F,et al. Restarting anticoagulant treatment after intracranial hemorrhage in patients with atrial fibrillation and the impact on recurrent stroke,mortality, and bleeding:A nationwide cohort study[J]. Circulation,2015,132(6):517 - 525.

[15] Pennlert J,Overholser R,Asplund K,et al. Optimal timing of anticoagulant treatment after intracerebral hemorrhage in patients with atrial fibrillation[J]. Stroke,2017,48(2):314 - 320.

[16] Robert,Čihák. The 2018 European Heart Rhythm Association Practical Guide on the use of non-vitamin K antagonist oral anticoagulants in patients with atrial fibrillation[J]. Coret Vasa,2018,60(4):e421－e446.

[17] Lip G,Lindhardsen J,Lane D,et al. Risks of thromboembolism and bleeding with thromboprophylaxisinpatients with atrial fibrillation:A net clinical benefit analysis using a "real-world" nationwide cohort study[J]. Thrombosis and Haemostasis,2011,106(10):739－749.

十、房颤并发认知功能障碍

(一) 西医诊治

认知是人类心理活动的一种,是指个体认识和理解事物的心理过程,包括从简单的对自己与环境的确定、感知、注意、学习和记忆、思维和语言等。执行功能指的是有效地启动并完成自己决定的、有目的的活动的能力。认知功能由多个认知域组成,包括记忆、计算、时空间定向、结构能力、执行能力、语言理解和表达及应用等方面。认知功能障碍指与上述学习、记忆以及思维判断有关的大脑高级智能加工过程出现异常,从而引起严重的学习、记忆障碍,同时伴有失语或失用或失认或失行等改变的病理过程,包括从轻度认知功能障碍(MCI)到痴呆。从类型上可以分为:血管性痴呆、阿尔茨海默病(AD)、混合型痴呆。

据 2020 年一项全国性横断面研究显示,我国 60 岁及以上人群中有 1507 万例痴呆患者,其中 AD 患者 983 万例,血管性痴呆 392 万例,其他痴呆 132 万例。此外,我国 60 岁以上人群的 MCI 患病率为 15.5%,患者人数达 3877 万例。血管性认知障碍(VCI)是指由血管性因素引起的以认知障碍为特征的一组疾病,包括从轻度 VCI 到血管性痴呆。VCI 被认为是继 AD 之后的第二大最常见的痴呆症类型疾病,患病人数约占痴呆患者总数的 15%～20%。国内流行病学研究显示,中国 65 岁人群中 VCI 患病率约为 8.7%。加拿大健康与老龄化研究表明,65～84 岁受访者中轻度 VCI 的发生率高于血管性痴呆,且 VCI 患者有较高的死亡率和住院率。

1. 发病机制

心房颤动是一种十分常见的心律失常,随着研究的深入发现,房颤会增加认知功能障碍和痴呆的发生风险,其中房颤患者痴呆的发生率是无房颤患者的至少2倍。这不仅使患者生存质量大大下降,也给家庭和社会带来巨大的负担。所以,越来越多的国内外研究人员开始重视房颤和认知功能之间关系,并建议将认知功能作为房颤患者的临床指标和治疗目的之一。认知功能障碍作为老年人中常见的疾病,其可能继发于多种原因。除了外伤、中毒、先天缺陷性疾病等原因,认知功能下降甚至痴呆与年龄的增长及其他危险因素的积累有很大关系。房颤的发生除了心脏本身的原因外,还包括很多全身性疾病。房颤患者常常合并存在如肥胖、高血压、糖尿病、高血脂、冠心病、心脏瓣膜疾病、心肌病、病态窦房结综合征、脑血管疾病、心力衰竭等等危险因素,而且这些并存危险因素有些被证实与认知功能相关,如高血压、糖尿病、脑血管疾病。另外,房颤患者的高凝状态、促炎状态、血流动力学的改变以及房颤患者心率变异性及心输出量不足导致脑灌注不足,也可能导致认知功能障碍的发生。

结合目前国内外房颤相关认知障碍的临床研究发现,房颤并发相关认知障碍有以下几项特点:(1)性别:房颤患者的性别与认知障碍关系的研究较少,女性房颤患者可能更易出现认知障碍。(2)年龄:有研究发现,与无房颤受试者相比,房颤患者认知功能下降的速度更快,出现认知障碍的年龄更早。房颤显著增加痴呆的发生风险,并且可能独立于卒中事件的发生,这种相关性在年轻、发病时间较长的房颤患者更明显。(3)与血管性认知障碍的关系:房颤是脑栓塞的最常见原因之一,因而与血管性认知障碍关系密切,然而,房颤患者出现认知障碍与其发生卒中的关系尚无定论,有的研究甚至得出无关的结论,可能与房颤时血液高凝状态导致隐匿性脑小血管病有关,表现为无症状性腔隙性脑梗死、脑白质缺血性改变及脑萎缩等。(4)与阿尔茨海默病的关系:不同的研究得出不一致的结论,部分发现房颤增加AD的风险。但是更多的研究认为房颤与AD无关。房颤可能并不是通过引起AD病理改变而导致认知障碍,而是通过血管神经病理改变导致认知障碍。(5)房颤相关受损的认知领域:房颤患者可出现多种认知领域受损。一项研究发现房颤患者的学习、记忆及执行功能等认知领域功能减退。另一项研究发现房颤患者的抽象能力、推理能力、视觉功能、词汇记忆、执行功能和精神灵活性等认知领域明显受损,从而导致总体认知功能下降。(6)房颤相关认知功能受损的程度:房颤患者的认知障碍包括轻度认知障碍和痴呆。特别需强调的是,一项多中心、前瞻性、随机试验发现 65％的房颤患者存在 MCI,均表现为短期记忆损害,执行功能、视空间功能、语言能力和注意力等认知领域也明显受损。初发房颤、阵发性房颤、持续性房颤、长期持续性房颤、永久性房颤的患者发生认知功能障碍的危险性依次增加。可见,房颤患者 MCI 的发生率实际上非常高,但容易被内科医生忽略。

目前国内外专家对房颤影响认知功能的机制有以下几种猜测:(1)脑卒中:脑卒中是造成房颤患者出现认知障碍非常重要的原因,脑卒中患者认知障碍的发生率约为非脑卒中的数倍,而房颤可使脑卒中患者认知障碍或痴呆的风险增加 2 倍以上。(2)亚临床栓塞性梗死:无卒中病史的房颤患者更易发生痴呆的可能机制之一是其脑内发生了亚临床栓塞性梗死。(3)脑小血管病变:房颤患者更易出现脑小血管病变,包括腔隙性脑梗死、脑白质病变、脑微出血、血管周围间隙扩大及脑萎缩等,损害患者的认知功能。(4)脑低灌注:脑低灌注导致的脑损害是房颤独立造成认知功能下降的机制之一;并且,房颤患者更易出现心功能不全,其进一步加重脑灌注不足。(5)炎性反应:在炎性反应中产生的炎性因子会损害认知功能。在房颤患者的外周血中发现多种炎性因子,其导致脑组织缺氧,进一步诱发氧化应激反应,产生大量自由基,促使 β-淀粉样蛋白的生成,导致神经元变性、死亡。(6)与其他危险因素共同作用:房颤患者常同时合并高血压、糖尿病及心功能不全等其他多种危险因素,其与房颤共同促使患者出现认知障碍。

2. 诊断

1)阿尔茨海默病(AD)

AD 是发生于老年和老年前期、以进行性认知功能障碍和行为损害为特征的中枢神经系统退行性病变。临床上表现为记忆障碍、失语、失用、失认、视空间能力损害、抽象思维和计算力损害、人格和行为改变等。

(1)临床表现

AD 通常隐匿起病,持续进行性发展,主要表现为认知功能减退和非认知性神经精神症状。按照最新分期,AD 包括两个阶段:痴呆前阶段和痴呆阶段。

① 痴呆前阶段:此阶段分为轻度认知功能障碍发生前期(pre-MCI)和 MCI。AD 的 pre-MCI 期没有任何认知障碍的临床表现或者仅有极轻微的记忆力减退主诉,客观的神经心理学检查正常,这个概念目前主要用于临床研究;AD 的 MCI 期,即 AD 源性 MCI,主要表现为记忆力轻度受损,学习和保存新知识的能力下降,其他认知域,如注意力、执行能力、语言能力和视空间能力也可出现轻度受损,客观的神经心理学检查有减退,但未达到痴呆的程度,也不影响日常生活能力。

② 痴呆阶段:即传统意义上的 AD,此阶段患者认知功能损害导致了日常生活能力下降,根据认知损害的程度可以分为轻、中、重三期。

A. 轻度:主要表现是记忆障碍。首先出现的是近事记忆减退,常将日常所做的事和常用的一些物品遗忘。随着病情的发展,可出现远期记忆减退,即对发生已久的事情和人物的遗忘部分患者出现视空间障碍,外出后找不到回家的路,不能精确地临摹立体图。面对生疏和复杂的事物容易出现疲乏、焦虑和消极情绪,还会表现出人格方面的障碍,如不爱清洁、不修边幅、暴躁、易怒、自私多疑。

B. 中度:除记忆障碍继续加重外,工作、学习新知识和社会接触能力减退,特别是原已掌握的知识和技巧出现明显的衰退。出现逻辑思维、综合分析能力减退、言语重复、计算力下降,明显的视空间障碍,如在家中找不到自己的房间,还可出现失语、失用、失认等,有些患者还可出现癫痫、强直-少动综合征,此时患者常有较明显的行为和精神异常,性格内向的患者变得易激惹、兴奋欣快、言语增多,而原来性格外向的患者则可变得沉默寡言,对任何事情提不起兴趣,出现明显的人格改变,甚至做出一些丧失羞耻感(如随地大小便等)的行为。

C. 重度:此期的患者除上述各项症状逐渐加重外,还有情感淡漠、哭笑无常、言语能力丧失,以致不能完成日常简单的生活事项如穿衣、进食。终日无语而卧床,与外界(包括亲友)逐渐丧失接触能力。四肢出现强直或屈曲瘫痪,括约肌功能障碍。此期患者常可并发全身系统疾病的症状,如肺部及尿路感染、压疮,以及全身性衰竭症状等,最终因并发症而死亡。

AD 的痴呆前阶段和痴呆阶段是一个连续的病理生理过程。目前认为在 AD 临床症状出现前的 15～20 年脑内就开始出现 Aβ 和 tau 的异常沉积,当患者出现认知功能减退的临床症状时,脑内已有显著的神经元退行性改变和缺失。

(2) 辅助检查

① 实验室检查:血、尿常规、血生化检查均正常。脑脊液检查可发现 Aβ42 水平降低,总 tau 蛋白和磷酸化 tau 蛋白增高。

② 脑电图:AD 的早期脑电图改变主要是波幅降低和 α 节律减慢。少数患者早期就有脑电图 α 波明显减波。

③ 影像学:CT 检查见脑萎缩、脑室扩大;头颅 MRI 检查显示双侧颞叶、海马萎缩 SPECT 灌注成像和氟脱氧葡萄糖 PET 成像可见顶叶颞叶和额叶,尤其是双侧额叶的海马区血流和代谢降低。使用各种 Aβ 标记配体(如 PIB、AV45 等)的 PET 成像技术可见脑内的 Aβ 沉积。

④ 神经心理学检查:对 AD 的认知评估领域应包括记忆功能、语言功能、定向力、运用能力、注意力、知觉(视、听、感知)和执行功能七个领域。临床上常用的工具可分为:A. 总体评定量表,如简易精神状况量表、蒙特利尔认知测验、阿尔茨海默病认知功能评价量表、认知能力筛查量表等;B. 分级量表,如临床痴呆评定量表和总体衰退量表;C. 精神行为评定量表,如痴呆行为障碍量表、汉密尔顿抑郁量表、神经精神问卷;D. 用于鉴别的量表,如 Hachinski 缺血量表。还应指出的是,选用何种量表,如何评价测验结果,必须结合临床表现和其他辅助检查结果综合得出判断。

⑤ 基因检查:有明确家族史的患者可进行 APP、PSEN1、PSEN2 基因检测. 致病突变的发现有助于确诊。

⑥ 生物标志物:AD 诊断中的价值随着 AD 研究的深入,生物标志物在 AD 诊断中的价值受到越来越广泛的关注。

按照生物标志物在 AD 诊断中的作用可以分为:①诊断标志物:主要包括脑脊液中 $A\beta42$,总 tau 蛋白和磷酸化 tau 蛋白,使用 $A\beta$ 标记配体的 PET 检查,以及 APP,PSEN1,PSEN2 基因的致病突变。诊断标志物可用于 AD 的早期诊断和确诊。②疾病进展标志物:主要包括脑结构 MR1 检查显示海马体积缩小或内侧颞叶萎缩以及氟脱氧葡萄糖 PET 检查,进展标志物可以用于监测 AD 的病情进展情况。

按照生物标志物的病理生理学意义可以分为:①反映 $A\beta$ 沉积,包括脑脊液 $A\beta42$ 水平和使用 $A\beta$ 标记配体的 PET 成像;②反映神经元损伤,包括脑脊液总 tau 蛋白和磷酸化 tau 蛋白水平、结构 MRI、氟脱氧葡萄糖 PET 成像、SPECT 灌注成像等。

(3) 诊断

应用最广泛的 AD 诊断标准是由美国国立神经病语言障碍卒中研究所和阿尔茨海默病及相关疾病学会(N1NCDS-ADRDA)1984 年制定,2011 年美国国立老化研究所和阿尔茨海默协会(NIA-AA)对此标准进行了修订,制定了 AD 不同阶段的诊断标准,并推荐 AD 痴呆阶段和 MCI 期的诊断标准用于临床。

在 AD 诊断前,首先要确定患者是否符合痴呆的诊断标准。符合下列条件可诊断为痴呆:① 至少以下两个方面认知域损害,可伴或不伴行为症状:学习和记忆能力;语言功能(听、说、读、写);推理和判断能力;执行功能和处理复杂任务的能力;视空间功能;可伴或不伴有人格、行为改变。② 工作能力或日常生活能力受到影响。③ 无法用谵妄或精神障碍解释。

在确定痴呆后,才可考虑是否符合 AD 的诊断。

2)血管性认知障碍

VCI 这一概念在 1995 年由 Bowler 等提出,包括血管性痴呆(VaD)、伴血管病变的 AD 和非痴呆的血管性认知障碍(VCIND)。之后随着对 VCI 发病机制的认识加深,到 2006 年美国国立神经疾病和卒中研究院-加拿大卒中网(NINDS-CSN)和 2011 年 AHA/美国卒中协会(ASA)将 VCI 的概念变得更为宽泛:指由于脑血管及其危险因素导致的认知损害症状由轻度到重度的一系列综合征。2014 年国际血管性行为与认知障碍学会(VASCOG)声明提出血管性认知障碍(VCDs)这一术语来更好地描述这一包含不同严重程度和功能异常类型的综合征。这里所谓的脑血管病变既包括脑内血管本身的疾病,如脑出血、脑梗死、脑栓塞、蛛网膜下腔出血等,也包括心脏病变与颅外大血管病变所间接引起的脑血流灌流异常。这些疾病所导致的颅内脑血管灌流异常都有可能引起认知功能障碍。

3)鉴别诊断

不同类型的痴呆,临床表现各不相同。除认知功能缺损外,精神行为的异常也常常出现,且在多种痴呆综合征中各有侧重。在此简述其他几类常见痴呆进行鉴别。

(1)额颞叶痴呆(FTD):FTD 的形态学特征是额极和额极的萎缩。但疾病早期,这些改变并不明显,随着疾病的进展,MRI、SPECT 等检查才可见典型的局限性脑萎缩和代谢低下。FTD 认知功能受损的模式属于"额叶型",在视空间短时记忆、词语的即刻、延迟、线索回忆和再认、内隐记忆、注意持续性测验中,FTD 患者的表现比 AD 患者要好,而 Wis-consin 卡片分类测验、Stroop 测验、连线测验 B 等执行功能检测中表现比 AD 患者差。此外,非认知症状,如社会意识和自知力缺失、失抑制、人际交往失范、反社会行为、淡漠、意志缺失等,是鉴别 FTD 与 AD 的重要依据。

(2)路易体痴呆(DLB):DLB 患者与 AD 相比,回忆及再认功能均相对保留,而言语流畅性、视觉感知及执行功能等方面损害更为严重。在认知水平相当的情况下,DLB 患者较 AD 患者功能损害更为严重,运动及神经精神障碍更重,生活自理能力更差,DLB 患者特征性的临床表现,即波动性认知障碍、帕金森综合征和反复出现的视幻觉有助于与 AD 的鉴别。

(3)帕金森病痴呆(PDD):PDD 指帕金森病患者的认知损害达到痴呆的程度。

相对于其他认知领域的损害,PDD 患者的执行功能受损尤其严重。视空间功能缺陷也是常见的表现,其程度较 AD 重:PDD 患者的短时记忆、长时记忆能力均有下降,但严重度比 AD 轻。

PDD 与 DLB 在临床和病理表现上均有许多重叠。反复的视幻觉发作在两种疾病中均较常见但帕金森病患者痴呆表现通常在运动症状出现后 10 年甚至更长时间以后方才出现。然而,除了症状出现顺序、起病年龄的不同以及对左旋多巴制剂反应的些微差别外,DLB 与 PDD 患者在认知损害领域、神经心理学表现、睡眠障碍、自主神经功能损害、帕金森病症状、神经阻断剂高敏性以及对胆碱酯酶抑制剂的疗效等诸多方面均十分相似。因此有学者指出,将两者截然分开是不科学的。DLB 与 PDD 可能是广义路易体疾病谱中的不同表现。

(4) 特发性正常颅压性脑积水(iNPH):iNPH 以进行性智能减退、共济失调步态和尿失禁三大主征为特点。部分老年期正常颅压性脑积水可与血管性痴呆混淆,但前者起病隐匿,亦无明确卒中史。正常颅压性脑积水是可治性痴呆的常见病因,除了病史问询和详细体检外,确定脑积水的类型还需结合 CT、MRI 等检查才能作出判断。

(5) 亨廷顿病(HD):HD 为常染色体显性遗传病,多于 35~40 岁发病。最初表现为全身不自主运动或手足徐动,伴有行为异常,如易激惹、淡漠、压抑等,数年后智能逐渐衰退。早期智能损害以记忆力、视空间功能障碍和语言欠流畅为主,后期发展为全面认知衰退,运用障碍尤其显著。根据典型的家族史、运动障碍和进行性痴呆,结合影像学检查手段,不难诊断。

(6) 进行性核上性麻痹(PSP):PSP 为神经变性疾病,目前病因仍不明确。皮层下结构中病理可见神经原纤维缠结、颗粒空泡变性、神经元丢失等。临床多为隐匿起病,表现为性格改变、情绪异常、步态不稳、视觉和语言障碍。主要特点为核上性眼肌麻痹、轴性肌强直、帕金森综合征、假性延髓性麻痹和痴呆。典型患者诊断不难,但在疾病早期和症状不典型的病例需与帕金森病、小脑疾病和基底节疾病相鉴别。

(7) 感染、中毒、代谢性疾病:痴呆还可能是多种中枢神经系统感染性疾病如 HIV、神经梅毒、朊蛋白病、脑炎等的表现之一。维生素 B_{12} 缺乏、甲状腺功能减退、酒精中毒、一氧化碳中毒、重金属中毒等均可出现痴呆。

对于痴呆及其亚型的诊断,需综合临床、影像、神经心理、实验室检查、病理等多方面检查共同完成。

3. 治疗

1）AD 的治疗

（1）生活护理：有效的护理能延长患者的生命及改善患者的生活质量，并能防止压疮、肺部感染等并发症，以及摔伤、外出迷路等意外的发生。

（2）非药物治疗：包括职业训练、认知康复治疗、音乐治疗等。

（3）药物治疗

① 改善认知功能，药物有：

胆碱酯酶抑制剂（ChEI）：是目前用于改善轻中度 AD 患者认知功能的主要药物。ChEI 通过抑制突触间隙的乙酰胆碱酯酶从而减少由突触前神经元释放到突触间隙的乙酰胆碱的水解，进而增强对胆碱能受体的刺激。ChEI 代表性的药物有多奈哌齐、卡巴拉汀、加兰他敏、石杉碱甲等。

N-甲基-D-门冬氨酸（NMDA）受体拮抗剂：代表药物是美金刚。此类药物能够拮抗 NMDA 受体，具有调节谷氨酸活性的作用，用于中晚期 AD 患者的治疗。

临床上有时还使用脑代谢赋活剂如茴拉西坦和奥拉西坦等。

② 控制精神症状：很多患者在疾病的某一阶段出现精神症状，如幻觉、妄想、抑郁、焦虑、激越、睡眠紊乱等，可给予抗抑郁药物和抗精神病药物，前者常用选择性 5-HT 再摄取抑制剂，如氟西汀、帕罗西汀、西酞普兰、舍曲林等，后者常用不典型抗精神病药，如利培酮、奥氮平、喹硫平等。这些药物的使用原则是：A. 低剂量起始；B. 缓慢增量；C. 增量间隔时间稍长；D. 尽量使用最小有效剂量，短期使用；E. 治疗个体化；F. 注意药物间的相互作用。此外，有文献报道美金刚也可用于缓解中晚期 AD 患者的激越和攻击行为。

（4）支持治疗：重度患者自身生活能力严重减退，常导致营养不良、肺部感染、泌尿系感染、压疮等并发症，应加强支持治疗和对症治疗。目前还没有确定的能有效逆转疾病进程的药物，针对 AD 发病机制不同靶点，包括 $A\beta$ 和 tau 异常聚集的药物开发尚处于试验阶段。

2）血管性认知障碍的治疗

（1）控制危险因素：

① 血压管理：高血压是脑小血管疾病进展和认知障碍的主要危险因素之一。即使在认知能力下降的早期阶段，进展的脑室周围 WMH 会增加高血压患者出现认知障碍几率。高血压是可防治的危险因素。控制高血压可以预防心脏病和中风，有助于改善认知功能。

② 血脂管理：高水平的低密度脂蛋白可损伤血管内皮细胞，加速脂质沉积，形成动脉粥样硬化。颈动脉或脑大动脉血管腔的狭窄可导致慢性脑灌注不良，从而引起认知功能下降。控制血脂水平可延缓 VCI 发生发展。血脂的管理可逆转微血管功能障碍、减轻神经炎症以预防远期认知能力下降的作用。

③ 血糖管理：2 型糖尿病会增加血管性认知障碍的风险，其机制包括神经元胰岛素抵抗、胰岛素信号受损、促炎状态、线粒体功能障碍和血管损伤。二甲双胍可以改善非痴呆型血管性认知障碍患者的认知功能，其机制可能与改善胰岛素抵抗和延缓颈动脉中层内膜增厚有关。

④ 降同型半胱氨酸：高同型半胱氨酸血症是认知障碍的危险因素。血浆中 HCY 水平升高可能是由维生素 B_{12} 或叶酸缺乏引起的。研究发现低叶酸和低维生素 B_6、B_{12} 的饮食可导致神经元变性及短期记忆功能受损，从而增加患血管性认知障碍的风险。补充叶酸可以通过降低 HCY 改善大脑叶酸缺乏和抗氧化反应来改善认知功能。

（2）药物治疗：

① 乙酰胆碱酯酶抑制剂：乙酰胆碱酯酶抑制剂被批准用于治疗轻度至中度阿尔茨海默病，其药理学机制是通过减少突触间隙中乙酰胆碱的降解，改善 AD 患者的认知功能。血管病变可能产生类似于 AD 中的胆碱能功能障碍。因此，这类药物成为 VCI 的潜在治疗选择。

② 多奈哌齐：多奈哌齐治疗 VCI 的确切机制尚不完全清楚。目前主要用于 AD 的对症治疗。研究发现多奈哌齐能减弱沙鼠由短暂的全脑缺血诱导的记忆缺陷，其机制可能与调控海马中 CaMK Ⅱ 和 CERB 的磷酸化有关。多奈哌齐可以通过增强胆碱乙酰转移酶和脑源性神经营养因子的表达，改善动物齿状回中新生神经元的存活，从而提高认知功能。

③ 加兰他敏：目前有关加兰他敏治疗 VCI 的报道有限。有研究提示加兰他敏在改善认知和临床状态方面的有一定疗效，但加兰他敏产生更高的胃肠道副作用。

④ 卡巴拉汀：卡巴拉汀通过抑制乙酰胆碱酯酶，增加脑中释放胆碱能的神经元，从而改善认知功能，且对海马和皮质区等认知相关脑区具有高度选择性。但是服用卡巴拉汀的患者中出现呕吐、恶心、腹泻和厌食症以及戒断率较高。

⑤ 兴奋性氨基酸受体拮抗剂：突触后 N-甲基-D-天冬氨酸（NMDA）受体是参与学习和记忆形成的重要结构。脑缺血诱导的过量 NMDA 刺激介导的兴奋毒性损伤是 VCI 的病理机制之一，因此阻断 NMDA 受体的病理性刺激可能有助于防

止 VCI 进一步发展。美金刚是一种非竞争性的中等程度的 NMDA 受体拮抗剂，主要用于中度至重度 AD。

（3）控制行为和精神症状：根据症状使用相应的抗精神病药物。

3）房颤与认知障碍的综合管理

（1）非药物治疗：重视生活方式的干预，如控制体重等可改善房颤患者的心功能，减少房颤并发症的出现。

（2）药物治疗：

① 抗凝药物：在口服抗凝药物治疗的老年房颤患者中，INR 控制不佳与其认知障碍密切相关。

② 他汀类药物：可改善房颤患者的认知功能，可能与其具有抗动脉粥样硬化、抑制炎性反应等作用相关。

③ 控制节律及心室率：其是否有利于预防房颤患者出现认知障碍尚无定论。但是，考虑到持续性房颤患者的认知障碍程度重于阵发性房颤患者，因此，控制节律可能有助于改善房颤患者的认知功能。

④ 胆碱酯酶抑制剂、兴奋性氨基酸受体拮抗剂：目前尚缺乏其治疗房颤相关认知障碍的研究。

（3）介入治疗：部分研究发现，房颤患者射频消融术后认知障碍的发生率高于对照者。射频消融可导致一过性缺血发作和脑卒中，其是否是引起术后认知障碍的原因尚不清楚。

（二）中医诊治

现代医学阿尔茨海默病、血管性认知障碍等可归属于中医学"痴呆"等范畴。痴呆多因先天禀赋不足，或老年精气亏虚，或情志失调、外伤、中毒等导致脑的智能活动发生严重障碍，以呆傻愚笨为主要临床表现的一种神志疾病。其轻者可见神志淡漠，寡言少语、迟钝、健忘等症；重则表现为终日不语，或闭门独居，或口中喃喃自语，或言词颠倒，举动不经，或忽笑忽哭，或不欲食，数日不知饥饿等。后世医家根据其病证特点又称呆病，所谓"呆"，癫也，痴也、不慧也，不明事理之谓也。可见呆有迟钝、笨拙、愚昧、愣傻等意。《左传》一书中谓之"白痴"。汉代华佗称之为"痴呆"。其后尚有"呆痴""愚痴""文痴""武痴"等称谓。

古代医籍中有关痴呆的专论较少。《左传》中记载："成十八年，周子有兄而无慧，不能辨菽麦，不知分家犬。"说明对本病症状已有所描述。《灵枢·海论》提到

"髓海不足,则脑转耳鸣",直至明代《景岳全书·杂证谟》始有"癫狂痴呆"专论,对痴呆的病因病机及证候做了较为详细的描述,对其定位和治法,张氏则谓"此其逆气在心,或肝胆二经,气有不清而然,但察其形体强壮,饮食不减,别无虚脱等症,则悉宜服蛮煎治之,最稳最妙",并指出"此证有可愈者,有不可愈者",若以大惊猝恐,一时偶伤心胆而致失神昏乱者,当以速扶正气为主,宜七福饮或大补元煎主之。《辨证录》分析痴呆成因,认为"大约其始也,起于肝气之郁;其终也,由于胃气之衰"。提出本病主要的治法是"开郁逐痰,健胃通气",立有洗心汤、转呆丹、还神至圣汤等。

1. 病因病机

痴呆有从幼年起病者,多渐成白痴之证。也有因年老精气不足,渐发呆傻之症,亦有因精神因素,外伤及中毒等引起者。

1) 禀赋不充,脑髓空虚

大凡自幼而发痴呆不慧者,多与先天禀赋不足有关。此即包括胎儿在母体形成前,父母交合之精气的盛衰,胎儿成形之后的营养状况和不良因素影响等。或由于产时受伤,损及脑髓,瘀血阻于脑府而致愚笨痴呆之证。

2) 年迈体虚,肝脾肾不足

诚如《医林改错》云:"年高无记性者,脑髓渐空。"老年人病发痴呆,多由肝肾不足,脑髓不充,则灵机记忆衰退,不慧失聪,或由久病血气虚弱,脾肾气血不足,脑神失养,而成愚呆之证。一般说来,此类痴呆,病程缓慢,以虚证为多,因于肾精不足,肝肾亏虚者,腰府筋脉失养,可见腰膝酸软,步履蹒跚,头晕耳鸣,齿脱发枯等症;因于脾肾亏虚,气血乏源,故见食少纳呆,气短懒言,舌淡胖诸症。或可兼挟痰、瘀为患而成虚实夹杂之证。中老年人,年过半百,脏腑渐衰。如脾肾虚衰,则不能鼓动五脏之阳可导致心阳不振或心气不足,使心脉失于温煦或心气鼓动无力,血脉运行不利则发为心痹。若肾阴亏虚则不能滋养五脏之阴,导致心阴亏虚,阴血不足,血液滞行或心脉失于濡养,血脉绌急发为胸痹。诸阳气受于胸中而转行于背。阳虚之体,胸阳不振,阴寒之邪乘虚侵袭,寒邪内侵,胸阳被遏,寒主收引其性凝滞,气血受寒邪阻滞而运行不畅,导致心脉痹阻而发为胸痹。《医门法律》云:"胸痹心痛,然总因阳虚,故阴得乘之",即此之谓。凡此均可在本虚的基础上形成标实。故其临床表现除可见心悸胸痛反复发作外,同时并见脏腑亏虚的证候。若以心肾阳虚为主者,因胸阳不运,大气失展,而胸痛彻背,并见腰酸畏寒肢冷,面色苍白,心悸,怔忡。心肾阴虚为主者,脏腑失于滋养,虚火内生可见心悸,盗汗,心烦不寐,腰酸,耳鸣诸证。若阴虚阳亢,风阳上扰则可见头晕而痛,目眩,面部烘热,身麻,舌麻等证。气阴皆不足者,既可有气不用之征,如胸痹闷痛,劳者易发或加重,神疲乏力,心悸气短;又有阴血不足之象,如面色少华,失眠,舌质偏红,脉细数等。若心阳欲脱,则可因阳气虚极,寒凝血脉,而见胸痛如绞,面青,肢冷,大汗淋漓,倚息喘促,此时当防亡阴亡阳。

3)情志所伤,痰瘀痹阻

若郁怒愤恚而隐含不泄,或隐曲之事难以启齿,或事不如愿无处申述,或大怖惊恐志意懦怯,或久思积虑疑惑敏感,以致情志损伤,气郁血滞,瘀阻清窍,久必酿成神情痴呆之患。正如《辨证录·呆病门》指出:"大约其始也,起于肝气之郁。"肝气抑郁,克犯脾土,以致痰浊内蓄;或久病饮食不节,脾胃受损,致生痰浊;或狂病迁延,痰留不去;或痫病日久,正气耗损,以致气化无力,积痰内盛,蒙蔽清窍,可导致痴呆的发生。《石室秘录》云:"痰气最盛,呆气最深。"痰浊中阻者,症见脘腹胀闷,口多涎沫,苔腻脉滑;瘀血阻窍者,症见面色晦滞,舌有瘀斑,脉涩等。郁怒伤肝,肝失疏泄,气机郁滞,或气郁化火灼津为痰。忧思伤脾,脾失健运,痰浊内生。气滞或痰阻均可使血行不畅而致气滞血瘀,或痰瘀交阻,胸阳不运,心脉痹阻而成胸痹。《杂病源流犀烛》认为七情除"喜之气能散外,余皆足令心气郁结而为心痛也"。其临床特点是胸部闷痛或刺痛阵作,固定不移,痛引肩背,常因情绪波动诱发或加重。

总之,本病的发生,不外乎虚、痰、瘀,并且三者互为影响。虚指禀赋不充、肝肾不足,气血亏虚,髓减脑消;痰指痰浊壅阻,蒙蔽清窍;瘀指瘀血阻痹,脑脉不通,神机失用。病位在脑,与心肝脾肾功能失调密切相关。其病变有虚有实,或虚实夹杂。但以虚为本。虚与实又可相互转化,属实证的痰浊、瘀血日久,若损及心脾,则脾气不足或心阴亏耗;伤及肝肾则阴精不足,脑髓失养,转化为痴呆的虚证。而虚证日久,气血亏乏,脏腑功能受累,或积湿成痰,或留滞为瘀,又可见虚中夹实证。

2. 治则治法

1)注意先兆,防微杜渐

本病常以健忘为最早出现的症状,对此应加强观察,必要时以量表测试。早期治疗,能减慢病程进展,改善症状。越早防治,疗效愈好,病至后期,已成重度痴呆,则疗效甚微。

2)补益虚损,重在脾肾

痴呆是一个本虚标实的以本虚为本的病证,故治疗大法以扶正为主,佐以祛邪。因痴呆的形成与禀赋不足、气血亏虚、脑神失养有关,故扶正之法,应重在培补脾肾,注意调补精、气、血,充髓养脑,并适当佐以血肉有情之品。

3) 调畅情志,祛邪开窍

对于因气滞、痰浊、血瘀阻窍的痴呆实证或虚实夹杂的患者,可根据其病理因素不同,而分别给予舒肝解郁、活血化瘀、化痰开窍等治法。同时应避免忧思郁怒等不利的情志因素,加强人际交往,开展有益的智能锻炼。配合心理疏导,均有利于提高疗效。

3. 辨证分型及治疗

现代医家对血管性认知障碍的证型分布规律有许多研究。譬如,血管性痴呆以肾精气虚、痰瘀阻络为血管性痴呆发病的基础,痰瘀蕴积、生风化火、酿生毒邪、浊毒伤络、败坏脑髓形体为血管性痴呆发生发展的关键;肾虚髓亏证、痰蒙清窍证、肝肾阴虚证、瘀阻清窍证是轻中度血管性痴呆最常见的证候,出现比例分别为35.5%、20.4%、19.4%、12.9%,并且随着年龄的增加,肾虚髓亏成最主要的证候。再如,血管性认知障碍患者证候出现率从大到小依次为肾精亏虚证、痰浊阻窍证、瘀血阻络证、腑滞浊留证、气血亏虚证、火热内盛证、肝阳上亢证,出现率分别为86.32%、56.84%、54.74%、45.26%、40.00%、33.68%、32.63%。其中单证占8.42%,两证组合占14.74%,三证组合占25.26%,两证组合以肾精亏虚证＋瘀血阻络证出现最多,三证组合中以肾精亏虚证＋痰浊阻窍证＋瘀血阻络证出现最多。

1) 辨证要点

(1) 辨先天后天

先天性痴呆多由胎孕受损,于幼年得病,每因禀赋不足,脑髓失于充养;或由于产时受伤,损及脑髓,瘀血阻于脑府而致。而后天性痴呆起病多在成年后,早老期发病尤多,或因情志不遂,或因头部外伤、中毒,或后发于其他疾病如癫痫、狂证等,而致气血郁滞、痰湿内停、灵窍被阻等。尚有因年老肾气亏竭、精血不足、髓海空虚,脑神失养所致者。

(2) 辨轻重

本病轻者多见神情淡漠,寡言少语,动作愚笨,反应迟钝,记忆力、理解力、判断力差;重证则见终日不语,或口中喃喃而毫无意义,或言辞颠倒、举动不经,或傻哭傻笑,甚至饥饱不知。此类患者往往丧失日常生活自理的能力,不能抵御外来的伤害。

(3) 辨虚实

痴呆一证,病因虽各有不同,但终不出虚实两大类。若由先天禀赋不足,精血亏虚所致者,多属虚证;若由情志失调,痰浊阻窍、瘀阻脑府所致者,则属实证。此外,因本证病程较长,证情顽固,因而需注意虚实夹杂的病机属性。

2)辨证分型

(1)痰浊闭阻证

表现:多忘不慧,表情呆滞,迷路误事,不言不语,忽哭忽笑,洁秽不分,亲疏不辨,头重如裹,心悸怔忡,胸闷如窒而痛,痰多气短,脘痞纳呆,舌淡黯,舌苔白厚腻,脉弦滑而结代。

治法:化痰开窍,醒神益智,宽胸散结。

方药:涤痰汤合瓜蒌薤白半夏汤加减。常用药:半夏、制南星燥湿化痰,半夏偏于醒脾,天南星偏于通络;陈皮、枳实理气化痰,陈皮偏于行散,枳实偏于降浊;石菖蒲、竹茹解郁化痰,石菖蒲偏于开窍,竹茹偏于降逆;茯苓健脾益气渗湿;人参、甘草益气,人参偏于大补,甘草偏于平补;瓜蒌开胸中痰结,薤白辛温通阳、豁痰下气。若痰瘀交阻,表现胸闷如窒,心胸隐痛或绞痛阵发,苔白腻,舌黯紫或有瘀斑,可加桃仁、红花、贝母活血化瘀,化痰散结;若肝郁明显者,加柴胡、白芍疏肝解郁;肝郁化火者,症见心烦躁动,言语颠倒,歌笑不休,甚至反喜污秽,或喜食炭灰,宜用转呆汤加减。

(2)血瘀阻络证

表现:喜忘,神呆不慧或不语,反应迟钝,动作笨拙,或妄思离奇,语言颠倒,头痛,面色晦暗,口唇紫暗,肢体麻木不遂,心悸不安,心胸疼痛剧烈,如刺如绞,痛有定处,甚则心痛彻背,背痛彻心,或痛引肩背。常伴有胸闷,经久不愈,可因暴怒而症候加重。舌紫瘀斑,舌苔薄白,脉弦涩而结代。

治法:活血化瘀,通窍醒神。

方药:血府逐瘀汤或通窍活血汤加减。常用药:桃仁破血行滞而润燥,红花活血化瘀以止痛,共为君药。川芎助君药活血化瘀;牛膝长于祛瘀通脉,引瘀血下行;白芷芳香走上,开窍醒神,共为臣药。当归养血活血,祛瘀生新;生地黄凉血清热除瘀热,与当归养血润燥,使祛瘀不伤正;枳壳疏解胸中气滞;桔梗宣肺利气,与枳壳配伍,一升一降,开胸行气,使气行血行;柴胡疏肝理气;生姜、葱白行气通阳利窍;大枣缓和芳香辛散药物之性,同为佐药。甘草调和诸药,为使药。若久病瘀血化热,常致肝胃火逆,而见头痛、呕恶等症,可加钩藤、菊花、夏枯草、竹茹等清肝和胃;若见肝郁气滞者,加柴胡、枳实、香附疏肝理气以行血;若血瘀痹阻重症,胸痛剧烈可加降香、延胡索、郁金、乳香、没药等加强活血理气的作用;若血瘀气滞并重,心悸胸闷甚者可加沉香、檀香等辛香理气止痛药物;若气滞明显,心悸不适,心胸满闷,隐痛阵发,痛无定处,时频尤息,易为情绪波动而诱发或加重,可合柴胡疏肝散疏调气机。

（3）肝经火旺证

表现:急躁易怒,烦躁不安,妄闻妄见,妄思妄行,或举止异常,噩梦或梦寐喊叫,眩晕头痛,咽干口燥,面红目赤,尿赤便干,心悸时发时止,受惊易作,胸闷,痰多稠黏,舌质红,舌苔黄腻,脉数有力而结代。

治法:清肝泻火,安神定志。

方药:龙胆泻肝汤加减。常用药:龙胆草苦寒清利湿热,为君药;黄芩、栀子助龙胆草泻火,栀子兼能利水。泽泻、通草、车前清热利水,生地清热凉血同时又能养阴;当归活血而偏温,凉而不郁,也有养血作用。柴胡疏利气机,清肝凉肝同时,结合疏肝,使凉而不郁。若痰火扰心者,可加珍珠母、龙齿镇心安神;若痰热生风者,可加僵蚕、蝉蜕、胆南星、竹茹、浙贝等药清热化痰、熄风定悸。房颤病程长、迁延难愈者,正气渐亏,风邪乘虚侵入心包络,多配伍全蝎、蜈蚣、地龙等搜风通络之品。阵发性房颤发无定时,与风邪善行而数变的致病特点相吻合,故熄风定悸法尤为适用。

（4）心肾阴虚证

表现:多忘不慧,妄闻妄见,妄思妄行,或举止异常,噩梦或梦寐喊叫,眩晕耳鸣,颧红盗汗,五心烦热,心悸盗汗,胸闷且痛,腰膝酸软,夜寐不安。舌红或有紫斑,舌苔黄少津,脉细数或见结代。

治法:滋阴益肾,养心安神,活血通络。

方药:知柏地黄丸加减。常用药:熟地滋肾填精,为主药;辅以山药补脾固精,山萸肉养肝涩精,又用泽泻清泻肾火,并防熟地黄之滋腻;茯苓淡渗脾湿,以助山药之健运,丹皮清泄肝火,并制山萸肉之温;配以知母清上焦烦热、黄柏泻中下焦之火。若阴虚阳亢,风阳上扰,加珍珠母、灵磁石、石决明等重镇潜阳之品;若阴虚火旺,内扰心神,心烦不寐,舌尖红少津者,可合用酸枣仁汤加减清热除烦安神。

（5）肾虚髓亏证

表现:忘失前后,兴趣缺失,起居怠惰,或倦怠嗜卧,行走缓慢,动作笨拙,甚则振掉,头晕耳鸣,神萎思卧,毛发焦枯,腰酸骨痿,胸闷隐痛,时作时止,心悸气短,倦怠懒言,面色少华,舌淡,舌苔薄白,脉沉细弱,两尺无力,或结代。

治法:滋补肝肾,填精补髓。

方药:七福饮加减。常用药:人参、白术补气益心脾、安神益智;熟地、当归养血和血以养心脾;酸枣仁、远志养心安神;甘草和中。若阴虚较著,口舌干燥,大便燥结,可加生地、首乌、玉竹、石斛;若心脉失养,脉见结代,可合炙甘草汤益气养血,滋阴复脉;若见舌苔白腻者,加菖蒲、郁金、法半夏等化痰浊、醒神窍,并酌减滋腻补肾之品;若兼见心烦溲赤,舌红少苔,脉细而数,熟地改生地,再加丹皮、莲心以清虚热。病久可选加鹿角胶、龟板胶、阿胶、紫河车等血肉有情之品以增强滋补之力,也可制成蜜丸久服,以图缓治。

(6)脾肾阳虚证

表现:迷惑善忘,兴趣缺失,反应迟钝,易惊善恐;倦怠流涎,畏寒肢冷,纳呆便溏,腰酸膝软,甚或浮肿少尿。胸闷气短,甚者胸痛彻背,心悸,汗出,畏寒,肢冷,乏力,面色苍白,唇甲淡白或青紫,舌淡白或紫黯,脉沉细结代或沉微欲绝。

治法:益气温阳,活血通络,养元安神。

方药:参附汤合还少丹加减。常用药:人参大补元气;附、桂温壮真阳;肉苁蓉、巴戟天温补肾阳;枸杞子、熟地黄滋阴补肾;杜仲、牛膝补肾强腰,健筋骨;小茴香、楮实散寒补火;山药、茯苓、大枣健脾益气;石菖蒲、远志交通心神以安神;山茱萸、五味子、固肾涩精。若阳虚寒凝心脉,心慌心痛较剧者,可酌加鹿角片、川椒、吴茱萸、荜茇、高良姜、细辛、川乌、赤石脂;若见面色唇甲青紫、大汗出、四肢厥冷,脉沉微欲绝者,乃心阳欲脱之危候,可重用红参、附子,并加龙骨、牡蛎,以回阳救逆固脱;若肾阳虚衰,不能制水,水气凌心,症见心悸、喘促、不能平卧,小便短少、肢体浮肿者,可用真武汤加汉防己、猪苓、车前子,以温阳行水;若心阳虚较著,见脉沉迟者,可合用麻黄附子细辛汤。

(7)气血不足证

表现:善忘茫然,找词困难,不识人物,言语颠倒,多梦易惊,少言寡语,倦怠少动,面唇无华,爪甲苍白,心悸反复,劳累后易发,休息后减轻,气短,自汗,神倦,纳呆食少,大便溏薄,舌淡苔白,脉细弱结代。

治法:益气健脾,养心安神。

方药:归脾汤加减。常用药:人参、黄芪、白术、甘草甘温之品补脾益气以生血,使气旺而血生;当归、龙眼肉甘温补血养心;茯神、酸枣仁、远志宁心安神;木香辛香而散,理气醒脾,使补而不滞,滋而不腻;姜、枣调和脾胃,以资化源。心动悸而兼见脉结代者,此乃气血亏虚,血不养心,心脉不畅之征,可易用炙甘草汤。

4. 其他中医疗法

1）针灸治疗

针灸可作为痴呆的补充和替代药物治疗。针灸治疗可改善脑缺血性损伤引起的认知缺陷,抑制海马的氧化应激和神经细胞凋亡,通过调节氧化应激、细胞凋亡和突触功能,改善认知障碍。有研究指出涌泉穴为主温针灸治疗可明显改善肾精亏虚证患者的临床症状和认知功能,降低其血清 IL-8、TNF-α、Livin 水平,临床疗效显著。

2）有氧运动

有氧运动指的是长时间的低强度运动,其衡量的标准是心率,心率保持在 150 次/分的运动量为有氧运动。在认知正常的老年人中,运动训练与更大的脑血流量相关。脑血流量的改变,包括前额叶皮层的代偿性灌注,有助于改变大脑的神经基础。对于有认知损害的患者,运动可改善工作记忆、言语流畅性和脑血流量。随着年龄增长,有氧运动可以减轻与年龄相关的衰退,对执行功能的影响更为明显。研究发现有氧舞蹈可改善轻度认知障碍老年患者的认知功能以及增加静息状态功能磁共振成像中双侧额颞、内嗅、前后扣带皮质低频波动幅度。有氧运动是一种很有前景的治疗方法,但需要进一步研究。

3）音乐疗法

音乐疗法是以乐音舒缓患者紧张焦虑的情绪,调节自身免疫平衡,从而改善患者心境,提升幸福感的重要非药物疗法。音乐对感知、认知、动作和情感有独特的耦合作用,证明了音乐与愈合过程有关。接触丰富的音乐环境可以影响语言智商,改善痴呆患者的抑郁症状及整体行为问题,提高痴呆患者生活质量。

4）芳香疗法

芳香疗法以从花草树木中提纯的芳香精油为物质基础,与传统医学中的穴位按摩、熏洗、外敷等相结合,达到调节身体机能的疗法。精油与物理治疗相结合,不仅可以改善神经疾病患者的不良情绪,还可以缓解机体紧张状态,减轻痴呆行为和心理症状的严重程度。

参考文献

[1] 任汝静,殷鹏,王志会,等.中国阿尔茨海默病报告 2021[J].诊断学理论与实践,2021,20(4): 317 - 337.

[2] Wolters F J, Ikram M A. Epidemiology of vascular dementia[J]. Arteriosclerosis, Thrombo-

sis,and Vascular Biology,2019,39(8):1542-1549.

[3] Knecht S,Oelschläger C,Duning T,et al. Atrial fibrillation in stroke-free patients is associated with memory impairment and hippocampal atrophy[J]. European Heart Journal,2008,29 (17):2125-2132.

[4] 李丽霞,张巍.房颤相关认知障碍研究进展[J].中国药理学与毒理学杂志,2019,33(6):440-441.

[5] 贾建平,陈生弟.神经病学[M].7版.北京:人民卫生出版社.

[6] Sachdev P,Kalaria R,O'Brien J,et al. Diagnostic criteria for vascular cognitive disorders:A VASCOG statement[J]. Alzheimer Disease and Associated Disorders,2014,28(3):206-218.

[7] 孙宇,韩璎,戴建平.血管性认知障碍诊断标准的演变与解读[J].中国卒中杂志,2017,12 (1):13-17.

[8] 田金洲,解恒革,秦斌,等.中国血管性轻度认知损害诊断指南[J].中华内科杂志,2016,55 (3):249-256.

[9] 徐岩,郭起浩,Sachdev P,等.血管性认知障碍的诊断标准:国际血管性行为与认知障碍学会的申明[J].神经病学与神经康复学杂志,2014,11(3):144-154.

[10] Reis P A,Alexandre P C B,D'Avila J C,et al. Statins prevent cognitive impairment after sepsis by reverting neuroinflammation, and microcirculatory/endothelial dysfunction[J]. Brain,Behavior,and Immunity,2017,60:293-303.

[11] 王凌雪,李双阳,梁岚,等.血管性认知障碍的中西医治疗进展[J].实用中医内科杂志, 2020,34(3):90-94.

[12] 谢颖桢,张云岭,梅建勋,等.血管性痴呆的证候观察分析[J].北京中医药大学学报,1999, 22(2):37-39.

[13] 王玮,于文涛,聂金涛,等.血管性痴呆患者中医证候特点研究[J].中国中医基础医学杂志, 2017,23(4):514-517.

[14] 靳林静,范云龙,于文涛.血管性痴呆中医证候研究概况[J].中西医结合心脑血管病杂志, 2016,14(2):152-154.

[15] 田金洲,时晶,张新卿,等.轻度认知损害临床研究指导原则(草案)[J].中西医结合学报, 2008,6(1):9-14.

[16] 王珩,杨雪,刘月姣.涌泉穴为主温针灸治疗血管性痴呆(肾精亏虚证)的疗效及对患者认知功能、血清 IL-8、TNF-α、Livin 水平的影响[J].四川中医,2021,39(12):207-210.

十一、房颤合并其他类型心律失常

（一）西医诊治

1. 快-慢综合征

快-慢综合征是指快速心律失常，常见于阵发性房颤，自行复律或药物复律过程中，窦房结功能发生短暂抑制，在恢复窦性心律之前有一段长间隙，即窦性停搏，患者可出现头昏、胸闷、黑矇甚至晕厥。也被称为心动过速-心动过缓综合征，可以理解为快速心律失常是原发性，而心动过缓，窦房结功能障碍为继发性。快-慢综合征的主要特点为：房颤不发作时，窦性心律正常；反复发作快心室率的阵发性房颤；窦性停搏或交界区逸搏出现在房颤发作终止后；抗心律失常药物使阵发性房颤终止后出现的窦性停搏加重；导管消融使房颤等快速心律失常得到有效控制后，窦性停搏现象可随之消失。

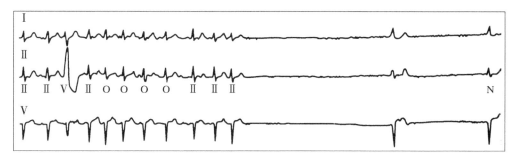

图 2-3　快-慢综合征心电图

房颤终止后出现一段长间歇，继而出现慢频率的交界性逸搏。

快-慢综合征的急诊处理有时较为棘手。当房颤患者急性发作时，由于对基础疾病的了解不够深入，对有潜在窦房结功能障碍的患者，采取积极的药物复律或强化控制心室率的治疗措施，会导致严重的心脏停搏。临时心脏起搏要作为备选的治疗措施。

快-慢综合征应该首选导管消融治疗。超过 90% 的快-慢综合征患者经导管消融治愈，不再需要起搏器治疗。对于不能行导管消融的患者，或者导管消融后房颤复发,可考虑植入永久起搏器。在起搏器低限频率支持下联合抗心律失常药物治疗房颤。

2. 慢-快综合征

慢-快综合征是指原发性窦房结功能障碍伴继发性快速心律失常,以房颤多现,目前认为是病态窦房结综合征的一种类型。常见于老年人窦房结功能异常,以窦房结及结周组织的器质性改变,如纤维化、脂肪浸润、退行性改变、淀粉样变性、感染、窦房结及房室结缺血等损害,其窦房结起搏及传导功能异常,产生了严重窦缓、窦性停搏、窦房传导阻滞等缓慢性心律失常,并在此基础上出现阵发性房颤或房速。患者可出现头晕、黑矇、晕厥、心悸等心源性脑供血不足的表现。

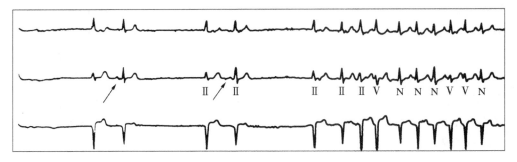

图 2-4 慢-快综合征

基础心率为慢频率的交界性逸搏,间歇性窦性 P 波,诱发快心室率房颤。

若病变累及房室交界区,可出现房室传导障碍;若发生窦性停搏,且长时间不出现交界性逸搏,则考虑双结病变。房颤伴长 RR 间期,对于原本正常的房室结也会发生传导功能障碍。房颤时心房快速且紊乱的电活动,导致房室交界区生理性干扰和连续隐匿性传导而产生长 RR 间期。多数房颤初发时心室率较快,随着房颤的持续,心室率逐渐下降变为缓慢心室率的房颤,提示房室结传导功能受房颤的影响。交界性早搏、加速的交界性逸搏和交界性逸搏的激动与房颤激动在房室结区发生干扰,形成长间隙。

迷走神经张力的增高可使心肌电活动的传导延缓,心肌不应期延长,心室反应减慢,心室率下降;某些影响心脏自主神经张力的药物可造成迷走神经的相对或绝对优势,具有负性频率的药物可使房室隐匿性传导变得更加明显。

对于窦房结功能低下伴发的阵发性房颤,心脏起搏器是有效的治疗手段,在设定心脏低限起搏频率的基础上,联合抗心律失常药物治疗;也可以植入起搏器后行导管消融治疗。慢-快综合征,要选择合适的起搏器工作模式。如果房室传导功能正常,采用单腔起搏器,选择 AAI 模式;如果房室传导功能异常,采用双腔起搏器,进行房室顺序起搏。

3. 房颤伴预激综合征

房颤伴预激时,由于快速的房颤波可通过预激旁道快速下传,常常导致极快心室率,甚至诱发室颤,需要紧急处理。房颤伴预激应首先关注血流动力学是否稳定,是否有低血压、心衰、头昏、黑矇、晕厥、心绞痛等表现,是否有大于 200 次/分的快速心室率。如果有,尽快电复律。

无器质性心脏病者可静脉应用普罗帕酮转复窦性心律。血流动力学稳定的预激综合征合并房颤,可试用伊布利特减慢旁路传导,减慢心室率,并可能转复窦性心律。心房颤动合并预激时,静脉应用胺碘酮应谨慎,少数患者可能抑制房室结传导,加速激动经旁路前传。β 受体阻滞剂、非二氢吡啶类钙通道阻滞剂和洋地黄类药物,增加室颤风险,也应避免使用。

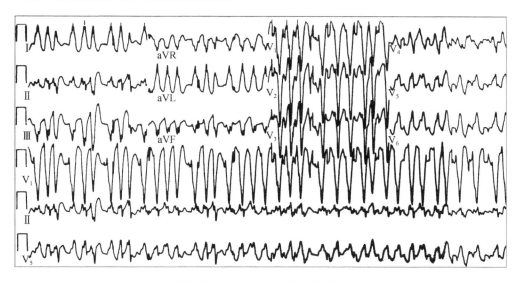

图 2 - 5　房颤伴预激综合征心电图

房颤伴不规则宽 QRS 波心动过速,Ⅰ 导联 QRS 波起始部粗钝(δ 波),V_1 导联 QRS 波呈负向波,提示 B 型预激。血流动力学恶化,紧急直流电心脏复律。择期导管消融,证实右侧旁道。

房颤合并宽 QRS 波心动过速,有时无法通过常规心电图识别预激伴房颤或室性心动过速,心脏电生理检查有助于鉴别。若电生理检查,预激伴房颤旁道有效不应期≤250 ms,推荐消融治疗。对于反复发作的预激伴房颤患者首选旁道消融治疗。如果房颤由旁路相关的房室折返或房室结折返性心动过速诱发时,心脏电生理检查有助于明确上述电生理机制,消融旁道或房室结慢径改良可以治愈房颤。

4. 房颤伴室性心动过速

房颤患者合并室性心动过速,常见于心力衰竭或各种心肌疾病,如扩张型心肌病、肥厚型心肌病、右室发育不良性心肌病、缺血型心肌病等,病情较为凶险,往往存在心肌缺血、心功能低下、电解质紊乱、严重代谢异常等诱因。

房颤伴室性心动过速应与房颤伴预激综合征、房颤伴室内差异性传导相鉴别。前两者均需要紧急处理,而后者病情相对轻缓,识别三者心电图特征,有助于正确处置。

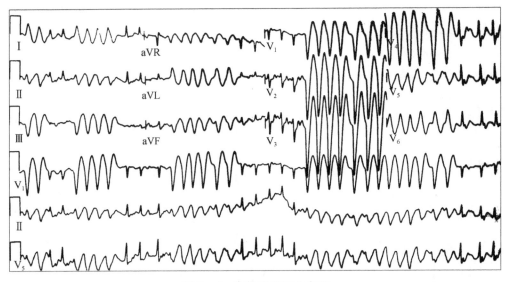

图 2-6 房颤伴室速心电图

房颤伴室速病因治疗很关键,往往决定病情的进展。积极纠正心力衰竭、心肌缺血、代谢异常、电解质失衡等病因,对改善愈后有重要价值。β受体阻滞剂对愈后有一定的改善作用,而胺碘酮对减少室性心律失常有治疗作用,但要除外长 QT 间期伴发的尖端扭转性室速。埋藏式自动除颤植入(ICD)是此类患者的合理选择,能有效减少猝死的发生,但要设置好房颤与宽 QRS 波心动过速的鉴别区间,以减少 ICD 误放电。若药物治疗无效或 ICD 频繁电击治疗,行室速消融与房颤基质改良是合理的。

5. 房颤伴Ⅲ度房室传导阻滞

基本节律为房颤,逸搏的 QRS 波缓慢而匀齐,通常频率在 60 次/min 以下。逸搏的心室波可为窄 QRS 波,亦可为宽 QRS 波。如果为宽 QRS 波,提示逸搏点更低,频率更慢,病情较重,更容易发生心脏停搏而猝死,通常也更容易发生起搏器依赖。

心电图无法诊断房颤伴 Ⅰ 度房室传导阻滞。对房颤伴 Ⅱ 度或高度房室传导阻滞的诊断存在争议,作出此类诊断应持审慎态度,要结合临床加以考虑。

房颤伴 Ⅲ 度房室传导阻滞发生的可能原因有:交界区冠脉供血急性或慢性缺血,如急性下壁心肌梗死、房室结动脉慢性闭塞等;房室结或希氏束等传导组织功能性退化;交界区心肌炎症影响;交界区连续发生隐匿性传导;交界区不应期病理性延长;迷走神经张力增高;负性频率药物过量;电解质紊乱等。

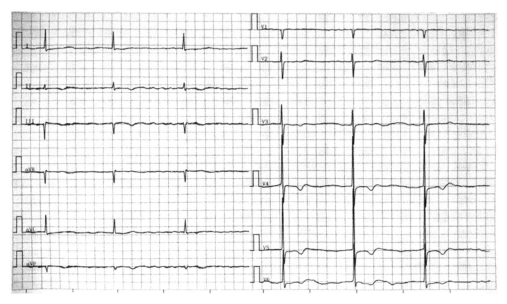

图 2-7　房颤伴Ⅲ度房室传导阻滞心电图

心电图显示房颤节律,窄 QRS 波形态,R-R 间期规则,心室率 35 次/分

房颤伴 Ⅲ 度房室传导阻滞是一种严重而又危险的缓慢性心律失常,无论是否有心动过缓相关症状,都必须及时处理。一方面积极寻找病因,并针对病因进行治疗,如纠正心肌缺血、纠正电解质紊乱、改善心功能、治疗洋地黄药物中毒等病因;另一方面针对房室传导阻滞进行治疗。紧急的应对措施可以考虑临时心脏起搏器治疗。纠正病因后,仍不能恢复房室结正常传导,均需植入永久性心脏起搏器。选用 VVIR 工作模式,起搏部位优先选择右室间隔部、希氏束或左束支起搏;若存在左室射血分数低下,选用左室同步化起搏或兼具除颤功能的左室同步化治疗。

(二) 中医诊治

房颤合并上述几种心律失常,是临床常见的危急重证。以心慌心悸,不能自主,心搏或快或慢;或突然昏倒,不省人事,四肢逆冷,出冷汗,面色苍白或发绀,神情淡漠或烦躁,脉微欲绝等为特征,可归属于中医学"心悸""厥证""心厥证"等重症范畴。《素问·平人气象论》说:"脉绝不至曰死,乍疏乍数曰死。"这是认识到心悸时严重脉律失常与疾病预后关系的最早记载。《内经》论厥甚多,含义、范围广泛,有以暴死为厥,有以四末逆冷为厥,有以气血逆乱病机为厥,有以病情严重为厥。病情轻者,一般在短时间内苏醒,但病情重者,则昏厥时间较长,严重者甚至一厥不复而导致死亡,如《伤寒论》云:"凡厥者,阴阳气不相顺接,便为厥";《景兵全书》云:"厥逆之证,危证也"。

1．病因病机

房颤导致心悸晕厥以内伤杂病为多,以心悸、晕厥跌扑为主症。心悸的发生多因体质虚弱、饮食劳倦、七情所伤及药食不当等,以致气血阴阳亏损,心神失养,悸动不安。而心厥证在此病机上,更因心不主血脉,心气衰微,心阳不振,心肾阳虚导致气机突然逆乱,升降乖戾,气血阴阳不相顺接而突然昏倒,不知人事;若救治不力则阳气亡脱,阴精耗竭,阴阳离决,成为危候。

1) 病因

（1）体虚劳倦

禀赋不足,素质虚弱,或久病伤正,耗损心之气阴,或劳倦太过伤脾,生化之源不足气血阴阳亏乏,脏腑功能失调,致心神失养,发为心悸。元气素虚,复加空腹劳累,以致中气不足,脑海失养,或长期阴阳气血亏耗,会成为厥证的发病原因。

（2）情志内伤

平素心虚胆怯,突遇惊恐,忤犯心神,心神动摇,不能自主而心悸;长期忧思不解,心气郁结,阴血暗耗,不能养心而心悸;此外,大怒伤肝,大恐伤肾,怒则气逆,恐则精却,阴虚于下,火逆于上,动撼心神发为惊悸。七情刺激,或恼怒,或所愿不遂,或肝气郁结,或怒而气血并走于上,以致阴阳不相顺接而发为厥证。

（3）药食不当

嗜食醇酒厚味、煎炸炙煿,蕴热化火生痰,痰火上扰心神则为悸。或因药物过量或毒性较剧,耗伤心气,损伤心阴,引起心悸。如中药附子、乌头、雄黄、蟾酥、麻黄等,西药锑剂、洋地黄、奎尼丁、阿托品、肾上腺素等,或补液过快、过多等。气机不畅,日积月累,或痰盛气阻,清阳被阻,则可发为昏厥。

2) 病机

心悸病机为气血阴阳亏虚,心失所养,心神不宁。心厥证的病机主要是心不主血脉,气机突然逆乱,升降乖戾,气血阴阳不相顺接。

前者的病理性质以虚损为主,多由眩晕、心悸、胸痹、咳喘等病失治或误治,病延日久致心气虚损,心血不足,心脾两虚;久病造成心脏实体虚损,气血阴阳衰弱,使心失所养,心脏鼓动无力,心主血脉功能失常而发心悸。病久阳虚者则表现为心阳不振,脾肾阳虚;阴虚血亏者多表现为肝肾阴虚,心肾不交等证;若阴损及阳,或阳损及阴,可出现阴阳俱损之候。若病情恶化,心脏鼓动失常,心阳暴脱,可出现厥脱等危候。

后者由于体质和病机转化的不同,病理性质有虚实之别。气盛有余,气逆上冲,血随气逆,以致清窍闭塞,不知人事,为心厥病之实证;而气虚不足,清阳不升,气陷于下,或久病心脏实体虚损,心脏鼓动失常,血不上达,气血一时不相顺接,以致神明失养,不知人事,为心厥病之虚证。病变所属脏腑主要在于心,而与肝、脾、肾等三脏密切相关。心为精神活动之主,心病则神明失用,乃致心悸、昏厥。肝主疏泄条达,肝病则气郁气逆;脾为气机升降之枢,脾病清阳不升;肾为元气之根,肾虚精气不能上注,亦可与心肝同病而致厥。

2. 治则治法

心悸虚证由脏腑气血阴阳亏虚、心神失养所致者,治当补益气血,调理阴阳,以求气血调畅,阴平阳秘,并配合应用养心安神之品,促进脏腑功能的恢复。对于兼夹痰饮、瘀血等实邪,治当化痰涤饮、活血化瘀,并配合应用重镇安神之品,以求邪去正安,心神得宁。

房颤心悸病预后的转归主要取决于气血阴阳亏虚的程度、脏损多少、治疗当否及脉象变化情况。如患者气血阴阳虚损程度较轻,病损脏腑单一,呈偶发、短暂、阵发,治疗及时得当,脉象变化不显著者,病证多能痊愈;反之,脉象过数、过迟、频繁结代或乍疏乍数,反复发作或长时间持续发作者,治疗颇为棘手,预后较差,进而出现厥证、脱证等变证、坏病,若不及时抢救治疗,预后极差,甚至猝死。

心厥病乃危急之候,当及时救治为要,醒神回厥是主要的治疗原则,具体治法当辨其虚实。实证宜开窍化痰,辟秽醒神,适用于邪实窍闭之厥证,以辛香走窜的药物为主,具有通关开窍的作用,主要是通过开泄痰浊闭阻,温通辟秽化浊,宣窍通利气机而达到苏醒神志的目的。虚证宜益气回阳,救逆醒神,适用于元气亏虚、气随血脱、津竭气脱之厥证,主要通过补益元气,回阳救逆而防脱。由于气血亏虚,故不可妄用辛香开窍之品。

房颤心源性晕厥,一般均伴有心悸、胸闷或胸痛、气短乏力、或有头晕黑矇等症状。心厥病的病理转归主要有二:一是阴阳气血相失,进而阴阳离决,发展为一厥不复之死证;二是阴阳气血失常,或为气血上逆,或为中气下陷,或气血痰浊内闭,气机逆乱而阴阳尚未离绝,此类厥证之生死,取决于正气来复与否及治疗措施是否及时、得当。若正气来复,治疗得当,则气复返则生,反之,气不复返则死。发病之后,若呼吸比较平稳,脉象有根,表示正气尚强,预后良好;反之,若气息微弱,或见昏愦不语,或脉象沉伏如一线游丝,或如屋漏,或散乱无根,或人迎、寸口、跌阳之脉全无,多属危候,预后不良。

3. 辨证分型及治疗

1)气血不足证

表现:心悸气短,心神不宁,头晕目眩,昏厥先兆,短暂黑矇,自汗肢冷,面唇无华,爪甲苍白,倦怠少动,纳呆食少,舌淡苔白,脉细弱。

治则:益气健脾,养血安神。

方药:归脾汤加减。常用药:人参、黄芪、白术、甘草甘温之品补脾益气以生血,使气旺而血生;当归、龙眼肉甘温补血养心;茯神、酸枣仁、远志宁心安神;木香辛香而散,理气醒脾,使补而不滞,滋而不腻;姜、枣调和脾胃,以资化源。如果寒象明显,加入桂枝、干姜以温阳助运。

2)气阴两虚证

表现:心悸易惊,眩晕欲倒,乏力倦怠,呼吸微弱,面色苍白,大汗淋漓,夜寐不宁,舌红少津,苔少或无,脉细数无力。

治则:益气养阴,重镇复脉。

方药:生脉散加味。药用人参、麦冬、五味子有益气养阴复脉之功。加天冬、生地、枣仁以养阴安神;朱砂、龙齿、远志、茯神、炙甘草以镇心复脉,养心安神。对于预激综合征,重用重镇之品,如生铁落、珍珠母、生龙骨、生牡蛎等,以重镇定脉,抑制过于兴奋之心脉,或加苦参以调整快速心律失常。

3)心阳不振证

表现:心悸不宁,神疲气短,畏寒肢冷,面色少华,虚羸少气,舌苔淡胖,脉细沉缓。

治法:益气温阳,散寒通脉。

方药:麻黄附子细辛汤加减。本方是治疗缓慢型心律失常基本方。常用药:麻黄鼓动心气,振奋心阳;细辛散寒通脉;附子温振心肾之阳气。现代药理分析,麻黄碱有拟肾上腺样作用;细辛提取物北细辛汤含甲基丁香油酚,有异丙肾上腺的作用;附子含有乌头碱,具有兴奋 β 肾上腺素受体作用,可提高心率,促进窦房结、房室结传导,增加冠脉流量。可加麦冬、生地、阿胶等补阴血以复脉;郁金、菖蒲以加速房室传导及束支传导。

4) 心厥实证

表现:起病骤急,心悸难耐,突发晕厥,神昏跌扑,不知人事,呼吸气粗,手足厥冷,频繁抽搐,面赤唇紫,舌质黯红,脉弦滑数。

治法:清热化痰,醒神开窍。

方药:羚角钩藤汤配合灌服麝香保心丸。常用药:羚羊角粉、麝香保心丸,以开窍醒神,保心回厥;钩藤、桑叶、菊花、泽泻、生石决明以息风通关;乌药、青皮、香附、当归以开泄闭阻,通利气机而达到苏醒神志的目的。若急躁易怒,肝热甚者,加柴胡、丹皮、龙胆草;若兼见阴虚不足,心悸眩晕者,加生地、枸杞子、珍珠母。

5) 心厥虚证

表现:心悸乏力,突发眩晕昏扑,肢体松懈,瘫软不温,甚则四肢逆冷,面白苍白,呼吸微弱,舌淡,脉沉或细数无力。

治法:补气,回阳,醒神。

方药:独参汤合四味回阳饮加减。先以独参汤益气醒神,复脉救逆;苏醒后,再以四味回阳饮补气温阳。常用药:人参大补元气,附子、炮姜温里回阳,甘草调中缓急。若心悸不宁者,加远志、柏子仁、酸枣仁等养心安神;汗出多者,加黄芪、白术、煅龙骨、煅牡蛎,加强益气固涩功效。

4. 其他中医疗法

1) 中成药口服

稳心颗粒、参松养心胶囊、养心定悸胶囊、复方血栓通胶囊,可减少房颤发作次数,改善中医证候。

2) 中药针剂

生脉注射液、参附注射液静脉滴注可益气复脉。

3) 针灸治疗

针刺人中穴、十宣穴治疗厥证;针刺内关穴、极泉穴能够缩短房颤持续时间。

4) 推拿、穴位贴敷、中药外洗等,对于阵发性房颤均有一定的临床疗效。

参考文献

［1］Mithilesh K. Das，Douglas P. Zipes 原著. 吴立群主译. 心律失常经典心电图［M］. 北京：北京大学医学出版社，2013.

［2］周仲瑛. 中医内科学［M］. 2 版. 北京：中国中医药出版社，2007.

第 3 章

房颤预防与管理

一、房颤中心建设

房颤是最常见的快速性心律失常，严重危害我国人民的健康和生命安全。房颤中心的建设目标是："规范房颤的诊治，让每一位房颤患者均能接受到最恰当的治疗，最大限度降低房颤卒中的发生率，以及由此引发的致残率和死亡率"。通过对我国房颤诊治现状的分析，中国房颤中心认证工作委员会确立的我国房颤中心建设的基本理念是：以具备导管消融及左心耳封堵能力的医院为核心，通过对医疗资源的整合建立起区域协同诊治体系，以提高对房颤的整体诊治水平。

鉴于我国房颤卒中的高发和较低的抗凝治疗率，中国房颤中心率先开展房颤抗凝规范化管理，标志着我国房颤规范化管理的新时代已经来临，是我国房颤管理事业发展的重要里程碑。但目前，我国房颤的早期诊断率和知晓率远低于发达国家，患者知晓率仅为 40%；当前的医疗环境下，临床医生在抗凝治疗中往往对出血风险顾虑重重，患者抗凝药应用率仅有 30% 左右；房颤诊疗新型技术的发展也存在区域不均衡性，基层诊疗水平有限；房颤患者的长期管理和随访不足，长期治疗依从性较低等。因此，开展房颤规范化管理迫在眉睫。

1. 房颤患者的筛查

由房颤中心的一线医务人员，按已制定筛查流程对房颤高危人群开展筛查，包括年龄、心衰、肥胖、高血压、糖尿病、阻塞性睡眠呼吸暂停、结构性心脏病、接受过心脏手术、隐源性卒中、短暂性脑缺血发作、遗传性心律失常患者和特殊职业人群（职业运动员）等。目前的筛查工具包括心电图、动态心电图、可植入电子设备、心脏电生理检查等。此外，基于移动医疗模式的房颤监测包括：① 记录心电图，如手持设备、穿戴式贴片、智能手机和智能手机相关的装置；② 基于非心电图的 mHealth 技术，如脉冲光学体积描记技术、示波测量法、机械心动图、非接触式视频容积描记技术、智能音箱等。这些均有助于发现房颤患者。脉搏触诊敏感性很高但缺乏特异性。单导联心电图中房颤持续时间≥30 s 是诊断房颤的标准。

房颤中心通过以上监测设备，对于 65 岁以上人群，建议通过脉搏触诊以及心电图确认进行房颤机会性筛查，或者使用 30 秒单导联心电图作为主要筛查方法；对于 75 岁及以上人群或卒中风险高的人群，可考虑进行房颤系统筛查，以期提高早期诊断率、知晓率及治疗率。

2. 房颤门诊的建立

房颤门诊由从事心律失常诊疗且具有专病培训证书的医师出诊,应有标准的房颤就诊流程图,具备心电图检查条件;房颤急诊则应具备床旁心电图检查条件及床旁快速检测凝血功能及国际标准化比值的设备,确保抽血后快速获取检测结果。房颤门、急诊的目的在于为房颤患者寻找病因,控制危险因素,采取个体化和规范化的方案,为患者进行节律管理或室率控制,防治血栓栓塞、心力衰竭等并发症,指导房颤微创手术前后的注意事项及处理并发症。在二、三级医院及社区等各级医疗机构均成立房颤专病门诊,不仅能充分发挥不同级别医疗机构的协调作用,实现国家提倡的分级诊疗,还有利于对房颤患者进行全程管理。各级医院的房颤门诊承担房颤的早期筛查与随访工作,深入了解患者的用药情况、用药效果、生活习惯等,这些细节连同社区的检查报告、病历,都可以借助房颤云诊疗平台传输数据,提供给房颤中心的专家。通过这样的数据共享,医生在日常诊疗中可以更好地实现对患者病情的数字化管控,降低人力成本。

3. 建立房颤随访数据库及随访制度

1) 房颤中心启用中国房颤中心认证云平台随访数据库,首次医疗接触的房颤患者应及时在数据库中建档,录入相关的基线资料,包括:人口统计学特征、房颤相关症状、生活质量评分、既往病史、重要体征、实验室检查、影像学检查、既往药物治疗情况、房颤电复律/介入/外科手术情况、目前药物治疗情况。随访资料包括:人口统计学特征、死亡、住院或门诊就诊、房颤相关症状、实验室检查、影像学检查、上次随访以来治疗情况、上次随访以来事件(脑卒中、栓塞、出血等)。所有患者均由专业人员全职进行电话随访,专业人员定期进行规范培训。结合邮件、微信、短信平台,由专科医师回复患者的咨询,从而保证高随访率。

房颤临床研究大数据库采用数据分布式存储,研究者可远程分析不同的数据集,而数据的持有者要对数据使用有掌控权,避免了保密、管理和利益优先权等造成的障碍。这种数据存储方式便于临床研究的开展,特别是群组随机对照试验,这在很大程度上降低了数据管理成本。基于样本检测数据和基于数据库的分析结果返回研究平台,研究对象检测结果返回个人共享空间,以便其诊疗之用。研究对象可通过上传数据换取医疗服务。患者对共享个人信息反应积极,这一举措加强了患者自我管理,也极大地减轻了随访工作量。

2) 房颤患者随访的医护团队应包括电生理医生、专业随访护士及责任护士、相对固定的房颤(抗凝)门诊。患者随访的内容主要包括房颤发作频率、抗心律失常药物的管理、是否规范化抗凝治疗、药物或手术治疗安全性和有效性、是否出血、是否发生房颤相关的心血管事件、是否发生特殊事件(如术后伤口渗血、消融损伤食道、术后房颤发作等)、术后运动指导、评估接受中医药治疗患者的证候变化等。

4. 房颤的规范化治疗与全程管理

1) 房颤患者的初步识别、诊断、评估

(1) 房颤的初步识别

应当重视人群中房颤的初步识别,特别是具有房颤高危患病因素的人群,如65 岁以上、高血压、糖尿病、冠心病、心肌病、脑梗死等患者。通过常规或长程心电图诊断房颤,记录人口学数据、症状、基础疾病等信息。

(2) 房颤诊断和评估

① 通过病史采集了解患者

A. 现病史:发病时间,症状及治疗情况;有无心悸、乏力、胸闷、运动耐量下降、头昏、黑矇、晕厥等;症状出现的时间、程度、诱因、加重及缓解因素;其他伴随症状。采用欧洲心律学会症状评级标准(见表 2-6)以评估症状严重性。B. 既往史:有无心血管危险因素、心血管基础疾病、合并疾病、全身性疾病等。C. 个人史:是否有相关诱因,如酗酒、过量饮用咖啡、喜饮浓茶、吸烟等。D. 家族史:是否有房颤家族史。E. 社会心理因素。

② 体格检查

重点检查生命体征(血压、心率、呼吸)、心脏检查(心率、心律、心音)、脉搏(脉律、桡动脉、颈静脉)、身高、体重等。

③ 辅助检查

实验室检查:包括血清电解质、肝肾功能、血常规、甲状腺功能等;心电检查:可采用瞬时、长程、植入装置记录,也可采用佩戴装置记录;影像学检查:经胸超声检查明确心脏结构和功能、经食道超声心动图检查是否有附壁血栓、X 线胸片、CT、MRI 等。

④ 血栓栓塞危险评估与出血风险评估

定期评估血栓栓塞风险。对非瓣膜性房颤患者血栓栓塞风险的评估推荐采用$CHA_2DS_2\text{-}VASc$ 评分方法(见表 2-7),评分≥2 分的男性或评分≥3 分的女性发生血栓事件的风险较高。瓣膜病、肥厚性心肌病、心腔内有血栓或有自发的超声回声现象等亦视为高危血栓风险。应用 HAS-BLED 评分(见表 2-8)评估出血风险。

⑤ 应用中医药治疗时,应全面采集中医四诊信息,作出中医证候诊断,以辨证施治。

（3）基础疾病评估。

常见的基础疾病包括心血管疾病（如心力衰竭、冠心病、心脏瓣膜病变、高血压、血脂异常、外周血管疾病等）和非心血管疾病（如慢性阻塞性肺疾病、糖尿病、慢性肾脏病、甲状腺功能异常、睡眠呼吸障碍等），需要尽早识别,合理管理。

2）房颤患者的治疗

（1）上游治疗：管理基础疾病及危险因素。

（2）预防卒中：包括规范药物抗凝治疗、左心耳封堵。

① 药物治疗。服用华法林时,应定期监测 INR,目标值为 $2.0 \sim 3.0$。服用 NOAC,包括达比加群、利伐沙班、艾多沙班等,用药前应评估肝肾功能及凝血功能。

② 经皮左心耳封堵术。对于 $CHA_2DS_2\text{-}VASc$ 评分 $\geqslant 2$ 分的非瓣膜性房颤患者,具有下列情况之一,推荐经皮左心耳封堵术预防血栓栓塞事件：A. 不适合长期规范抗凝治疗；B. 长期规范抗凝治疗的基础上仍发生血栓栓塞事件；C. HAS-BLED 评分 $\geqslant 3$。

（3）节律控制。恢复和维持窦性心律是房颤治疗的重要目标,包括抗心律失常药物治疗、心脏电复律、导管消融治疗等。采用药物复律（如氟卡尼、胺碘酮、普罗帕酮、伊布利特、维纳卡兰、多非利特等）是常用的方法,要重视和及时处理药物的不良反应。电复律存在血栓栓塞的风险,复律前需确认心房内是否有血栓,依据房颤持续时间而采用恰当的抗凝治疗。经导管消融房颤、外科迷宫手术、微创房颤外科消融手术、内外科杂交手术等方式是房颤节律控制的重要措施,不具备手术治疗能力的医疗机构如遇符合手术适应证患者应及时启动转诊流程。

（4）控制心室率。急性快心室率的房颤患者,应评估心室率增快的原因,根据患者临床症状、体征、左室射血分数和血流动力学特点选择合适药物。长期心室率控制,如口服 β 受体阻滞剂、非二氢吡啶类钙通道阻滞剂、洋地黄类、胺碘酮等药物,或采用房室结消融＋起搏器植入。

（5）房颤的中医辨证论治

国家卫生健康委、国家中医药局联合印发《关于印发心房颤动分级诊疗技术方案的通知》,发布《心房颤动分级诊疗技术方案》,方案指出房颤的中医辨证论治要遵循中医药"四诊合参"的原则,采集患者的病史、症状与体征、舌脉诊等信息,综合评估患者病情,把握房颤基本病机进行中医辨证治疗,包括中药辨证论治、针灸等中医特色疗法。方案将房颤分为气阴两虚证、心虚胆怯证、痰热内扰证、气虚血瘀证等四大证型。气阴两虚证治法为益气养阴、复脉安神,推荐方药为炙甘草汤加减;心虚胆怯证治法为益气养心、安神定悸,推荐方药为安神定志丸加减;痰热内扰证治法为清热化痰、宁心安神,推荐方药为黄连温胆汤加减;气虚血瘀证治法为益气活血、养心安神,推荐方药为补阳还五汤加减。

3）房颤患者的全程管理

房颤患者需要多学科合作的全程管理,涉及初步识别、门诊、住院、手术、随访、康复等多个环节,包括急诊救治、规范化抗凝、节律控制、心室率控制、合并症的诊疗、长期随访、生活方式干预、健康教育、患者自我管理等全程规范化管理。

（1）管理目的。控制房颤发作,预防并发症,提高生活质量,降低住院率及致残、致死率。

（2）患者管理。

① 成立房颤管理团队：由心内科、心外科、神经内科、神经外科、老年病科、内分泌科、急诊科、康复科、影像科、介入科、全科医生、护士、药师等组成,团队中应有中医类别医师。

② 逐步建立房颤随访制度及医疗健康档案。有条件的医院可设立房颤专病门诊。

③ 根据患者病情制定出院计划和随访方案。药物治疗患者每月随访一次,手术患者根据手术类型定期随访。根据实际情况可采取门诊随访、社区上门随访、电话随访等方式。

④ 患者教育及康复管理：使患者了解房颤的基础知识、血栓风险、抗凝出血风险、如何监测心率/心律和症状自我评估;了解如何保持健康生活方式,及时按照随访安排定期随访等;对有并发症并致功能减弱或障碍者,应予康复管理,包括制定康复方案,康复教育及针对性康复训练;使患者了解房颤中医药防治的基本知识。

⑤ 中医健康管理。对患者进行中医健康状态评估、体质辨识或辨证;指导患者运动调养,选择个性化运动方式（如导引、太极拳、八段锦、五禽戏等）,合理控制运动量、运动时间和运动频率;对患者进行生活指导:慎起居、适寒温、节饮食、勿过劳;指导辨证施膳:根据证候分型、体质辨识和食物性味归经等综合评估给予膳食指导;予情志调理。

5. 房颤的分级诊疗

房颤导致的脑卒中与其他原因导致的脑卒中不同，具有高致残率、高病死率、高复发率等特点，此外，它还会诱发或加重心功能不全，增加阿尔兹海默病的发生率。不仅如此，房颤治疗成本高昂，给社会、患者和家庭带来沉重的经济负担和心理压力。多数患者的就诊集中在三甲医院，而二级医院、基层医疗卫生机构房颤患者抗凝治疗比例偏低、长期随访记录欠缺，治疗依从性差，因此，大医院与社区医院联手，上下联动规范化做好患者的房颤管理非常有必要。

1）目标

引导医疗机构落实功能定位，充分发挥不同类别、不同级别医疗机构的协同作用，规范房颤患者临床诊疗行为，加强对房颤患者全程管理，改善房颤患者预后。

2）医疗机构功能定位

（1）三级医院（标准房颤中心）

主要为有严重基础疾病、严重并发症、手术适应证的房颤患者提供诊疗服务，以介入治疗为核心，具备房颤的导管消融手术及左心耳封堵手术能力。导管室配备基本的医疗设备，如：数字化血管影像设备、血流动力学监护设备、电生理记录仪、标测系统、射频消融或冷冻消融仪、呼吸机、除颤器、心脏临时起搏器等生命支持系统，能满足导管消融及左心耳封堵手术的需要。至少有2名接受过规范培训、具备房颤导管消融手术能力的心血管高级职称专科医师，房颤中心的房颤导管消融（射频消融、冷冻消融）年手术量不低于100例；至少有2名接受过规范培训、具备左心耳封堵手术能力的心血管高级职称专科医师，房颤中心的左心耳封堵年手术量不低于15例；至少有3名经过介入辅助技术培训、熟悉导管室工作流程的导管室专职护士，且每年至少接受一次4学时以上的介入诊疗和房颤诊治的新知识培训；具有经过专门培训且获得大型放射设备上岗证书的放射技术人员；心血管内科、外科在当地具有相对的区域优势，能为本地区其他医疗机构提供心血管急危重症抢救、复杂疑难病例诊治以及继续教育等服务和支持。标准房颤中心制定个体化的诊疗方案，将病情稳定者转至下级医院。通过医联体、远程医疗等形式，提供会诊并协助下级医院制定治疗方案。对下级医疗机构进行技术指导、业务培训和质控管理。鼓励建设房颤专病中心，建立房颤专病区域数据库，加强区域内房颤单病种管理工作。

（2）二级医院（基层房颤中心）

不同于标准版的示范基地，基层版房颤中心示范基地并不一定要求具备手术条件,但是应当通过合理转诊及合理使用抗心律失常药物(≥90%)达到节律或心室率控制。主要为病情稳定者提供治疗、康复、随访等全程管理服务。为病情相对稳定的房颤患者提供个体化的规范治疗。对有严重并发症、手术适应证者,转诊至三级医疗机构。定期评估下级医疗机构的医疗质量。鼓励有条件的医院开展房颤专病中心建设,建立远程心电网络,与三级医院和基层医疗卫生机构联动,形成房颤疾病诊治网络体系。

(3)基层医疗卫生机构

有条件的基层医疗卫生机构可开展房颤防治宣教、初步识别、筛查治疗、康复和随访。结合上级医院已制定的诊疗方案进行规范诊治;实施随访及定期体检;实施双向转诊;建立房颤专病档案,做好信息管理工作。开展健康教育,指导患者自我健康管理。鼓励参与房颤专病中心建设,与二级以上医院建立远程心电网络,进行房颤初步识别。

3)分级诊疗路径。

分级诊疗路径见图 3-1。

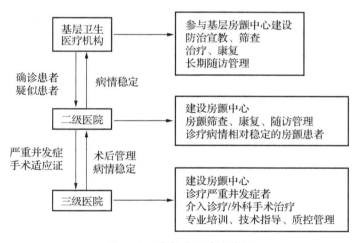

图 3-1　房颤分级诊疗路径

4)双向转诊标准

(1)基层医疗卫生机构上转至二级及以上医院的标准。

① 社区初诊或疑似房颤的患者。

② 既往病情稳定,出现以下情况之一,应及时转至二级以上医院救治:A. 基础疾病加重,经治疗不能缓解;B. 出现严重并发症,如血流动力学紊乱、血栓栓塞、

抗凝出血情况、心力衰竭等。

③ 对具有中医药治疗需求的房颤患者,出现以下情况之一的,应当转诊:A. 基层医疗卫生机构不能提供房颤中医辨证治疗服务时;B. 经中医药治疗疗效不佳者。

(2) 二级医院上转至三级医院的标准。

① 急性房颤,伴有血流动力学紊乱者。

② 基础疾病重症者。

③ 出现严重并发症者。

④ 符合介入诊疗和手术适应证者,包括导管消融、左心耳封堵、外科治疗等。

⑤ 有中医药治疗需求,经中医药治疗疗效不佳者。

(3) 三级医院下转至二级医院或基层医疗卫生机构的标准。

① 病情稳定。

② 治疗方案已明确,需常规治疗和长期随访。

③ 诊断明确的,可进行临终姑息治疗的终末期患者。

(4) 二级医院转至基层医疗卫生机构的标准。

诊断明确,治疗方案确定,并发症控制良好,需常规治疗、康复和长期随访者。

6. 培训教育与患者教育

培训与教育工作是房颤中心建设的重要工作内容和职责。房颤中心工作的目标是:"规范房颤的诊治,让每一位房颤患者均能接受到最恰当的治疗,最大限度降低房颤卒中的发生率,以及由此引发的致残率和死亡率"。房颤中心建设所涉及的部门较多,除了以心血管内科和急诊科为核心外,心脏外科、神经内科、神经外科、介入科等相关临床学科,放射科、超声科、检验科等辅助检查科室以及医务管理等部门均与房颤中心的规范化建设与日常运作具有密切的关系。此外,房颤中心必须与当地和周边的基层医院或社区医疗机构等进行紧密的合作才能充分发挥其技术和社会效益。因此,规范化的房颤中心建设是一个系统工程,必须建立整体的救治原则、协同和管理机制以及制定相应的实施细则。上述原则通常是由心血管内科和急诊科负责制定,其他相关部门对房颤中心的运作机制、要求、体系和各项流程并不了解,必须经过反复的教育、培训和演练,使房颤中心所涉及的各有关部门、人员在全面了解房颤中心的主要目标和运作机制的基础上,明确自身的职责和任务,才能使整个房颤中心系统正常运行,并发挥各部门和人员的主观能动性,推动房颤中心工作质量的持续改进,最终达到提高区域协同救治水平的目的。

房颤中心的培训和教育包括以下几个方面：

1）房颤中心所在医院的全院培训：包括针对医院领导、医疗管理、行政管理人员、房颤中心核心科室专业医师和护士的全院培训，培训内容应包括基于区域协同救治体系房颤中心的基本概念、房颤最新诊治指南、本院房颤中心的救治流程图、房颤诊疗过程中的数据采集及房颤中心认证云平台数据库填报等。

2）针对其他基层医疗机构的培训：至少在 5 家以上的本地区其他基层医疗机构实施上述培训计划，培训内容应包括基于区域协同救治体系房颤中心的基本概念、房颤的综合救治流程，基层医疗机构应熟悉区域协同救治体系的概念及与房颤中心的联络机制。

3）社区教育：指房颤中心积极参与对社区人群进行房颤的症状和体征识别以及救治的培训，这是房颤中心的重要职责之一。房颤中心必须承担公众健康教育义务并积极致力于通过对公众教育来降低房颤的致残率及死亡率。通过定期举办讲座或健康咨询活动，为社区人群提供房颤症状、体征、治疗、并发症防治的培训；向社区发放房颤症状、体征、治疗、并发症防治的科普性书面材料；房颤中心向社区提供健康体检、义诊等房颤筛查服务；通过各类媒体、网络、社区宣传栏等途径提供房颤常识的教育；向社区提供房颤抗凝的培训指导，提高房颤患者依从性及自我管理能力、改善稳定期房颤患者随访及康复治疗率、中医药防治知识知晓率。

7. 房颤的多学科诊疗协作模式探索

房颤的危害是易导致心衰，产生血栓，进而造成全身各处栓塞，致死率和致残率升高。为了尽早确诊房颤患者并给予其规范化治疗，房颤中心打破学科间壁垒，通过搭建平台、优化流程、整合医疗资源，促进多学科协作和融合，为患者提供系统全面的一站式就医服务。房颤患者无论在哪个科室住院，只要出现房颤相关症状，主管医生要请心内科专职负责房颤会诊的医生前来会诊，此举让就诊于多个科室的房颤患者能够得到及时、规范的救治。这种模式下，患者入院后，医生除了要对本次就诊的主要疾病进行治疗外，对其他已知和新发现的疾病还会组织多学科会诊，为患者制订出最有效的治疗方案，并根据实际情况将其转入其他科室。让患者一次住院解决多个问题的一站式服务模式，有效提高了诊疗水平，缩短了治疗周期，增加疾病诊疗的专业性，便于更早地发现和治疗房颤。

房颤多学科协作诊疗模式使心内科、急诊科、神经内科、神经外科、心胸外科、介入科、肾内科、老年病科、内分泌代谢科、中医科、康复科、影像中心、药剂科等多个科室资源整合，可以尽早发现房颤并给予其规范化治疗，根据患者病情制订个体化治疗方案,减少致死率和致残率。

房颤中心建设离不开国家卫生健康委医政医管局大力支持,国家卫生健康委脑卒中防治工程委员会房颤卒中防治专业委员会的成立,标志着房颤管理体系的建设已经从专业体系逐步过渡到专业加管理的综合体系。随着项目的不断推进和管理质量的不断优化,一定能造福更多心血管病患者,进一步提高房颤患者群的知晓率,减少卒中发生率,降低卒中致残率、致死率,为实现"健康中国"助力。

参考文献

[1] 中华医学会心电生理和起搏分会,中国医师协会心律学专业委员会,中国房颤中心联盟心房颤动防治专家工作委员会.心房颤动:目前的认识和治疗建议(2021)[J].中华心律失常学杂志,2022,26(1):15-88.

[2] 华伟,张妮潇.2018年CHEST心房颤动抗栓治疗指南及专家组报告解读[J].中国循环杂志,2018,33(S2):19-26.

[3] 中华医学会心电生理和起搏分会,中国医师协会心律学专业委员会,心房颤动防治专家工作委员会,等.左心耳干预预防心房颤动患者血栓栓塞事件:目前的认识和建议(2019)[J].中华心律失常学杂志,2019,23(5):372-392

[4] 陈惠平,曹克将.房颤的社区管理[J].中华全科医学,2015,13(3):344-345.

[5] 杜昕.中国房颤数据库建设[R].北京.国家卫生计生委能力建设和继续教育中心,2018.

[6] 国家卫生健康委办公厅,国家中医药局办公室.关于印发心房颤动分级诊疗技术方案的通知:附件2心房颤动分级诊疗服务技术方案[EB/OL].http://bgs.satcm.gov.cn/zhengcewenjian/2019-09-17/10905.html,2019-09-17.

[7] T/CADERM 2007—2019,房颤中心(标准版)建设与评估标准[s].北京:中国医学救援协会,2019.

二、房颤社区管理

作为临床上常见的心律失常,同时作为脑卒中至关重要的独立危险因素之一,房颤给我国公共卫生事业带来了沉重负担。房颤患者常需接受长期甚至是终身医学管理,然而这是各大房颤中心力所不能及的,只能依靠分级诊疗制度加以实现。

但希望与困难同在,社区卫生服务具备广覆盖、快互动、强跟踪、中西医结合、中西医并举的特点,医防融合,充分迎合房颤患者的实际需求,高度贴合房颤疾病发生、发展的客观规律,已成为房颤医学管理的最佳选择。这符合我国当前医疗体制改革的方向。房颤社区管理已成为当今的热点。在医联体各方相互配合下,实现房颤在社区专病专治,是基层卫生服务的创新点之一。

1. 加强建设自身团队

房颤是当今医学界的热点,其诊疗方案在迅速更新、迅速迭代。随着各地西医院、中医院房颤中心的推动建设,房颤诊断及治疗必然专业化、团队化、中西医结合化。房颤中心需要专业团队,社区卫生服务中心亦然。房颤中心是基地,社区卫生服务中心是前哨。将阵地前移,将业务下沉,是大势所趋,也是众望所归。

社区房颤治疗团队,应当深耕基层、勇攀高峰。团队不仅包含中医师、西医师、护士,甚至还包含心理科医师、康复科技师、公共卫生医师等。在已有的人力资源里,层层选拔,组建精英队伍。优化资源配置,设立中医门诊、西医门诊、病房、转诊、体检、随访、宣教等专职岗位,责任到人。设立总负责人及各业务组组长。不仅要学技术,还要学管理。贯彻执行十八项医疗核心制度,坚持认真负责的态度,一心一意为房颤患者提供优质医疗服务。明确各岗位职责,制定一线、二线、三线及备班排班表,并公示上墙。

"夫医者,非仁爱之士,不可托也;非聪明理达,不可任也;非廉洁纯良,不可信也。"医者仁心,社区房颤治疗团队的每一位成员都应具备爱心、热心、恒心、责任心、同情心;不定期抽查各职能科室,并鼓励相互监督;定期进行医风医德教育;制定奖惩制度,惩恶扬善,促进团队进步。

2. 提高医疗服务水平

医疗行为是真刀真枪的,容不得半点掺假,所谓"书不熟则理不明,理不明则识不精",医疗服务水平是各家医疗机构的灵魂。鼓励房颤治疗团队多读中西医专业书籍,多思考、多运用。以内科学教科书作为基本框架,以各大专著作为拓展补充,以诊疗指南、专家共识作为行医参考,以研究文献作为灵感源泉。

在房颤中心指导下,社区卫生服务中心应积极开展业务学习、考核,提高基础理论和实际操作水平,扫清知识盲区,避免医疗差错。在社区卫生服务中心,不仅要定期举办"西学中"培训,还要定期举办"中学西"培训。以内部培训为基础、以外部培训为拓展,定期举办院内知识讲座、病例讨论会。房颤治疗团队内部相互扶持、共同进步。"医病非难,难在疑似之辨",针对既往医疗差错,要敢于剖析原因,善于吸取教训。定期邀请房颤中心的专家前来理论梳理、业务引导。遇到难以解决的医学难题，及时请教房颤中心，从而积累宝贵的临床经验。可开设专家门诊，定期邀请房颤中心专家前往坐诊，对社区医务人员进行学科及学术方面的"传、帮、带"。可设立教学查房制度，定期邀请房颤中心专家前往指导，从而加快基层卫生人才队伍建设。"临病若能三思，用药终无一失"。房颤中心的疑难复杂病例，是绝佳的实战教材。定期组织医师、护士，至房颤中心观摩、进修，让房颤患者得到同质化的医疗服务。孵育出属于基层的房颤首席医师，组建老、中、青人才梯队，大力拓展业务，同时加强风险管控。

3. 采购专科设备并熟练使用

现代医学离不开理学、工学等基础科学。与房颤相关的供社区卫生服务中心使用的专科设备，包括：十二导联体表心电图仪、动态心电图仪、心电监护仪、动态血压监测仪、心脏彩超机等。另外，与房颤脑卒中并发症相关的治疗设备包括：牵引治疗仪、神经肌肉电刺激仪、中频离子导入治疗仪、电针治疗仪、磁振热治疗仪、红外偏振光治疗仪、超声波治疗仪、空气压力循环治疗仪、体外振动排痰机、关节持续被动活动仪、电动起立床、中药熏蒸治疗机、电子艾灸仪等。上述设备采购成本相对较低，使用门槛亦相对较低。对于房颤患者而言，利用上述设备，能顺利实现专科体检、专科复查目的。对于医务人员而言，高效、精准的辅助检查，能全面深入评估病情，实现医疗目标，规避医疗风险。

专科设备已成为房颤诊治的有力工具。社区医师应通读设备说明书，并熟知设备支持的各项功能。"医学贵精，不精则害人匪浅"，社区医师不仅要有深厚的专科理论积累，也要有精湛的操作技术。必要时，接受房颤中心专家指导，或者赴房颤中心学习。既要充分利用设备，也要爱惜设备，为将设备保持在最佳工作状态，应加强与厂家工程师联系，定期进行维护、保养。对于达到使用期限、不能保证质控效果的设备，应当坚决予以淘汰。

4. 进行针对房颤患者的体检

房颤的诱因及病因是多样化的，因而针对性体检较普通体检更为复杂，成本高、代价大、效能不甚满意。甲状腺功能检查，应作为病因筛查必选项目。心脏彩超、心电图、动态心电图检查，应作为定期复检必选项目。肌钙蛋白 I、B 型利钠肽等心肌损伤标志物检测，以及 D-二聚体检测，应作为并发症筛查必选项目。凝血酶原时间国际标准化比值，应作为口服华法林必选项目。血红蛋白检测、粪隐血试验，应作为出血评估必选项目。中医体质辨识，近年来已成为社区体检的标准配置,是每一位房颤患者的体检必选项目。定期进行中医体质辨识,为中医药治疗房颤提供了宝贵的临床信息,有助于辨证论治、对证下药,实现中西医相辅相成、优势互补的效果。

为帮助房颤患者节省开支,在保证医疗安全的前提下,尽可能避免过度检验、检查。遇到短期内必须复查的情况,比如合并低钾血症,必需复查血电解质,应提前充分告知患者或者其家属,避免引发误会。能单独拆分的检验、检查项目,尽量不使用组套。在检验、检查效果相同的前提下,优先选择更经济的检验、检查方法。

内科查体部分,由内科医师负责;心电图部分,由心电图室医师负责;检验部分,由检验科技师负责;放射学检查部分,由放射科医师及放射科技师负责;超声学部分,由超声科医师负责;中医查体及体质辨识部分,由中医科医师负责;心理评估部分,由心理科医师负责。各职能科室的分工明确,安排到位,接受统一调度。对于房颤患者的体检内容,要做到应检尽检,不得推诿,切实为患者健康负责。统筹规划体检时间,实行预约制,以节约患者排队时间,同时避免医疗资源浪费。未退休的患者,集中在节假日进行体检。已退休的患者,集中在工作日进行体检。尽可能在同一天上午,一次性完成所有检验、检查,无故不宜拖延。优先照顾残障患者、部队退役患者、孤寡患者、幼年及妊娠患者,关爱弱势群体。设置引导线、标识牌及盲道,设置无障碍电梯,安排引导员、爱心志愿者,方便患者完成体检。体检完成后,向每位患者发放爱心早餐。

体检方式可采取普通门诊、夜间门诊、入户床旁相结合,满足房颤患者的个性化需求。随着越来越多的社区卫生服务中心开展夜间门诊,夜间血常规、凝血功能、血电解质、心电图、心脏彩超等检测检查工作亦已逐步开展,为房颤患者提供便利。对于行动不便或者长期卧床的患者,可至家庭床旁采集血液标本、再返回送检,亦可携带便携设备、至家庭床旁行心电图及心脏彩超检查。

体检应当按时、按需进行。专人、专门分析体检异常结果,必要时请求房颤中心远程会诊。一旦发现"危急值",应立即参照"危急值"处置流程,第一时间加以处理。任命经验丰富的高年资内科医师,作为体检报告的主审人。历次体检结果、结论均应妥善保存,并与房颤中心、其他社区卫生服务中心联网共享。应安排专人负责解读体检报告,并将体检报告及时递交给房颤患者或患者家属,做好相应记录。

5. 进行针对房颤患者的随访

定期随访,对于房颤患者来说,尤为重要。定期随访,可了解患者疾病转归情况、近期病情有无加重迹象、患者治疗依从性、患者主观愿望,以及患者是否对病情存在疑虑、抵触心理。

随访方式可采取门诊、入户、电话、远程监测相结合。原则上尽量选择正常工作时间段进行随访,避开中午、夜间休息时间段。对于存在特殊情况的患者,比如上班时不便联系,或者经常值夜班、经常出差,可标记备注,选择特定时间段进行随访。随访内容主要包括:原有症状是否消失、减轻或加重,原有症状是否再次出现,是否出现新发症状,自测心率值、脉率值,自测无创血压值,自行检查下肢是否存在凹陷性水肿,是否按时服药,是否出现药物不良反应,有无再次住院等。重点盯防:房颤原发病症状群,脑低灌注、脑梗死及脑栓塞症状群,脑出血及外周出血症状群,洋地黄类药物及他汀类药物不良反应症状群。

随访应当按时、按需进行,掌握沟通技巧,营造良好氛围,取得患者配合。随访产生的资料,应当妥善保存、严格保密、内部共享。一旦发现急危重症的苗头,应当高度警惕、立即汇报,并做出相应处理。此外,流动性大的患者,会面临跨社区的问题。针对这类患者,应当遵循属地管理原则,做好随访的交接工作。

对于房颤患者在随访中提出的问题,应当一一加以解答。出现难以回答的情况时,应通报治疗团队成员,集体讨论后再进行答复。在随访工作中,可能出现患者投诉的情况。应当认真受理患者的投诉,虚心接受批评,改进工作模式,保持良好的工作态度和工作氛围。

6. 实施针对房颤患者的规范化、专业化治疗

根据最新版房颤诊治指南、专家共识,经全面评估治疗价值及治疗风险,积极实施中西医结合规范化、专业化治疗,积极开展二级预防、三级预防,改善患者症状,提高房颤的有效抗凝率、延缓心肌重构进展,降低脑卒中、心力衰竭风险,提高生活质量、改善预后。

"善用兵者必深知将士之能力,而后可用之以制敌;善用药者亦必深知药性之能力,而后能用之以治病"。熟知药物的有效成分、作用机制、代谢动力学、适应证、禁忌证,使用时避免违反说明书要求。门诊输液室及病区应按照相应规范,准备抢救药品及器械。行控制心室率治疗时,灵活运用组合搭配,争取达到目标心室率。行抑制心肌重构治疗时,抑制心肌重构药物应逐渐滴定,最终达到靶剂量。行降血脂、稳定斑块治疗时,需特别注意肝功能损伤及横纹肌溶解,故应关注患者可能出现的厌食、恶心、呕吐、腰背痛、肌痛等相应症状,按需监测肝肾功能、尿常规。切实履行风险告知义务,患者方必须充分知情同意,方可运用抗血小板聚集药物、抗凝药物及活血化瘀药物;运用上述药物时,应特别关注可能出现的消化道黏膜损伤,

以及各类出血事件。随着新型口服抗凝药进入临床,房颤治疗方案增加了新的选择。因无需定期静脉采血监测凝血功能,新型口服抗凝药大大提高了房颤患者抗凝治疗的依从性。在严格把握指征的前提下,社区内科病房应积极开展房颤药物复律、电复律,避免延误治疗时间。对于已发生脑卒中、心力衰竭并发症的患者,社区康复门诊及康复病房应及时开展中西医结合康复训练治疗,促进功能恢复、减轻或消除后遗表现。在严格遵从西医诊疗规范的基础上,结合中医经典理论,望闻问切、辨证论治,熟练运用中药普通煎剂、中药浓煎剂、中药茶饮、中药膏方、中药香囊、中药熏洗、中药穴位贴敷,适当选择活血化瘀类、益气养阴类等中成药口服或静脉滴注剂型,酌情辅以针刺、推拿、艾灸、拔火罐等治疗,为患者争取更多获益。

在治疗前后,进行专业分析,比对治疗成本及客观疗效。比对患者的期望值、患者的满意度。每一例看似普通的病案,都能给临床治疗工作带来启发。经过不断摸索、总结,采取安全系数高、治疗效果确切、经济损耗低、患者满意度高的方案,并加以推广。在各社区卫生服务中心之间、社区卫生服务中心和房颤中心之间,可相互交流治疗经验,阐述心得体会。

7. 开展针对房颤患者的教育

患者教育是房颤社区管理不可或缺的环节,应加以重视,力求精准、高效。对于患者而言,患者教育能够带来多方面的积极影响:可以促使患者充分了解自己的病情,帮助患者清除对房颤认识的盲区、误区,提高患者的自我救治能力和自我健康管理能力,改善患者症状、缓解患者紧张情绪、提高患者生活质量,降低患者的治疗费用、治疗时间等各种投入,提高房颤治疗的服药依从性、复诊依从性和自信心,给广大患者带来真实获益。对于医疗机构而言,患者教育能够减轻临床工作压力、提高医患沟通效率、改善医患关系、减少医患矛盾。

患者教育的重点:以所患疾病、危险因素及中西医结合治疗策略为主。患者教育的内容:房颤及与房颤相关疾病的科普知识,纠正不良生活习惯、改良生活方式,临床症状的识别、血压测量、脉搏测量等自我健康监测,常见西药、中药、中成药的功效主治及使用方法,耳穴埋籽、中药熏足、中药香囊等中医特色疗法,急性发病后的自我救治,病情缓解后的长期管理等。患者教育的实施:基于中西医结合诊治理论和经验,建立患者健康档案,制定按时及按需教育计划,可采用海报、杂志、宣传册、实物模型、投影演示、健康讲座、有奖问答、互联网推广等多元相结合的方法,因地制宜、因时制宜,化解时空障碍,联合多部门、组建多学科团队,利用社区现有的宣传渠道和宣传资源并加以完善。患者教育的改进:定期客观评估患者教育效果,主动收集、整理反馈信息，查找可能存在的薄弱环节和不足之处，提出针对性的改进方案并加以落实。

8. 开展针对房颤患者家属的教育

人离不开社会，更离不开亲人。房颤患者的治疗，离不开房颤患者家属的支持。营养、经济、情感支持，对房颤患者来说都是相当宝贵的。手术患者、重症患者更需要家属的悉心照料。药物、手术、针灸、推拿，只是针对性治疗，而远不是房颤患者需要的一切。

社会上对房颤患者的膳食需求、中药辅助疗法，有着很大的误区。"食疗大补"，或者片面地服用益气类、活血类中药饮片，都是错误的观念。房颤患者常合并高血压病、冠状动脉粥样硬化性心脏病、脑梗死，常需要控制食物中的油类及盐类含量。"医不难於用药，而难於认证""药证不合，难以奏效"，在使用中药前，应经过社区中医团队查看舌苔脉象，望闻问切。本着拒绝过度治疗的原则，服药种类及数量应尽可能精简。结合实际情况，向患者家属提供随诊复诊、家庭陪护、营养支持及康复训练方案。经过患者家属的科学照料，患者的病情将更容易出现好转。

9. 开展针对健康居民的教育

由于房颤的发病率较高，发现率、知晓率、有效治疗率较低，致残率、致死率较高，对社会的危害性较大，因此教育不仅面向房颤患者，亦应面向社区健康居民。广大社区健康居民是社会的基石，是社会稳定的基础，其健康状况不能被忽视。基层医师是居民健康的守门人。"与其救疗于有疾之后，不若摄养于无疾之先"。扬中医文化，圆健康梦想。充分循环利用教育宣传资源，促进社区健康居民对房颤的科学认识，帮助健康居民树立中医养生观念，并逐步养成定期体检习惯。

针对健康居民的教育，应着重强调早期症状的识别方法、健康体检、疾病筛查的重要性。广大社区医务工作者虽然有着几十年的不懈努力，但是全民健康知识普及任重而道远，依旧需要砥砺前行。

10. 严格把关流程，杜绝医疗差错

医疗差错是对房颤患者的极不负责表现，会对房颤患者造成多多少少的伤害。医疗差错会激化医患矛盾，损坏医疗机构的名誉，打击团队合作的信心，也会对当事医务人员造成极大的心理负担。作为房颤治疗团队的总负责人及各业务组组长，应当时刻严格把关医疗过程中的各项流程，不可懈怠。在任何一项诊疗行为前，一定要严格查对，确保万无一失。小到一片药，大到一台手术，都不可麻痹大意。团队中任何岗位的医务人员，都应严格遵守各项规章制度，都应时刻保持警

惕,都应深刻意识到工作责任和压力。"千里之堤,溃于蚁穴"。团队领导以身作则,一马当先,起到模范带头作用。团队成员必须抱成团、拧成绳,一丝不苟完成任务。

根据既往工作经验,细分工作总流程,简化、改善各岗位工作流程,加强多方监管。从每个一线岗位的角度来看,工作内容化繁为简,不容易出错。从管理者的角度来看,效率高、速度快。在分工方面,尽可能选择压力平均分解的方案,避免某些岗位不堪重负而出错。按时换岗换班,保证工作人员按时进餐、充足休息。

11. 发展相关学科,提高综合处置能力

前来就医的房颤患者,往往合并有一种或多种其他疾病。多种疾病并存,给社区医疗工作带来了巨大挑战。独木不成林,众人拾柴火焰高。房颤患者常需行甲状腺功能、血电解质、心肌损伤标志物检查,离不开社区检验团队的支持。房颤患者常需行心脏彩超、颈动脉及椎动脉彩超检查,离不开社区超声团队的支持。房颤患者易并发肺部感染,离不开社区呼吸团队的支持。房颤患者如合并妊娠,离不开妇女保健团队的支持。房颤患者用药多变,新药层出不穷,离不开社区药剂团队的支持。房颤患者病情多变,对伙食供应、供水供暖有一定要求,对医疗用电更加依赖,离不开社区后勤保障团队的支持。

以往的社区卫生服务中心,会将多种合并症患者、体质虚弱患者、高龄患者、妊娠患者,转诊至上级医院。然而,这些患者往往并不属于急危重症患者,转诊会导致上级医院的医疗资源浪费。经过多学科发展,社区医务人员会具备充足的信心,自行医治这些患者。因为社区的总体医疗资源有限,所以在社区学科建设方面,力争小而精。大力推动相关学科发展,能提高针对房颤急危重症患者的甄别能力,能提高针对房颤普通患者的综合处理能力,减少转诊率,提高首诊治疗率,为上级医院分担压力,同时也减轻患者负担。

12. 面向辖区居民,进行自身宣传

社区卫生服务中心应当为本辖区居民所熟知,其业务范畴也应当为本辖区居民所熟知。医联体模式不仅是医务人员的工作模式,也是房颤患者的就诊模式。在患者及患者家属的传统观念里,心脏病是大病、重病。新发房颤患者不轻易至社区卫生服务中心就诊,往往越级就诊,这样反而极大地增加了房颤中心的工作负担,阻碍了急危重症患者的就诊通道。适当进行宣传,告知社区广大群众:社区卫生服务中心的地理位置、工作时间及主营业务。在宣传引导下,房颤患者能明确就诊选择,少走弯路、错路,改善就医体验、缩短就医时间,亦能避免延误病情。

可在辖区公园、广场进行文字、视频宣传,也可在房颤中心的出入口进行文字、视频宣传。宣传应重点介绍本社区卫生服务中心针对房颤疾病设立的专业团队,能开展的专科项目,以及医联体模式、双向转诊模式。设置醒目导引标志,设置热线咨询电话。设置电子邮箱、在线留言板、公众号或互联网医院,提供线上咨询服务,以便房颤患者就医。

13. 维持正常医疗秩序

有了良好的医疗环境,才能取得良好的治疗效果。门诊房颤患者,应与体检患者分流。增加医疗资源投入,加强错峰化管理。一般情况下,急诊房颤患者、重症房颤患者拥有检查、治疗优先权。在入口、出口、大厅及其他重要区域,设立安全保卫值班点及巡逻点。医疗场所严格禁烟、禁酒,包括患者及医务人员。严格执行防疫措施,真正做到"排队一米线,人人戴口罩"。禁止医疗药品、医疗器械销售代表进出医疗机构。积极劝阻大声喧哗、随地吐痰等不文明行为。在场所内外安装高清红外跟踪视频监控设备、音频监控设备,购置大容量存储设备,做到全天候、无死角监控,并安排专人专班负责监控。制定火灾、水灾、触电、意外断电、交通事故、盗窃、故意伤人、坠楼、意外发病、职业暴露等应急预案。当监控值班人员发现异常点,应立即上报、执行应急预案,切实保障医务人员及房颤患者安全。定期开展全员应急演练活动。设立医患沟通办公室、民警警务室,并聘请法律顾问,妥善处置医疗纠纷问题。医患双方均不容许出现侮辱人格行为。发生医疗纠纷时,鼓励房颤患者通过合法渠道合理诉求、依法维护自身权益,坚决制止以暴力形式冲击医疗机构及医务人员。

14. 完善双向转诊机制

双向转诊,是国家发展社区卫生服务的新形势。"小病在社区、大病进医院、康复回社区"。双向转诊机制,即向上转诊(正向转诊)、向下转诊(逆向转诊)。双向转诊的实施,应以上下联动的形式具体实现。当房颤患者因病于房颤中心诊治,所在辖区的社区卫生服务中心应当及时知晓,并做好后续跟踪、介入、衔接、管理准备。当房颤患者病情好转、回入社区,医联体内的房颤中心应当及时知晓,并按规定统计治疗有效率、复发率等,为诊断方法、新型药物、新型术式提供研究及改进依据。上述两家或多家医疗机构,以房颤中心为主要决策方,集体充分讨论并制定、修正切合患者实际情况的诊疗计划。房颤中心起示范引领、理念推广作用,社区卫生服务中心起协同、配合作用。

出现以下情况的房颤患者,应转入上级医院诊治:频繁出现晕厥症状,经短期治疗仍未改善;经规范药物治疗,效果较差或出现严重不良反应;经心电事件记录,证实存在 R-on-T 综合征、病态窦房结综合征、室性心动过速等严重心律失常;单凭体表心电图难以分辨的疑难性、复杂性心律失常;合并严重房间隔缺损或室间隔缺损;有行介入或者外科手术意愿;确诊或疑似急性心肌梗死;确诊或疑似急性爆发性心肌炎;合并难治性心力衰竭,经治疗,病情难以逆转;发现心房血栓形成;合并肠系膜动脉栓塞、上下肢动脉栓塞、脾动脉栓塞等;突发脑卒中、再卒中,或者突发严重卒中并发症;合并严重肺部感染,证实存在多重耐药菌,缺乏有效抗生素;合并妊娠,缺乏安全可靠药物,而非药物治疗干预效果有限等。房颤患者经系统诊治,病情已趋于平稳,应转入社区医院,采用中西医结合的方法,进行常规管理。以房颤患者为中心,以真实获益为目标。

向上转诊不限于心血管内科,还应包括心血管外科、呼吸内科、神经内科、神经外科、老年医学科、康复科、重症监护室等科室。向下转诊不限于内科病房,还应包括家庭病房、日间留观病房、中西医结合康复病房、临终关怀病房等。转诊不只是转运患者,还应包括病历资料共享、治疗无缝对接。转出方、转运组、转入方,三方应共同做好转诊工作,厘清责任,相互配合。社区医院与上级医院的职责分工不同,但是诊疗规范、质控管理应保持高度一致,这是确保双向转诊顺利运行的现实基础。以房颤中心牵头,制定统一标准,实现多机构互认、互通,提高合作效率,减少合作障碍。

15. 强化信息共享系统

传统病历资料包括病史记录、病程记录、实验室及器械检查、诊断、治疗计划、长期医嘱、临时医嘱、医患沟通备忘录等。现代化信息共享系统不仅能囊括传统病历资料,还能提供时间节点信息、历史记录,以及既往病历、既往辅助检查结果,为紧急救治、取证维权等提供便利。通过远程心电监测仪、车载心电监护仪、便携式移动工作站、远程会诊系统、多方实时交流平台,医院与医院互联、医院与转运车互联,做到真正意义上的无缝化对接,扫除安全死角,降低转运风险。现代化信息共享系统还可以打破科室与科室之间、医院与医院之间的屏障,打通医疗服务的堵点、痛点及盲点,完成信息抽取、信息比对、信息整合等一系列步骤,以客观数据协助临床医师对房颤患者进行全面评估,提高诊断正确率、降低误诊发生率、避免重复检验、检查,改善患者就诊体验,降低患者医疗成本,缓解医患矛盾。这样的医疗,是信息化时代的智慧医疗。需要特别指出的是:中药处方内容共享,会极大方便患者后续治疗,但目前存在知识产权保护争议。

利用先进的计算机网络系统,努力实现实时、高速、全程、海量信息共享。心电图、动态心电图、动态血压、超声、X线片、CT、MR等临床资料,应当以原版无损形式共享;病史及诊断文本、检验数据文本,传输时应当反复校验,确保内容真实可靠。通过强化信息共享系统,避免因信息差错导致误诊、误治。

16. 建立房颤临床资料数据库,鼓励科学研究

科学研究能锻炼医务人员的逻辑思维能力,促使医务人员从本质上理解临床疾病的发生、发展。临床工作离不开临床科研,临床科研亦离不开临床工作。随着科技不断发展,围绕房颤的技术手段越来越成熟,但还远远没有达到炉火纯青的地步。应鼓励各专业的医务人员,利用业余时间,开展与房颤相关的临床科研活动。定期开展关于科研思维能力培养的讲座,并完善科研成果奖励制度。对于做出科研成果的成员,给予荣誉鼓励及经济奖励。对于在科研活动中遇到困难障碍的成员,给予手把手的扶助。

临床治疗讲究经验,但更讲究证据。中药、中成药、西药治疗,以及针灸、推拿、拔火罐等非药物治疗,需要通过临床试验以验证其有效性。如与其他医疗机构一同开展多中心临床试验,其研究成果更具备说服力。大批量的高等级临床证据,甚至能修改目前的诊疗指南。

社区卫生服务中心有着大量的数据信息,这是宝贵的科研财富。根据已有的病历资料,可回顾性分析某些理化指标与房颤疾病之间的关系,寻找其相关性。在房颤患者知情同意的前提下,可建立临床研究队列,管理、随访房颤患者,系统化收集临床数据,聚焦房颤患者的心脑血管疾病事件预防、预测和个体化专科治疗。通过临床科研,可发现房颤疾病的危险因素、保护因素,可优化针对性的治疗手段、治疗策略。其最终结果,是给众多房颤患者带来更多获益。

总之,房颤社区管理需要多管齐下,通力合作,方能欣欣向荣,取得长足进步。在可预见的将来,房颤社区医疗服务会蓬勃发展,具备自身特色和优势,与房颤中心并驾齐驱。正因为目前社区医疗服务有待提升,所以这一领域潜力巨大。通过提升房颤社区管理能力,协助房颤中心不断改善或治愈房颤这一疾病,留下人类医学史上光辉的一笔。

参考文献

[1] 中华医学会心血管病学分会,中华心血管病杂志编辑委员会. 冠心病合并心房颤动患者抗栓管理中国专家共识[J]. 中华心血管病杂志,2020,48(7):552-564.

［2］陈惠平,曹克将.房颤的社区管理[J].中华全科医学,2015,13(3):344-345

［3］曹文斋,张婷,钟德超,等.老年心房颤动患者社区管理方案[J].中国老年学杂志,2017,37
　　(5):1236-1238.

［4］张凤艳,冯天元,徐建,等.社区管理对农村心房颤动患者抗凝效果的影响[J].中国慢性病预
　　防与控制,2018,26(6):467-470

［5］田艳燕,肖海涛.社区阵发性房颤患者的自我管理干预[J].护理学杂志,2018,33(6):95-
　　98.

三、房颤治未病

　　房颤可归属于中医学"心悸""怔忡"等范畴,以悸动不安、不能自主为主症。轻者多因惊慌、劳累发作,可自行缓解,不发作如常人;重者因久病体虚而出现整日悸动、不能自控、活动后加重等。中医学认为,房颤的发生多因体质虚弱、饮食劳倦、七情所伤、感受外邪及药食不当等,导致气血阴阳亏损,心神失养,心主不安,或痰、饮、火、瘀等阻滞心脉,心神被扰。

　　"治未病"是中医学的核心理念之一,而未病先防、既病防变是其本质内涵。"上医医未病之病",这就要求为医者不但要学会治疗病症,而且要学会指导人们预防病症,还要学会注意延缓或阻断病症变化发生的趋势。明确易发对象特征和进行必要的治未病调摄是治未病思想在房颤中的集中体现,这对于控制房颤临床症状,改善生活质量,延缓病情进展,减少并发症有积极、重要的意义。

1. 易发对象预测

1) 体质特征

　　肥胖与房颤具有一定相关性,多项前瞻性队列研究证明肥胖是房颤的独立危险因素,且随着肥胖程度的加重,发生房颤的风险增加,两者呈正相关关系。中医体质学说认为,肥胖与痰湿体质有内在关联。痰湿质是由于水液内停而痰湿凝聚,以黏滞重浊为主要特征的体质类型,主要表现有体形肥胖,腹部肥满松软;性格温和、稳重,善于忍耐;面部皮肤油脂较多,多汗且黏,胸闷,痰多;面色黄胖而黯,眼胞微浮,容易困倦,平素舌体胖大,舌苔白腻,口黏腻或甜,身重不爽,脉滑,喜食肥甘,

大便正常或不实,小便不多或微混;对梅雨季节及潮湿环境适应能力差等。另外,痰湿质常与血瘀质、气虚质、阳虚质等兼夹,兼血瘀质者又见面色晦黯或有皮肤色素沉着,舌下静脉瘀紫;兼气虚质、阳虚质者又见气短乏力,自汗畏寒等。房颤虽多见于痰湿质,但还可见于阴虚质、气郁质、湿热质等体质类型。

2)性格情志特征

忧思多虑者易患房颤。《素问·举痛论》云:"思则心有所存,神有所归,正气留而不行,故气结矣。"《素问·阴阳应象大论》指出:"脾在志为思""思伤脾。"《太平圣惠方》云:"夫思虑烦多则损心,心虚故邪乘之"。因多思伤脾,脾伤则健运失职,气血生化乏源,心失所养,发为房颤。现代研究发现焦虑、抑郁和低度炎症是预测房颤患者心律失常相关症状和健康相关生命质量的因素。焦虑反映了患者较差的心理功能及基础心理状态,常导致更严重的房颤症状体验,进而又加重患者的焦虑,引起恶性循环。

3)生活方式特征

(1)吸烟因素

吸烟与房颤发生有相关性,尤其吸烟的时间和量影响房颤的发生。随访研究发现,吸烟者中房颤发生风险显著升高。吸烟可增加持续性房颤患者非肺静脉触发的房颤发生率,而且,右心房触发的房颤发生率高,预后不良,提示尼古丁可能损害右心房。吸烟导致的房颤可能通过诱导氧化应激、炎症和纤维化等途径激发。

(2)饮酒因素

急性和慢性酒精摄入与心律失常密切相关,极易发生房颤,被称为"假日心脏综合征"。研究发现,酒精高摄入量的人群与房颤的发生密切相关,而酒精中等摄入量会增加男性房颤的发生风险。动物研究证实,与对照组的大鼠心房肌相比,急性和慢性酒精摄入的大鼠心房肌传导速度下降、有效不应期缩短、房颤诱发率显著增加。中到高剂量饮酒会增加≥55岁人群的房颤发生率,其中豪饮人群与习惯性多饮酒人群房颤的发生率相似。总之,低剂量或偶尔少量饮酒可能对房颤影响不大,但中剂量以上饮酒是房颤发生的独立危险因素。

2. 治未病调摄

1)情志调摄

不良情绪可增加心血管事件发生的概率,加重心血管疾病症状。有临床调查表明,情志不调是房颤的要素之一。心理生理的疏导和放松,有利于身体健康并能够起到治病防病的作用。华佗在《青囊秘录》中亦指出:"善医者先医其心,而后医其身,其次则医其病。"所谓医其心,既是对患者各种心理行为的及时发现,对不良心理状态的疏导和帮助,尊重患者的个体感受,注重人文关怀;亦是对心血管疾病治疗上的需求,是新的"生物—心理—社会医学"模式的要求。因此,可进行以下方法调治:

认知调整:向患者及家属讲解近年来关于房颤的研究进展、疾病病情、治疗意义与注意事项、药物不良反应等知识,强化患者及家属认知,并讲述治疗成功病例,提升患者治疗信心,采取积极的应对方式。

情感宣泄:患者由于对房颤的恐惧、对药物副作用与治疗效果的担忧,心理压力较大,常存在焦虑、紧张等情绪。讲解情感宣泄方法及对病情的影响,引导患者向家属、护理人员、好朋友等发泄内心郁闷,以"大哭""大笑"等方式释放内心压力、自我情感,逐渐恢复乐观、平和、坚强、自信的心态。

信念调整:强调坚强的信念对房颤转归的重要性。护理人员、家属应给予患者充分的情感支持,帮助患者形成强烈的生存欲望,乐观、自信地面对疾病、生活。

行为调整:引导患者建立健康行为,积极参与房颤治疗康复过程,并自觉遵守医嘱,提高自我护理能力,并充分发挥家属的监督作用,以促进健康行为的落实、健康信念的巩固。

2)起居调摄

(1)运动要适度

运动量不宜过大,避免剧烈的、超过身体承受能力的劳动和体育锻炼,以免汗出过多,损伤心阴、心阳。心脏不好者不宜在清晨锻炼,因为清晨血压较高,血液黏稠度高,易诱发房颤。

(2)注意劳逸结合

高血压患者、高血脂患者、糖尿病患者、吸烟者都属于房颤的高危人群。因此,要养成规律的、良好的生活习惯,劳逸有度,有张有弛,避免慢性疲劳综合征的发生。若疲劳蓄积,并长期处于过劳的状态,易导致血压升高,动脉硬化加剧,甚至有猝死的危险。古人主张劳逸"中和",有常有节。每天 11:00～13:00 之午时,最好小睡片刻,以养足心气。有烟酒嗜好者,应戒烟、限量饮酒。

(3)季节交替时要警惕房颤发作

人体对气温变化较为敏感,气温的骤然升高或降低,都可能诱发房颤。因此在季节交替时,要及时增减衣物,避免过凉或过热对身体造成影响。有高血压、心脏病史的老年人要格外注意以下两点:① 排便时不可用力过猛,过于用力会引起腹压升高、血压升高、心率加快,导致心肌耗氧量增加,可能诱发心肌缺血;②洗澡时不可密闭门窗过久,以免缺氧。

3)药食调摄

(1)药食宜忌

① 勿多食咸:对心而言,心主血,《素问·宣明五气》:"咸走血,血病无多食咸。""味过于咸"则会"心气抑"。是因为咸味五行属水,而心五行属火,水克火,过量食用咸味的食物和药物容易克伐心脏,影响心主血脉的功能,导致脉中血液的黏稠度增加,血液循环不畅,使人面色不佳。故《素问·五脏生成》云:"多食咸,则脉凝泣而变色。"所以为避免房颤一定要少吃盐及咸味的食物和药物。

② 心火易亢,需注意清心:清心常用中药有莲子心、苦丁茶等,其中莲子心是祛心火之佳品,可以泡水代茶饮或煮汤。方剂可用导赤散,清心养阴,利水通淋。常用的清心食物有西瓜、绿豆、百合、苦瓜等;常用药膳有竹叶粥、导赤清心饮、荸荠粥等。

③ 注意补养心血、心神:日常应多补血养心,常用中药有柏子仁、酸枣仁等;常用食物有龙眼肉、红枣等;常用药膳有当归乌鸡汤、黄芪鳝鱼汤等。心主藏神,补养心神常用的食物有核桃、小米、百合等;常用中药有灵芝、茯神;还可食用具有养心血、补心气、安心神、益心智功效的药膳,如龙眼肉粥、枣仁粥、柏子仁炖猪心等。

此外,还应注意要少食肥甘厚味,以防气血运行不畅,痰瘀阻络,心失所养。现代研究认为:不可长期食用动物脂肪,易致动脉硬化;可多吃些含优质蛋白质、微量元素的食物:海参、瘦肉类(猪、鸡、鸭、牛肉等)、蛋类、豆类(大豆、蚕豆、绿豆、豌豆、赤豆等)、谷物类(小米、黑米、小麦、燕麦、薏仁米、高粱等),以保养心脏。其中小麦可以安神除烦,可以取带皮的全小麦熬粥服用。

(2)药膳食疗

① 菜肴

枸杞肉丝:枸杞子100 g,猪瘦肉150 g,熟青笋50 g,猪油100 g。猪瘦肉切丝;青笋丝、枸杞洗净待用。烧热锅,用冷油滑锅倒出,再放入猪油,将肉丝、笋丝同时下锅划散,烹黄酒,加白糖、酱油、盐调味,再放入枸杞子翻炒几下,淋上麻油,起锅即成。

芹菜翠衣炒鳝片:黄鳝120 g,西瓜翠衣150 g,芹菜150 g,姜、葱、蒜各少许。将黄鳝活剖,去内脏、脊骨及头,用少许盐腌去黏液,并放入开水中汆去血腥,切片;西瓜翠衣切条;芹菜去根叶,切段,均下热水中焯一下捞起备用。炒锅内加麻油,下姜、蒜茸及葱爆香,放入鳝片稍炒,再入西瓜翠衣、芹菜翻炒至熟,调味勾芡即可。

玉竹猪心:玉竹 50 g,猪心 500 g,生姜、葱、花椒,食盐适量。将玉竹洗净,切成节,用水稍润,煎熬 2 次,收取药液 1000 g。将猪心破开,洗净血水,与药液、生姜、葱、花椒同置锅内在火上煮到猪心六成熟时,捞出晾凉。将半熟的猪心放在卤汁锅内,用文火煮熟捞起,揩净浮沫。在锅内加卤汁适量,放入食盐、白糖和香油,加热成浓汁,将其均匀地涂在猪心里外即成。每日 2 次,佐餐食。

② 粥品

竹沥姜汁粥:鲜竹沥 50 ml,鲜姜汁 10 滴,大米 50 g。大米洗净,用砂锅煮粥,熟后,加入竹沥和生姜汁,调匀,少量多次温热食用。

胡桃糯米粥:胡桃仁 30 g,糯米 100 g。将胡桃仁打碎,糯米洗净。加清水适量煮成稀粥.加少许糖调味即成。每日早晨空腹顿服。

薤白粥:薤白 10～15 g(鲜者 30～60 g),葱白 2 茎,粳米 50～100 g。薤白、葱白洗净切碎,与粳米一同煮为稀粥。可间断温热服用。发热时不宜选用。

三仁粥:桃仁、枣仁、柏子仁各 10 g,粳米 60 g,白糖 15 g。将桃仁、枣仁、柏子仁打碎,加水适量,置武火煮沸 30～40 分钟,滤渣取汁,将粳米淘净入锅,倒入药汁,武火烧沸,文火熬成粥。

4)针刺调摄

(1)处方一:内关穴、神门穴、郄门穴

方法:采用直径 0.30 mm 毫针,施以平补平泻手法,持续行针 1 分钟,每 15 分钟行针 1 次,留针 30 分钟,每天 1 次,连续 10 天。治疗期间,禁食生冷辛辣等刺激性食物,戒烟酒,保持患者情绪稳定。

分析:郄门位手厥阴心包经郄穴,具有安神定志之效;内关是手厥阴心包经常用腧穴,通于阴维脉,可治易怒、心悸;神门穴属手少阴心经,善安神定志;采用平补平泻法针刺上述三穴,可调整心律。研究证实,内关穴区与心脏的部分神经纤维均来自脊神经节与迷走神经节中的同一神经元,而针刺神门则能够刺激迷走神经兴奋。而且针刺神门、内关能够提高心脏起搏阈值,延长心室有效不应期,也可以调节神经功能。

(2)处方二:内关穴、极泉穴

方法:以 0.20 mm×13 mm 规格无菌针灸针直刺双侧内关穴、极泉穴,以针柄可见轻颤为度。行针 1 分钟,以 30 r/分钟轻微捻转,10 分钟后行针第 2 次,共留针 20 分钟,每日 1 次,共 7 天。

分析:内关穴为手厥阴经之络穴,又是八脉交会穴之一,根据《针灸甲乙经》描述"心系实则心痛,虚则为烦心,取之两筋间;心惮惮而善惊恐,心悲,内关主之",主治心痛、心悸,有宁心、安神、定悸之效。亦有大量现代临床和实验研究证明,内关穴在降低心率、恢复节律方面有正向调节作用,在治疗房颤时有较显著疗效。《灵枢·邪客》曰:"人有八虚……以候五藏……肺心有邪,其气留于两肘;肝有邪,其气留于两腋……凡此八虚者,皆机关之室,真气之所过,血络之所游。"极泉位于腋下,是八虚之一,为气血运行的重要枢纽,其疗效不可忽视。实验结果表明,针刺预处理"极泉"穴与"内关"穴在缩短房颤持续时间的效果相当。

(3)处方三:内关穴、三阴交穴、郄门穴、血海穴

方法:患者取仰卧位,穴位常规消毒后用直径 0.3 mm 毫针进行针刺,持续行针 1 分钟,每隔 15 分钟行针 1 次,留针 30 分钟,每日 1 次,1 周为 1 个疗程,治疗以 2 个疗程为宜。

分析:内关穴、三阴交、郄门穴、血海穴有安神定志、调整心律的作用,而现代研究则认为,心脏与所选穴位的神经纤维部分来自同一神经元,针刺穴位诱发的感觉能上传至心区,进而降低心肌氧耗、改善冠状动脉循环、提高心脏反应阈值,进而调节整体心律。

5)灸法调摄

(1)麦粒灸

处方:膻中穴、心俞穴、肺俞穴

方法:将陈年细艾绒搓捻成麦粒大小的艾炷,穴位定位后放上艾炷,用线香点燃,待其即将燃尽,以线香未点燃端按灭艾炷,灸后 3 小时内禁止用水接触灸穴。每次取双侧穴治疗,每穴灸 2~7 壮,每壮灸 10~15 分钟,每周 1 次。

分析:灸法治疗借助灸将燃尽时所出现的瞬间烧灼痛,将热力作用于特定部位、穴位,通过经络传导以起到温通化瘀、行气散寒、祛湿等作用,对房颤起到良好的改善作用。

(2)艾条灸

选穴:神门穴、内关穴、心俞穴、太渊穴

方法:予艾条温和灸神门、内关、心俞、太渊穴,治疗过程中以患者感到温热但无灼痛感为度,注意定时去除烟灰,避免烫伤或烧坏衣物,每次 20 分钟左右,每天 1 次,10 天为一个疗程。

分析:采用艾条温和灸,温经通络,行气活血,所选穴位神门为手少阴心经腧

穴、原穴,主治惊悸、心烦、心痛、怔忡;取手厥阴心包经络穴内关,其通阴维脉,主治心痛,胸闷等心疾;取心之背俞穴心俞,主治惊悸、健忘、心痛之效;太渊穴为手太阴肺经腧穴、原穴、八会穴之脉会,善治胸痛,无脉症。四穴合用可行安神定悸复脉。

（3）温针灸

处方:三阴交穴、足三里穴、内关穴、阴陵泉穴

方法:患者采取仰卧位,对所取穴位进行常规消毒,取 40 mm 规格的一次性针灸针。三阴交穴,直刺 1～1.5 寸,快速小幅度捻转手法 1 分钟;足三里穴,直刺得气后,快速小幅度捻转手法 1 分钟;内关穴,针尖与皮肤保持 70°左右,斜刺 0.5～0.8 寸,快速小幅度捻转手法 1 分钟;阴陵泉穴,直刺 1～2 寸。艾条 2 cm 长插在针柄上,针刺部位垫厚纸片,燃尽艾绒 2～3 壮,及时除艾灰,取纸片,起针。每次进针后留针 30 分钟,每天一次,5 次/疗程,每个疗程间隔 2 天。

分析:温针三阴交穴、足三里穴、内关穴和阴陵泉穴治疗心脾两虚型房颤,具有补益脾胃、温阳散寒止痛的功效,脾胃功能正常,则气血生化有源,最终使心有所养,对房颤有缓解作用。

6）穴位贴敷调摄

处方:神门穴、心俞穴、内关穴、郄门穴

方法:穴位敷贴选用党参、三七、当归、赤芍、郁金、茯苓、五味子药膏,对穴位处皮肤用 75％乙醇消毒,然后对局部皮肤采用敷贴膏,敷贴 6 小时内不可浸水,也不可撕脱,每天进行 1 次,连续 3～5 天。

分析:贴敷选用药材具有活血化瘀、安神定悸、益气养阴之效。外用药物可通彻于肌肉纹理之中,将药物的气味透达皮肤,至肌肉纹理而直达经络,传入脏腑,以调节脏腑气血阴阳,扶正祛邪,从而治愈疾病。

7）穴位埋线调摄

处方:内关穴

方法:穴位皮肤常规消毒后,将专用埋线装入一次性、直径 1 mm 的微创埋线针管前端内。左手拇、食指绷紧或提起进针部位皮肤,右手持针,迅速刺入皮下,穴位进针捻转得气后,边推针芯边退针管,使线埋入皮下肌层,线头不得外露,立即用干棉球压迫针孔片刻,外敷无菌敷料,胶布固定。

分析:内关穴位埋线可能通过激活皮层—下丘脑—垂体这一途径,影响垂体分泌各种激素或促激素,然后作用于靶器官;或通过植物神经传出而影响某些内分泌腺,从而对心脏进行反馈性、综合的调节,调控心律失常。

8）耳穴调摄

处方：神门、交感、枕、皮质下、肾、心。

方法：用胶布将王不留行固定于以上穴位稍微用力交替压迫 15 分钟。敷贴 6 小时内不可浸水，也不可撕脱，每天进行 1 次，连续 3～5 天。

分析：贴压耳穴心、肾、枕、交感、神门、皮质下 6 个穴位能有效调节心系阴阳平衡，调节交感与副交感神经、乙酰胆碱与肾上腺素的平衡作用，并能调节大脑皮层的兴奋与抑制，从而减慢心室率，对快速型房颤有良效。

9）功法调摄

（1）《黄庭内景五脏六腑补泄图》"心脏导引法"

第一势：正身端坐，两手握拳，右手向左，左手向右，两手用力相互捣动各 30 次。

第二势：正身端坐，用左手按左大腿上，右手向上托举，向上托举时自我加重如拓重石。左右臂交替行功若干次。

第三势：两手十指相交叉，前伸，用脚踏两手中，左右脚互换各 30 次。

第四势：收势。行功完毕，闭目端坐良久，然后将口中唾液分 3 次咽下，再叩齿 3 次而止。

此法需经常修习，可以祛除心胸间各种风邪疾患，预防房颤的发生。

（2）《灵剑子》"补心脏导引三势"

第一势：端坐，闭气，双目垂帘，似闭非闭，舌抵上腭，身体侧弯，同时两手上撑过头，掌心向外，至力极。左右行功同。

第二势：正身端坐，闭气，用一手按大腿腹股沟处，一手向上举，挺腰身，至力极，然后左右互换重复前面动作。

第三势：取站式或端坐，将两手合掌于胸前，指尖向前，极力伸臂，至力极为度。

此导引法于夏季修炼。心属火，应夏，夏为心气所主，故补心养心多宜在夏季。

（3）《遵生八笺》"养心坐功法"

正坐，两手握拳，用力左右相虚筑各六次；又以一手按腕上，一手向上拓空，如撑起重石；又以两手相叉，以脚踏手中五六次。然后稍稍闭气，闭目，三咽液，三叩齿而止。此功法的作用是清除心胸之中的风邪诸疾。

参考文献

[1] 张雅娟，宋俊权，张鹏，等.肥胖及心外膜脂肪与房颤机制的研究进展[J].兰州大学学报（医学版），2021，47（4）：94 - 97.

［2］刘广忠.心房颤动的危险因素分析及防治策略［J］.中国现代医学杂志,2022,32(7):1－5.

［3］赵薇,陈芸霖,殷跃辉.焦虑与心房颤动相互作用的研究进展［J］.心血管病学进展,2021,42
　　(2):123－127.

［4］李美佳,胡圣,薛金红,等.吸烟与老年阵发性心房颤动的相关性研究［J］.中华老年心脑血管
　　病杂志,2021,23(3):248－250.

［5］韩安邦.房颤伴焦虑抑郁患者中医证候特点及其与炎症因子的相关性研究［D］.北京:北京
　　中医药大学,2016.

［6］张洁琼.针刺联合尼非卡兰治疗房颤患者的疗效观察［J］.中国疗养医学,2020,29(4):388
　　－389.

［7］王桓,程凯,任杰,等.针刺预处理"极泉"与"内关"穴对房颤大鼠房颤持续时间和 Cx40 蛋白
　　及 mRNA 表达的影响［J］.针灸临床杂志,2019,35(6):74－78.

［8］许宝珍.针刺联合稳心颗粒在阵发性心房颤动治疗中的临床价值研究［J］.医学综述,2015,
　　21(17):3239－3241

［9］王玉婷,周淑妮.麦粒灸联合养心熄风汤对阵发性房颤患者 P 波离散度、心功能及血流动力
　　学指标的影响观察［J］.四川中医,2022,40(1):201－204.

［10］崔永刚.艾灸联合炙甘草汤治疗阵发性房颤的疗效观察［J］.内蒙古中医药,2015,34
　　　(3):40.

［11］韦丽兰.温针灸配合穴位贴敷治疗 36 例心脾两虚型心悸的临床观察［J］.中国民族民间医
　　　药,2016,25(19):48－49.

［12］李雪,陈俊.穴位敷贴联合炙甘草汤治疗阵发性房颤的疗效观察［J］.湖北中医杂志,2014,
　　　36(2):9－10.

［13］陈力,陈智芳,杨小雪,等.内关穴位埋线治疗房颤的有效性及安全性［J］.新中医,2012,44
　　　(8):148－150.

［14］张彪.耳穴贴压治疗各型快速心律失常 86 例［J］.中国针灸,1999,19(7):402.

四、房颤护理

1. 房颤护理常规

1) 生活起居

(1) 保持病室安静、舒适,空气新鲜,温湿度适宜,避免声光刺激,避免噪音,减

少探视。阴虚火旺者,室温宜低,光线宜暗。水饮凌心者,病室宜温暖。

（2）生活规律。注意寒暑变化,避免外邪侵袭而诱发或加重心悸。注意劳逸结合。

（3）心悸发作时,轻症者,可进行适当体力活动,以不觉疲劳、不加重症状为度,避免剧烈活动及强体力劳动。重症者,应卧床休息,取舒适体位,待症状消失后,循序渐进地增加活动量。

（4）保持大便通畅,排便勿努责。便秘者,平素多食新鲜水果、蔬菜,如香蕉、韭菜等润肠通便之品,遵医嘱可予中药热熨治疗,取穴:气海、关元等穴,每次20～30分钟,使用过程中注意观察患者反应及局部皮肤情况,防止烫伤。必要时遵医嘱予缓泻剂。

2）病情观察

（1）床边心电监护,观察患者心率、心律、血压、神色、心电图等变化,正确测量短绌脉,按需配备必要的抢救设备和用物。

（2）吸氧:根据病情选择合适的给氧方式和氧浓度,若患者出现呼吸困难、发绀等缺氧症状,遵医嘱给予双腔鼻导管吸氧 2～4 L/min,注意观察患者血氧饱和度及缺氧改善情况。

（3）观察房颤发作的程度、诱因及伴随症状,与情志、进食、体力活动等的关系。

（4）重症患者如出现呼吸不畅、面色苍白、大汗或自觉濒死感时,立即报告医师并开放静脉通路,遵医嘱用药,吸氧,4～6 L/min,配合指掐人中、合谷等穴,配合做好急救工作。

（5）体液潴留者,观察水肿消退及皮肤情况,每日测量体重,准确记录 24 小时出入量。

（6）加强巡视和生活护理,做好患者安全防护。

3）用药护理

（1）中药汤剂宜温服;心阳不振者,宜温热服;痰火扰心者,宜凉服。

（2）遵医嘱服药,控制输液滴数,监测心率、心律、血压及心电图变化,观察用药后的反应。

（3）遵医嘱使用抗心律失常药物,静脉给药时尽量用微量泵或输液泵控住速度,如出现纳差、恶心、呕吐、头痛、乏力、心律失常等症状,及时报告医生,配合处理。

（4）服用华法林等抗凝药物者，监测 INR 比值，观察有无牙龈出血、皮下出血或皮下瘀斑等症。

（5）使用洋地黄类药物，严格遵医嘱用药，不可随意增减药量，注意观察有无异常的心动过速或心动过缓、恶心、黄绿视等中毒反应，监测心率变化，如心率低于 60 次/分，应立即停药，并告知医生。

（6）长期服药者，定期监测血常规、肝功能、电解质及甲状腺功能、肺功能等。

4）中医护理技术

（1）穴位贴敷：根据病情选择夜交藤、酸枣仁、沉香等药物，取穴：两侧心俞穴、内关穴等，每日 1 次，每次 4～6 小时，注意观察皮肤情况，防止皮肤破损。

（2）耳穴压豆：取心、神门、皮质下等穴，指导患者每天按压 3～5 次，每穴按压 20～30 秒，每周一、三、五更换，双耳交替。

（3）头晕不适者，遵医嘱予开天门，根据患者症状、年龄及耐受性，选用适宜、或补或泻等手法，进行按摩，取上星、印堂、头维、丝竹空、百会、太阳等穴，症状重者可每日 1 次，症状轻者可每 3 日 1 次，每次 20～30 分钟。

（4）夜难入寐者，遵医嘱睡前予中药熏洗双足，取穴：三阴交、涌泉等穴，每日 1 次，每次 20～30 分钟，防止烫伤。

5）辨证施膳

饮食有节，宜清淡可口，给予低盐、低脂、低胆固醇、清淡、易消化、维生素丰富的食物，少量多餐，不可过饱，禁烟限酒，忌食辛辣、浓茶、咖啡之品。

（1）心虚胆怯证：宜食镇静定志、养心安神之品，如酸枣仁、核桃茯苓粥等。

（2）心脾两虚证：宜食补益心脾、安神养血之品，如鸡肉、参苓粥等。

（3）心阳不振证：宜食温补心阳之品，如羊肉、莲子粳米粥等。

（4）阴虚火旺证：宜食滋阴降火、清心安神之品，如梨、桑菊薄荷饮等。

（5）心血瘀阻证：宜食活血化瘀之品，如红糖水、红枣莲子羹等。

（6）水饮凌心证：水肿者，应限制水和钠盐的摄入。宜食利水消肿之品，如冬瓜羹、鲤鱼赤小豆汤等。

（7）痰火扰心证：宜食化痰泻火之品，如苦瓜汁、荸荠粥等。

6）情志及心理护理

（1）心悸每因情志内伤，恐惧而诱发，故患者应保持心情舒畅、乐观，避免情绪激动和外界不良刺激。心虚胆怯、痰火扰心等引起的心悸，应避免惊恐及忧思恼怒等不良刺激。

（2）指导患者学会自我排解不良情绪的方法，如：移情法、音乐疗法等，可听徵调《紫竹调》以调和心气，最佳欣赏时间在 21：00—23：00。

（3）对于过度烦躁、焦虑及精神敏感者，必要时遵医嘱给予镇静剂。

7）临证护理

（1）患者出现胸闷、心悸、头晕等不适时可采取高枕卧位或半卧位，因左侧卧位时患者常能感觉到心脏的搏动使不适感加重，因此，尽量避免左侧卧位。

（2）患者出现呼吸不畅、面色苍白、四肢厥冷、血压下降等心阳暴脱的变证时，立即平卧，吸氧，4～6 L/min，密切观察患者神志、心率、心律、血压、脉象及心电图变化，配合医生指掐人中、合谷等穴，遵医嘱用药，观察用药后反应。

8）康复与健康指导

（1）起居有常，避免过劳，预防感冒。

（2）饮食宜清淡易消化之品，避免饱餐足饮。

（3）有晕厥史的患者避免从事驾驶、高空作业等危险工种。

（4）积极治疗原发病，坚持长期服药，要按时、按量服药，不得随意增减药物或中断治疗，服用抗凝药物者，观察用药后反应，如有牙龈或皮下出血等症，应及时就诊。

（5）教会患者自数脉搏，如发现心跳过慢、过快或者节律明显异常并感头晕、乏力、黑矇及晕厥等不适，应及时就医。

（6）监测心电图和 24 小时动态心电图，定期门诊随访，随时调整治疗方案。

（7）适当锻炼，以增强体质，预防感染。根据病情选择合适活动，活动量应循序渐进。可进行养生操八段锦的康复锻炼，每天一次，每次 20～30 分钟，锻炼过程中注意观察患者反应，落实安全措施。

2. 心脏电复律护理

1）术前护理

（1）卧位：去枕平卧，卧硬板床。

（2）用物准备：除颤仪、导电胶或生理盐水纱布、简易呼吸器、心电监测导联线及电极、急救车、抢救药品、纱布垫。

（3）饮食护理：复律术前当天晨禁食，取下假牙，排空膀胱。

（4）术前宣教：向择期复律的患者介绍电复律目的和必要性，大致的过程，可能出现的不适和并发症，以取得患者的配合，并常规测血压、做心电图以留作对照。

（5）心理护理：做好情志护理，消除紧张情绪。

（6）皮肤准备：胸毛较多者需要备皮。

（7）静脉准备：建立静脉通路，遵医嘱给药，保持静脉通畅，使用留置针输液。

2）术中配合

（1）迅速携除颤仪及导电胶或者生理盐水纱布至患者旁，神志清楚患者遵医嘱使用镇静剂。

（2）立即将患者取去枕平卧位，充分暴露患者的心前区。

（3）连接除颤仪上的心电导联线，贴电极片时避开除颤部位。

（4）连接电源，打开除颤仪的开关，选择一个 R 波高尖的导联进行示波观察，先正确选择能量，再选择"同步"或"非同步"按钮。

（5）将两电极板上均匀涂导电胶或包以生理盐水浸湿的纱布，分别置于心尖部（左锁骨中线第五肋间）和心底部（胸骨右缘第 2～3 肋间），两电极板之间的距离不应小于 10 cm，并加以 5 kg 的压力，以增加电极与皮肤之间的接触（如为永久性起搏器安装患者，除颤电极板避开起搏器植入部位 10 cm）。遵医嘱选择合适能量，按充电钮等待充电完毕，并大声提示所有人员不要与患者的床相接触。同时按两个电极板上的放电按钮放电。

（6）观察患者的心电图，确定是否需要继续除颤/复律，如需要，立即重新充电，重复步骤。

3）术后护理

（1）心电监护：根据医嘱给予心电监护，密切观察心律、心率、呼吸、血压等变化，如有异常，及时告知医生，配合处理。

（2）卧床与休息：卧床休息 24 小时，卧床期间做好生活护理。

（3）饮食护理：患者清醒 2 小时后可给予清淡易消化饮食。

（4）常见并发症及护理：

① 心律失常：密切观察心律、心率、呼吸、血压等情况，如有因电击所致的各种心律失常，遵医嘱使用抗心律失常药物。

② 栓塞：观察患者有无突然出现胸痛、气急、肢体功能障碍等症状，发现异常，及时告知医生。

③ 皮肤灼伤：如除颤部位出现皮肤红斑、水疱，及时换药处理。

3. 房颤导管消融术护理常规

1）术前护理

（1）一般准备：训练患者床上排便；更换病员服，女患者去除首饰，排空大小便。

（2）皮肤准备：双侧腹股沟、会阴部及锁骨下静脉穿刺区备皮，清洁皮肤。

（3）静脉准备：建立静脉通路，首选左上肢，遵医嘱予以输液。

（4）胃肠道准备：术前不需要禁食，术前一餐以六成饱为宜，可进食稀饭、面条等，不宜喝牛奶和进食油腻食物。

（5）心理护理：术前宣教，消除紧张情绪，做好情志护理。

2）术中配合

（1）协助安置患者，根据穿刺部位暴露手术野并注意保暖。

（2）予心电监护，观察患者生命体征、心律、心率及心电图等变化。

（3）连接静脉通路，遵医嘱给药。

（4）协助手术野消毒、铺单，协助术者穿衣、戴手套。

（5）准确递送手术所需物品、器械等，做好各项参数记录。

（6）备齐抢救药品、物品，出现异常情况，配合医生处理。

（7）关注患者心理状态，做好心理护理。

3）术后护理

（1）病情观察：密切观察生命体征及心率、心律、心电图变化；观察足背动脉搏动及两侧肢端的颜色、温度情况，发现异常，立即报告医生并配合处理。

（2）伤口护理：观察静脉穿刺处有无出血、肿胀、疼痛，及时更换敷料。

（3）卧床休息：术后将患者平移到床上，嘱患者保持平卧位，静脉穿刺者可适当抬高床头，穿刺侧肢体制动 6 小时，卧床期间做好生活护理。

（4）活动指导：静脉穿刺处，弹力绷带加压包扎 8 小时，8 小时后下床活动，其他肢体可在床上适当活动。

（5）常见并发症及护理：及时发现恶性心律失常的前兆，遵医嘱使用抗心律失常药物，观察心率、心律及心电图变化。

① 房室传导阻滞：是导管射频消融容易出现的并发症，如患者出现心室率显著减慢，伴有明显症状或血流动力学障碍，甚至阿-斯综合征者，应立即报告医生，遵医嘱予提高心率的药物或起搏器治疗。

② 心脏压塞：出现窦性心动过速、血压下降、脉压变小和静脉压明显升高，应警惕心脏压塞的可能，发现异常，立即报告医生，配合采取急救措施，必要时予心包穿刺。

③ 血肿和出血：行房颤冷冻消融术者，因穿刺鞘管型号大，出血风险高，术后需密切观察穿刺处有无渗血、血肿等情况，发现异常及时报告医生并协助处理。

4）健康教育

（1）教会患者自数脉搏，如感头晕、乏力、黑矇及晕厥等不适应及时就医。

（2）服用抗凝药物者，观察用药后反应，如有牙龈或皮下出血等症，应及时就诊。

（3）按医嘱服药，定期门诊随访。

4. 左心耳封堵术护理常规

1）术前护理

（1）一般准备：协助患者更换病员服，排空大小便，训练患者床上排便，必要时导尿。如有活动性假牙协助取下，以防误入气管，指导患者进行呼吸训练以减少操作中不适。

（2）皮肤准备：双侧腹股沟及会阴部备皮，清洁皮肤。

（3）静脉通路：建立静脉通路，避开右下肢，遵医嘱予以输液。

（4）胃肠道准备：术前 6 小时禁食禁饮。

（5）心理护理：术前宣教，消除紧张情绪，做好情志护理。

2）术中配合

（1）协助安置患者，根据穿刺部位暴露手术野并注意保暖。

（2）予心电监护，严密观察患者心律、心率、血压及心电图等变化。

（3）连接静脉通路，遵医嘱给药。

（4）协助手术野消毒、铺单，协助术者穿衣、戴手套。

（5）准确递送手术所需物品、器械等，记录各项参数。

（6）备齐抢救药品、物品，出现异常情况，配合医生处理。

（7）关注患者心理状态，做好心理护理。

3）术后护理

（1）病情观察：予心电监护，密切观察生命体征变化，特别关注呼吸、神志及血氧饱和度的变化。密切观察穿刺处敷料情况，观察足背动脉搏动及两侧肢端的颜色、温度情况，发现异常，立即报告医生并配合处理。

（2）伤口护理：观察穿刺处有无出血、肿胀、疼痛以及有无皮下、软组织出血或有无血尿及黑便等并发症的发生。发现出血倾向，立即报告医生并标明范围，做好交接班。

（3）休息与活动：全麻术后平卧 6 小时，防止呼吸道分泌物误吸引起窒息。静脉穿刺处弹力绷带加压包扎 6 小时，穿刺侧肢体制动 12 小时，避免过早活动。卧床期间协助生活护理。

（4）饮食护理：全麻者禁食禁饮 3 小时，3 小时后遵医嘱进食，术后 3 天软食，做好饮食宣教。

（5）药物护理：遵医嘱予口服抗凝药物，指导患者按医嘱服药，服药期间观察有无牙龈出血、皮下出血、穿刺处出血等症状。

（6）常见并发症及护理：

① 血肿和出血：术后需密切观察穿刺处有无渗血、血肿等情况，及时更换敷料，发现异常及时报告医生并协助处理。

② 栓塞：观察患者有无栓塞征象，重点观察瞳孔、神志、呼吸、肢体活动及皮肤温度等，出现栓塞征象，立即报告医生，遵医嘱给予抗凝或溶栓等处理。

4）健康教育

（1）注意休息，避免劳累，可适当进行体育锻炼，以尽早恢复体能。

（2）改变不良生活习惯，禁忌烟酒，合理饮食，服用华法林期间，摄入富含维生素 K 的食物应适量，以减少对抗凝药的影响。

（3）严格遵医嘱服药，不可随意增减药量，观察用药反应，如出现牙龈、鼻腔、穿刺处出血或大便呈黑色、不明原因发热、晕厥、胸闷、胸痛等情况应及时就诊。

（4）定期随访，口服华法林者，出院后每周复查 INR，保持 INR 在 2.0～3.0；口服新型抗凝药，如：利伐沙班、达比加群酯等，无需监测 INR；每半个月复查一次血常规，了解血小板情况，每月复查肝肾功能。术后 1 个月、3 个月及 6 个月复查经胸心脏彩超，术后 45 天、6 个月及一年复查经食道心脏彩超或 CT 左心耳三维重建，了解左心耳封堵器封堵情况。

5. **埋藏式起搏器安置术护理常规**

1）术前护理

（1）心理护理：向患者介绍其病情、安置起搏器的意义、手术的安全性、手术基本过程及术中如何配合等，以消除紧张心理，保证充足的睡眠。

（2）皮肤准备：做好手术区域皮肤清洁。

（3）饮食护理：术前日及术晨患者可正常进食饮水，勿过饱。

（4）静脉准备：在患者右上肢建立静脉通路，术前 1 小时遵医嘱使用抗生素。

2）术中配合

（1）协助安置患者，根据穿刺部位暴露手术野并注意保暖。

（2）予心电监护，严密观察患者心律、心率、血压及心电图等变化。

（3）连接静脉通路，遵医嘱给药。

（4）协助手术野消毒、铺单，协助术者穿衣、戴手套。

（5）准确递送手术所需物品、器械等，记录起搏器各项参数。

（6）备齐抢救药品、物品，出现异常情况，配合医生处理。

（7）关注患者心理状态，做好心理护理。

3）术后护理

（1）病情观察：持续心电监测，观察生命体征及心率、心律变化，观察起搏情况。无导线起搏器植入术者，观察足背动脉搏动及肢端颜色、温度情况，防止深静脉血栓形成。

（2）伤口护理：局部伤口沙袋压迫 6 小时，确认无出血后弹力绷带加压包扎 2 小时，出血较多或有囊袋血肿者，弹力绷带加压包扎 8～12 小时。术后 48 小时按无菌原则更换敷料，一般术后 7 天拆线。无导线起搏器植入术者，右股静脉穿刺处沙袋压迫 6 小时。

（3）休息与活动：卧床休息 6 小时，术侧肩关节制动 24 小时，术侧肢体可适当活动，以不过肩为宜。勿用力咳嗽，咳嗽时用手按压伤口。6 小时后在医护人员指导下下床，1 周内避免肩关节上举过肩。无导线起搏器植入术者，右下肢制动 6 小时，6 小时后可在医护人员指导下下床轻度行走，48 小时后恢复正常活动，1 周内避免泡澡、游泳及抬起重量超过 5kg 以上的物品。卧床期间协助生活护理。

（4）预防感染：术后遵医嘱使用抗生素。

（5）常见并发症及护理：

① 电极导线移位：监测脉搏、心率、心律、心电变化及患者自觉症状，及时发现有无电极导线移位或起搏器起搏、感知障碍。

② 血肿和出血：观察起搏器囊袋有无肿胀，观察伤口及穿刺处有无渗血、红、肿，患者有无局部疼痛、皮肤变暗发紫、波动感等，发现异常及时报告医生并协助处理。

4）健康教育

（1）装有起搏器的一侧上肢应避免过度用力或幅度过大的动作，如打网球、举重物等，以避免影响起搏器功能。

（2）教会患者自数脉搏，出现脉搏设置数率低于 10% 或有头晕、乏力、黑矇及晕厥等不适应及时就医。

（3）避开强磁场和高电压，如核磁、激光、理疗、电灼设备、变电站等，但家庭生活用电一般不影响起搏器工作。嘱患者一旦接触某种环境或电器后出现胸闷、头晕等不适,应立即离开现场或不再使用该种电器。目前有兼具抗核磁功能的起搏器,要明确是否全身或局部抗核磁检查,还要了解是否能接受 1.5T 还是 3.0T 的核磁影像检查。

(4) 定期随访,测试起搏器功能。出院后每 1~3 个月随访 1 次,情况稳定后每半年随访 1 次。随身携带起搏器卡(注明起搏器类型、品牌、有关参数、安置日期等),接近起搏器使用年限时,应缩短随访间隔时间,在电池耗尽之前及时更换起搏器。

(5) 除核磁共振外,可以进行任何医疗检查,如 CT、超声、X 线等。

如安装起搏器可兼容 MRI 检查或使用特殊的理疗设备,检查前请和医生联系,进行参数调整。

(6) 告知患者起搏器的设置频率及使用年限。指导患者保管好起搏器卡,外出时随身携带。

6. 冠状动脉介入治疗术护理常规

1) 术前护理

(1) 心理护理:向患者及家属介绍冠状动脉介入治疗的方法和意义、手术的必要性和安全性,解除思想顾虑和精神紧张,保证充足的睡眠。

(2) 皮肤准备:穿刺处皮肤清洁。

(3) 饮食护理:术前一般不需禁食禁水,前一餐进食不宜过饱,避免流质。

(4) 静脉准备:左上肢建立静脉通路,必要时遵医嘱进行水化,预防对比剂肾病。

(5) 用药护理:遵医嘱给药,观察用药反应。

2) 术中配合

(1) 协助安置患者,根据穿刺部位暴露手术野并注意保暖。

(2) 予心电监护,严密观察患者心律、心率、血压及心电图等变化。

(3) 连接静脉通路,首选左前臂,遵医嘱给药。

(4) 协助手术野消毒、铺单,协助术者穿衣、戴手套。

(5) 准确递送手术所需物品、器械等,记录起搏器各项参数。

(6) 备齐抢救药品、物品,出现异常情况,配合医生处理。

(7) 关注患者心理状态,做好心理护理。

3) 术后护理

(1) 心电监测:持续心电监护 24 小时,严密观察有无心律失常、心肌缺血、心肌梗死等急性期并发症。

（2）伤口护理：

① 股动脉穿刺者：术后 4 小时左右拔除动脉鞘管，按压穿刺部位 15～20 分钟以彻底止血，以弹力绷带加压包扎，沙袋压迫 6 小时。检查双侧足背动脉搏动情况，观察术侧肢体皮肤颜色与温度、感觉与运动功能有无变化等。

② 桡动脉穿刺者：观察伤口有无出血、肿胀，动脉压迫器压迫 6 小时，检查桡动脉远端搏动情况。

（3）休息与活动：桡动脉穿刺者术后可下床活动，保持术侧前臂抬高。股动脉穿刺者术侧肢体制动 18～24 小时，拆除绷带后可下床活动，卧床期间做好生活护理。

（4）饮食护理：术后即可进清淡易消化饮食，避免过饱；鼓励患者多饮水，观察术后尿量。

（5）药物治疗的护理：

① 抗凝药物的使用：遵医嘱用药，观察有无出血倾向，如伤口渗血、牙龈出血、鼻出血、血尿、血便、呕血等。

② 遵医嘱口服抗血小板聚集的药物，以防血栓形成或急性心肌梗死等并发症。

③ 遵医嘱继续服用 ACEI、β 受体阻滞剂、他汀类药物。

（6）常见并发症及护理：

① 低血压：多为拔除鞘管时伤口局部加压后引发血管迷走反射所致。连接心电血压监护，密切观察心率、心律、血压、呼吸等变化；备齐阿托品、多巴胺等抢救药品；及早发现病情变化，立即报告医生，积极配合处理。

② 前臂血肿：术后桡动脉穿刺处动脉压迫器压迫止血，观察术侧手臂有无肿胀不适，一旦发生血肿，应标记血肿范围，再次确认有效压迫，防止血肿扩大。

③ 股动脉穿刺处出血或血肿：观察穿刺处有无出血、渗血或血肿，指导患者术侧下肢保持伸直位，咳嗽及用力排便时压紧穿刺点；必要时重新包扎，并适当延长肢体制动时间。

④ 穿刺动脉血栓形成或栓塞：观察双下肢足背动脉搏动情况，皮肤颜色、温度、感觉改变，下床活动后肢体有无疼痛或跛行等，发现异常及时通知医生。

4）健康教育

（1）指导患者建立良好的生活方式，戒烟限酒。

（2）注意劳逸结合，适量活动，以不感到疲劳、胸闷为度。

（3）保持大便通畅，排便时勿屏气努责，排便不畅时可予开塞露纳肛。

（4）掌握病情突然变化时的简易应急措施。

（5）坚持每日做八段锦进行锻炼，以利疾病康复。

（6）按医嘱服药，定期门诊随访。

7. 房颤迷宫术护理常规

1）术前护理

（1）一般准备：协助患者更换病员服，排空大小便，训练患者床上排便。评估患者心肺功能情况，观察患者生命体征变化。指导患者进行有效深呼吸、有效排痰。

（2）皮肤准备：做好手术区域皮肤备皮、清洁。

（3）静脉通路：建立静脉通路，遵医嘱予以输液。

（4）胃肠道准备：术前 8 小时禁食、6 小时禁饮。

（5）呼吸道准备：术前遵医嘱予以氧气吸入，以改善机体缺氧状态。

（6）心理护理：向患者及家属介绍手术的方法、过程、注意事项及手术意义、必要性，解除思想顾虑和精神紧张，保证术前充足的睡眠。

2）术中配合

（1）协助安置患者，根据穿刺部位暴露手术野并注意保暖。

（2）予心电监护，严密观察患者生命体征变化。

（3）连接静脉通路，遵医嘱给药。

（4）协助手术野消毒、铺单，协助术者穿衣、戴手套。

（5）准确递送手术所需物品、器械等，记录各项参数。

（6）备齐抢救药品、物品，出现异常情况，配合医生处理。

（7）关注患者心理状态，做好心理护理。

3）术后护理

（1）心电监测：持续心电监护，严密监测患者血压、心率、心律、中心静脉压等变化并做好记录。

（2）病情观察

① 维持循环功能稳定，加强血流动力学监测，根据血流动力学指标，补充血容量，控制输液速度。

② 观察切口疼痛、渗出情况，妥善固定引流管保持引流通畅，记录引流液的色、质、量的变化。

③ 严密监测尿量,记录每小时尿量和 24 小时出入量,术后 24 小时出入量应基本呈负平衡。观察体温、皮肤和色泽、了解外周血管充盈情况。

(3) 呼吸道护理

① 鼓励患者多做深呼吸训练,并尽量自行咳痰,咳痰时将手按住胸部切口处,以免过度咳痰牵拉伤口造成牵涉痛,必要时遵医嘱予镇痛药物。咳痰困难时遵医嘱予雾化、吸痰等护理,尽可能排出痰液。

② 在患者病情允许情况下及早下地进行活动,以避免褥疮、肺部感染等并发症。

(4) 用药护理

① 遵医嘱应用强心、利尿、补钾和血管活性药物,控制输液速度和输液量,注意观察药物疗效和不良反应,出现异常,立即通知医生。

② 遵医嘱给予华法林口服,观察用药反应,做好用药指导,定期检查 INR。密切观察患者有无牙龈出血、鼻出血、血尿等出血征象,及时通知医生。

(5) 饮食护理:非消化道手术后 6 小时,无恶心呕吐、腹胀等情况,予流质或半流质饮食;消化道手术者遵医嘱由禁食、流质逐步过渡为普食。

(6) 情志护理:多沟通,了解心理状况,消除负性情绪。

(7) 临证及并发症护理

① 出血和血栓:观察患者的意识、瞳孔、肢体活动、四肢皮温、动脉搏动等情况,及时发现,及时处理。

② 心律失常:密切观察患者心率、心律的变化,密切观察水、电解质变化及酸碱平衡。发现异常及时汇报处理。

③ 肾功能衰竭:观察每小时尿量及尿色,遵医嘱使用利尿剂。

④ 神经系统异常:患者术后如有烦躁、嗜睡、淡漠、肢体功能障碍表现,及时汇报,及时处理。

4) 健康教育

(1) 注意休息、适量活动。

(2) 教会患者自测心率方法,心率低于 60 次/分时,停用地高辛药物。

(3) 遵医嘱服用强心、利尿、补钾及抗凝药物,按时、按量、连续服药,不可随意增减药量。服用华法林药物,定期监测抗凝效果。

(4) 选择高营养、高维生素食物,避免大量进食含维生素 K 的食物,如深色蔬菜、豆类、猪肉、奶制品等;为避免加重心脏负担,宜量出而入。

（5）定期门诊随访,如有不适及时就诊。

（6）一般术后休息 3～6 个月,避免劳累,注意劳逸结合;根据心功能恢复情况,进行适当户外运动,以不引起胸闷、气急为宜,避免重体力劳动和剧烈运动。

8. 常见并发症的预防与处理

1）房颤合并卒中及外周动脉栓塞的护理

（1）评估与观察

① 评估中风的危险因素:阅读超声心动图报告,注意有无心房、心室扩大及附壁血栓;心电图有无心房颤动;是否因心力衰竭而活动减少、长期卧床。

② 观察患者有无中风征象,重点观察瞳孔、神志、肢体活动及皮肤温度等。

③ 了解患者病史、检查化验结果及治疗。

（2）预防与处理

① 遵医嘱用药:如抗心律失常、抗血小板聚集的药物,预防附壁血栓形成和栓塞。

② 休息与活动:左房内有巨大附壁血栓者应绝对卧床休息,以防栓子脱落造成脑梗死或其他部位栓塞。病情允许时应鼓励并协助患者翻身、活动下肢及用温水泡脚或下床活动,防止下肢深静脉血栓形成。

③ 突然出现胸痛、气急、发绀和咯血,要考虑肺栓塞的可能。

④ 出现腰痛、血尿等考虑肾栓塞的可能。

⑤ 出现神志和精神改变、失语、吞咽困难、肢体功能障碍、瞳孔大小不对等,甚至抽搐或昏迷征象,警惕脑血管栓塞的可能。

⑥ 出现肢体突发剧烈疼痛,局部皮温下降,动脉搏动减弱或消失考虑外周动脉栓塞的可能。

⑦ 出现剧烈腹痛,考虑肠系膜栓塞的可能。

⑧ 出现可疑征象,立即报告医生,给予抗凝或溶栓等处理。

2）房颤合并其他心律失常的护理

（1）评估与观察

① 观察患者心律、心率、心电图的变化。

② 评估患者生命体征、神志等情况。

③ 了解术中情况及用药情况。

（2）预防与处理

① 持续心电监护,严密监测心率、心律、心电图、生命体征、血氧饱和度变化。

发现频发(每分钟在 5 次以上)、多源性、成对的或 RonT 现象的室性期前收缩,室性心动过速,窦性停搏,严重房室传导阻滞等立即报告医生。

② 准备好急救药物和抢救设备如除颤仪、起搏器等,随时做好抢救准备。

3)房颤合并急性左心衰的护理

(1)评估与观察

① 评估患者生命体征情况,密切观察心律、心率及心电图变化。

② 观察有无呼吸困难、气促、胸闷、气喘等症状。

③ 了解患者心脏彩超、心功能及 BNP 等指标变化。

(2)预防与处理

① 积极治疗原发病,如:控制高血压,抗心律失常,尽早使心肌血液再灌注,保护和维持心脏功能。

② 避免饱餐、劳累、情绪激动、便秘、静脉输液过多过快及感染等诱发因素。

③ 一旦发生急性左心衰应立即配合医生处理:

A. 体位:立即协助患者取坐位,双腿下垂,以减少静脉回流,减轻心脏负荷。

B. 给氧:予高流量鼻导管吸氧,6~8 L/min。

C. 迅速建立两条静脉通路,遵医嘱予吗啡、利尿剂、血管扩张剂等,观察用药反应。

D. 用药注意事项:用吗啡时应注意患者有无呼吸抑制,心动过缓;用利尿剂时要严格记录尿量;用血管扩张剂要注意调节输液速度、监测血压变化,防止低血压的发生,用硝普钠应现用现配,避光滴注;洋地黄制剂静脉使用时要稀释,推注速度宜缓慢。

E. 保持呼吸道通畅:观察患者咳嗽情况,痰液的性质和量,协助患者咳嗽,排痰。

F. 病情监测:严密观察患者呼吸频率、深度、意识,精神状态,皮肤颜色及温度,肺部啰音的变化。

G. 心理护理:医护人员必须保持镇静、操作熟练、忙而不乱,使患者产生信任、安全感。避免在患者面前讨论病情,以减少误解。

4)房颤合并心源性猝死的护理

(1)评估与观察

① 评估引起心律失常的原因:冠心病、心力衰竭、心肌病;电解质紊乱(如低钾血症)、低氧血症、酸碱平衡失调等。

② 评估患者生命体征、神志等。

③ 了解相关的病史及检查化验结果。

（2）预防与处理

① 积极治疗原发病，如：冠心病、心力衰竭、心肌病、心肌炎等。

② 持续心电监护，严密监测心率、心律、心电图、生命体征、血氧饱和度变化。发现频发（每分钟在5次以上）、多源性、成对的或RonT现象的室性期前收缩，室速，预激伴发房颤，窦性停搏，二度Ⅱ型或三度房室传导阻滞等，立即报告医生。

③ 对于高危患者，应留置静脉导管，备好抗心律失常药物及其他抢救药品、除颤器、临时起搏器等。

④ 护士一旦发现后，立即将患者平卧就地进行心肺复苏，高声呼救，同时呼叫医生。配合医生进行抢救，早期电除颤。遵医嘱用药，落实危重病抢救制度。准确、及时做好地抢救记录。如患者抢救无效死亡，做好尸体料理。

⑤ 抢救过程中保护好病室内其他患者。

参考文献

[1] 尤黎明,吴瑛.内科护理学[M].6版.北京:人民卫生出版社,2017.

[2] 吴勉华,周学平.中医内科学[M].北京:中国中医药出版社,2017.

[3] 徐桂华,张先庚.中医临床护理学:中医特色[M].2版.北京:人民卫生出版社,2017.

[4] 张冬梅.二代冷冻球囊消融术治疗房颤患者的临床护理[J].齐鲁护理杂志,2018,24(6):64-66.

[5] 钱菊,成浩,杨建平.心脏植入型电子器械患者的围手术期管理[J].国际麻醉学与复苏杂志,2016,37(9):831-834.

[6] 徐晓华,张贤,沈燕萍,等.无导线起搏器植入患者的围术期护理[J].齐鲁护理杂志,2020,26(6):122-124.

[7] 霍勇,方唯一.冠心病介入培训教材[M].北京:人民卫生出版社,2018.

[8] 吴惠平,付方雪.现代临床护理常规[M].北京:人民卫生出版社,2018.

[9] 卢云.普通外科诊疗术后并发症预防与处理[M].2版.北京:人民卫生出版社,2017.

[10] 李乐之,路潜.外科护理学[M].7版.北京:人民卫生出版社,2021.

[11] 何翠芳.心脏直视手术同期射频消融迷宫术治疗房颤的围术期护理体会[J].中国民族民间医药,2016,25(10):118-119.

[12] 王荣荣.永久起搏器植入术后近期并发症的护理研究[J].中西医结合心血管病电子杂志,2019,7(27):150.

［13］付新亮,方敏.永久性起搏器植入术后并发症及其护理进展[J].实用临床护理学电子杂志, 2018,3(41):43-44.

［14］肖娴,游桂英.心脏射频消融术治疗快速心律失常后并发症研究进展[J].成都医学院学报, 2019,14(4):548-550.

［15］陆琼芳.心房颤动患者行射频消融术并发症的发生原因分析及护理[J].现代临床护理, 2015,14(6):50-53.

附:

房颤相关名词英文缩写对照

(以英文字母顺序排序)

英文缩写	中文	英文缩写	中文
ACC	美国心脏病学会	CrCI	肌酐清除率
ACEI	血管紧张素转换酶抑制剂	CRT	左室同步化起搏治疗
ACS	急性冠状动脉综合征	CT	计算机断层扫描
ACT	激活全血凝固时间	DLB	路易体痴呆
AD	阿尔茨海默病	DLCO	一氧化碳弥散量
AF	房颤	EHRA	欧洲心律学会
AFL	房扑	ESC	欧洲心脏病学会
AFFIRM	房颤节律控制随访研究	FEV1	第1秒用力呼气容积
AMI	急性心肌梗死	FTD	额颞叶痴呆
APHRS	亚太心律学会	FVC	用力肺活量
ARB	血管紧张素受体拮抗剂	HAS-BLED	房颤出血风险评估积分
ASA	美国卒中协会	HATCH	房颤转归评分
ATD	抗甲状腺药物	HRS	美国心律协会
ATP	三磷酸腺苷	IC	深吸气量
BMI	体重指数	ICD	植入型心脏除颤器
CABG	冠状动脉搭桥术/冠状动脉旁路移植术	ICE	心腔内超声心动图
CBA	冷冻球囊导管消融	ILRs	植入式循环记录仪
CES	心源性栓塞性卒中	INR	国际标准化比值
$CHA_2DS_2\text{-}VASc$	房颤卒中风险评估积分	LAAC	左心耳封堵术
CIED	心脏植入式电子设备	LVEF	左室射血分数
COPD	慢性阻塞性肺病	MHC	肌球蛋白重链

英文缩写	中文	英文缩写	中文
MCI	轻度认知功能障碍	T3	三碘甲状腺原氨酸
MRI	磁共振成像	T4	甲状腺素
NYHA	纽约心脏病协会	TEE	经食道超声心动图
NOAC	新型口服抗凝药/非维生素K拮抗剂口服抗凝药	TgAb	甲状腺球蛋白抗体
NOs	一氧化氮合酶	TIA	短暂性脑缺血发作
NVAF	非瓣膜性房颤	TLC	肺总量
OAC	口服抗凝药	TPOAb	甲状腺过氧化物酶抗体
OCT	光学相干断层成像	TRAb	促甲状腺刺激受体抗体
PaCO$_2$	动脉血二氧化碳分压	TRs	甲状腺激素受体
PAF	脉冲消融	TSAb	甲状腺刺激性抗体
PaO$_2$	动脉血氧分压	TSBAb	甲状腺刺激阻断性抗体
PCI	经皮冠状动脉介入治疗	TSH	促甲状腺刺激
PDD	帕金森病痴呆	TTE	经胸超声心动图
PTCA	经皮冠状动脉腔内成形术	TTR	治疗目标范围内时间百分比
PVI	肺静脉隔离	VaD	血管性痴呆
PVR	外周血管阻力	VAF	瓣膜性房颤
RACE	房颤室率控制对比研究	VaMCI	轻度血管性认知障碍
RAAS	肾素-血管紧张素-醛固酮系统	VCDs	血管性认知障碍
SPAF	房颤卒中预防研究	VCI	血管性认知障碍
STEMI	ST段抬高型心肌梗死	VCIND	非痴呆的血管性认知障碍
s-TSH	超敏促甲状腺激素	VKA	维生素K拮抗剂